Colette Dowling

Befreite Gefühle

Neue Wege aus Depression, Angst und Abhängigkeit

Aus dem Amerikanischen
von Heidemarie Fehlhaber

S. Fischer

2. Auflage: 13.-15. Tausend

Die amerikanische Originalausgabe erschien unter dem Titel
»You Mean I Don't Have to Feel This Way? New Help for Depression, Anxiety, and Addiction« im Verlag Charles Scribner's Sons, New York

Umschlaggestaltung: Raphie Etgar
Abbildung: Pablo Picasso, »Bildnis Dora Maar«, Paris, Musée Picasso
Foto: © VG Bild-Kunst, Bonn 1994
Satz: Fotosatz Froitzheim, Bonn
Druck und Bindung: Wagner GmbH, Nördlingen
Printed in Germany 1994
ISBN 3-10-015312-X

Gedruckt auf chlor- und säurefreiem Papier

Inhalt

Vorbemerkung

Die von der amerikanischen Sachbuchautorin Colette Dowling namentlich angeführten Medikamente sind zum Teil mit Präparaten, die auf dem deutschen Arzneimittelmarkt erhältlich sind, nicht identisch und auch zum Teil nicht ohne weiteres durch andere zu ersetzen. Einige Bezeichnungen wie Antidepressiva, Sedativa oder Diuretika beziehen sich auf Präparatgruppen, die von Fall zu Fall näher spezifiziert werden müßten.

Da das Buch von Colette Dowling auf keinen Fall als Anleitung zur Selbstmedikation benutzt werden sollte und der Leser nur dringend vor solchen medikamentösen Selbstversuchen gewarnt werden kann, hielt die Redaktion es weder für sinnvoll noch für tunlich, die amerikanischen Medikamente durch hierzulande erhältliche zu ersetzen oder auch nur auf entsprechende wirkungsgleiche hinzuweisen. Wer unter Störungen leidet, wie sie in diesem Buch erörtert werden, sollte sich an einen Psychiater oder einen Nervenarzt wenden.

Der Autorin geht es nur um den Nachweis, daß bestimmte psychische Störungen oder Krankheiten wie Depressionen samt den damit verbundenen Syndromen mit Hilfe neuer Medikamente geheilt werden können. Allerdings ist in vielen Fällen eine begleitende Psychotherapie zur Stützung des seelischen »Wiederaufbaus« von Nutzen. Der Leser sollte sich auch klarmachen, daß nicht jede Verstimmung eine Depression ist.

Depressionen gehören zu den schwerwiegendsten Krankheitsbildern mit äußerst qualvollen Begleiterscheinungen. Sie können einen Menschen völlig zerstören und ihn aller seiner sozialen Bindungen berauben. Für solche und verwandte Störungen bietet die Autorin eine Fülle praktischer Ratschläge an, die für den Laien wichtiger sind als die Darstellung psychopharmakologischer und psychobiologischer Forschungsergebnisse oder die detaillierte Schilderung von Wirkungsweisen der einzelnen Medikamente. Die Verschreibung von Medikamenten ist die Aufgabe des versierten Therapeuten.

Die Redaktion

Für Gabrielle in Liebe und Dankbarkeit

Die Psychiatrie hat zu lange
in dem Wahn gelebt, daß jede
emotionale Fehlfunktion es
erfordere, alles, was der Patient
je erlebt hat, endlos auszudiskutieren.

Nathan Kline

Vorwort

von Prof. Dr. med. Harrison Pope und Prof. Dr. med. James I. Hudson

Millionen, wenn nicht -zig Millionen Menschen leiden irgendwann in ihrem Leben an schweren Gemüts- und Angsterkrankungen. Leider sind sich viele von ihnen nicht bewußt, daß sie an einer möglicherweise körperlich-biologischen Krankheit leiden, die von einem chemischen Ungleichgewicht im Gehirn verursacht wird. Sie schreiben ihre Stimmungsschwankungen, ihre Ängste und verwandte Symptome wie zwanghaftes Essen und Suchtverhalten irgendwelchen Defekten in ihrer Persönlichkeit, Problemen mit ihren sozialen Beziehungen oder anderen äußeren Faktoren zu. Oft werden sie in diesem Glauben durch Populärliteratur und durch Meldungen in den Medien bestärkt, welche die Tatsache verschleiern, daß diese Zustände medizinisch zu behandeln sind. Frauen mit Bulimie wird gesagt, ihre Probleme hätten mit der Unterdrückung des weiblichen Geschlechts durch die Gesellschaft oder mit brüchigen Beziehungen in der Familie zu tun. Männern und Frauen mit Problemen wegen Mißbrauchs von irgendwelchen Substanzen sagt man, sie seien »süchtig« – und die Möglichkeit einer diesem Verhalten zugrunde liegenden psychiatrischen Erkrankung wird vielleicht nie in Betracht gezogen. Und viele Männer, Frauen und Kinder mit depressiven oder Angstsyndromen leiden vielleicht jahrelang unerkannt und ohne Diagnose. Gemüts- und Angsterkrankungen können in vielerlei Gestalt auftreten. Schwere Depressionen, eine der häufigsten Formen, können dem Betroffenen das Interesse am Leben rauben und Schlaf, Appetit, Aufmerksamkeit, Gedächtnis und die Fähigkeit, Routineaufgaben zu erfüllen, schwer beeinträchtigen. Eine manisch-depressive Erkrankung (bipolare Störung) kann »Hochs« erzeugen – Wochen oder Monate voller unnatürlicher Euphorie, extremer Unruhe, Reizbarkeit, rasender Gedanken, Schlaflosigkeit und leichtsinnigem Verhalten –, die mit langwierigen »Tiefs« einer schweren Depression abwechseln.

Zu den damit eng verwandten Erkrankungen gehören Angstsyndrome wie panische Störungen (das Syndrom plötzlicher Panikanfälle) und Agoraphobie (die Angst davor, sich auf öffentliche Plätze zu begeben). Die obsessiv-zwanghafte Störung, ein anderes Angstsyndrom, kann lähmendes Zwangsverhalten nach sich ziehen, bei dem der davon Betroffene jeden Tag Stunden mit sinnlosen Ritualen verbringt: dauerndes Händewaschen oder endloses Nachprüfen, ob die Tür abgeschlossen ist. Der Forschung zufolge umfaßt die Familie der Gemüts- und Angsterkrankungen auch die *Bulimia nervosa*, das Syndrom zwanghaften, exzessiven Essens und willentlich herbeigeführten Sichübergebens, von dem ein erheblicher Prozentsatz junger Frauen in westlichen Ländern heimgesucht wird. Ein anderes schweres Leiden bei Frauen, das prämenstruelle Syndrom, scheint den Gemütserkrankungen ebenfalls biologisch verwandt zu sein. Und zu Suchtverhalten wie Alkohol-, Marihuana- und Kokainabhängigkeit kommt es möglicherweise in vielen Fällen, weil der Betroffene unwissentlich versucht hat, einem zugrunde liegenden Gemüts- oder Angstsyndrom mit »Selbstmedikation« zu begegnen.

Bemerkenswerterweise sind Ärzte nun seit Jahren in der Lage, diese Zustände mit sicheren, nicht abhängig machenden Medikamenten, zu denen Antidepressiva, Lithium und eine Reihe neuer Wirkstoffe gehören, wirksam zu behandeln. Dennoch schätzt man, daß nur ein kleiner Bruchteil – vielleicht weniger als zehn Prozent – der Menschen mit Gemütserkrankungen richtig behandelt wird. Warum?

In den meisten Fällen ist das Problem einfach ein Mangel an Wissen sowohl auf seiten derer, die leiden, wie auf seiten derer, die behandeln. Zum einen sind sich die Opfer dieser Erkrankungen oftmals nicht bewußt, daß sie eine ohne weiteres behandelbare Störung haben, und so unterlassen sie es, professionelle Hilfe zu suchen. Zum anderen haben Untersuchungen gezeigt, daß, selbst wenn sie Fachleute konsultieren – Berater, Psychotherapeuten, Hausärzte oder Psychiater –, die Mehrheit solcher Patienten eine unzureichende oder ungeeignete Behandlung erhält. Wir wissen zum Beispiel seit dreißig Jahren, daß das Syndrom der Panikanfälle normalerweise selbst auf geringe Antidepressiva-Dosierungen dramatisch anspricht. Solche Medikationen führen nicht zur Gewöhnung und fügen dem Körper keine Langzeitschäden zu. Gleichwohl verbringt ein großer Teil der an panischen Erkrankungen Leidenden nutzlose Monate oder Jahre mit Psychotherapien, in denen ihnen irreführenderweise gesagt wird, Antidepressiva seien eine besser zu meidende

»Krücke«. Ebenso häufig erhalten Patienten mit schweren Depressionen falsche Diagnosen oder es wird ihnen eine Probebehandlung mit Antidepressiva vorenthalten, während sie andere Therapien mit nicht erwiesener Wirksamkeit bekommen. Und *wenn* solche Patienten mit Antidepressiva behandelt werden, erhalten sie oft ungeeignete Dosierungen oder erleiden überflüssige Nebenwirkungen, weil viele Allgemeinärzte und selbst Psychiater mit der richtigen Anwendung dieser Mittel einfach nicht hinreichend vertraut sind.

Desgleichen erhalten Frauen mit einer *Bulimia nervosa* häufig eine ineffektive psychologische Behandlung. Manchmal wird der Patientin zum Beispiel gesagt, ihre Erkrankung müsse die Folge eines nicht erinnerten sexuellen Mißbrauchs in der Kindheit sein – ungeachtet der Tatsache, daß es keinen akzeptablen wissenschaftlichen Nachweis dafür gibt, daß sexueller Mißbrauch in den Lebensgeschichten bulimischer Frauen irgend häufiger ist als in der Gesamtbevölkerung. Andererseits haben wir den exakten wissenschaftlichen Nachweis, daß Medikationen mit Antidepressiva den Drang bulimischer Patientinnen, exzessiv zu essen, und ihre fortwährende Präokkupation mit Nahrungsmitteln aufhalten oder weitgehend reduzieren können. Dennoch wird nur bei einer Minderheit der an Bulimie leidenden Frauen eine Behandlung mit Antidepressiva erprobt, und wenn ein solcher Versuch durchgeführt wird, so geschieht es allzuoft auf inkompetente Weise.

Kurz, die Familie der Gemüts-, Angst- und verwandter Erkrankungen ist vielleicht für mehr unnötiges Leiden verantwortlich als irgendein sonstiges medizinisches Gebrechen. Was ist zu tun?

Der Schlüssel heißt Aufklärung. Die Menschen müssen lernen, daß diese psychischen Leiden auf biologische Unstimmigkeiten im Gehirn zurückzuführen und mit vielfach angewandten und sicheren Medikamenten zu behandeln sind. Nur wenn die Mythen und Mißverständnisse um Gemüts- und Angsterkrankungen beseitigt sind, werden die Betroffenen erfahren, daß eine effektive Behandlung möglich ist, daß sie eine solche Behandlung verdienen und daß sie sich erst dann zufriedengeben sollten, wenn sie eine solche Behandlung von einem Spezialisten, der sie in kompetenter Weise durchführen kann, erreicht haben.

Auf den folgenden Seiten bietet Colette Dowling unschätzbare Informationen für die Millionen von Menschen, die an Gemüts- und Angsterkrankungen leiden. Dieses Buch verbindet vielleicht mehr als jede bisherige Arbeit Einsichten aus der menschlichen wie der wissenschaftlichen Perspektive der *Biopsychiatrie.* Die Kapitel sind voll von persönlichen Erwägungen, einschließlich solcher aufgrund der Erfahrungen der Autorin mit sich selbst und ihrer Familie, welche die Natur dieser Erkrankungen und den Tribut, den sie fordern, vor Augen führen. Diese Geschichten werden Leser, die selbst solchen Leiden ausgesetzt waren oder sie bei Freunden oder nahen Angehörigen miterlebt haben, leicht wiedererkennen.

Was den wissenschaftlichen Aspekt betrifft, bietet das Buch eine sorgfältig recherchierte Synthese jüngster medizinischer Entdeckungen im Zusammenhang mit Gemüts- und Angsterkrankungen. Mit Geschick stellt Colette Dowling viele der irrigen Vorstellungen heraus, die häufig von Patienten und Therapeuten geteilt werden – vor allem die Ansicht, der Patient sei für seine Symptome irgendwie verantwortlich und könne nur durch harte Arbeit von ihnen befreit werden. In dem Kapitel zur Frage, wie man zu einer guten Behandlung kommen kann, liefert die Autorin wissenschaftlich exakte, praktische Informationen über die vorhandenen Behandlungen von Gemüts- und Angsterkrankungen und erklärt ihren Lesern, wie man solche Behandlungen bekommen kann. Diese Informationen werden für Leser unschätzbar sein, die lange Zeit an Depressionen oder anderen Gemütskrankheiten gelitten haben und nun endlich die jüngsten Fortschritte der biologischen Psychiatrie nutzen können.

KAPITEL 1
»Gäbe es doch eine Pille!«

In den späten sechziger Jahren lebten mein Mann Ed, unsere drei kleinen Kinder und ich in der Upper Westside von Manhattan. Die Umgebung, in der wir wohnten, zog Schriftsteller, Schauspieler und Musiker an. Als Gemeinschaft bildeten wir uns auf unser politisches Bewußtsein etwas ein, auf unsere Einstellung, daß uns etwas an den Menschen lag, die weniger privilegiert waren als wir. Wir machten uns Gedanken, daß unser eigenes Leben irgendwie übermäßig üppig sei, obwohl niemand von uns einen Pfennig übrig hatte. Ich arbeitete als freie Schriftstellerin, kümmerte mich tagsüber um unsere Kinder und schrieb nachts. Ed war festangestellter Journalist bei einer Zeitschrift. Wir waren bereits sieben Jahre verheiratet, als er das unternahm, was ich seitdem für mich »jene verhängnisvolle Reise nach Puerto Rico« zu nennen pflege.

Sie sollte nur eine Woche dauern, um Freunde zu besuchen, sein erster Urlaub seit mehreren Jahren. Ich hatte ihn gedrängt, ohne uns zu fahren, weil wir nicht genug Geld für eine Familienreise hatten. Als er zurückkam, war sofort klar, daß etwas nicht stimmte. Ed war heiter, sehr heiter. Aber er war auch unruhig und hektisch. Die erste Nacht zu Hause schlief Ed nicht gut. Die zweite Nacht schlief er fast überhaupt nicht. Ich stand von Zeit zu Zeit auf, um ihn im Wohnzimmer auf und ab gehend vorzufinden; alle Lichter waren an, und seine Schreibmaschine summte. Er war von fieberhaftem Schaffensdrang, berstend von Ideen, Wortspielen, Witzeleien, voller Entzücken über sich selbst in sich hineinlachend.

Als er den zweiten Tag wieder im Büro war, rief sein Chef vom Dienst an und sagte, daß er sich Sorgen mache. Ed hatte die Fahnenabzüge, die für den Drucker bestimmt waren, zerrissen, er meinte, es seien »Götzenbilder«. Obwohl ich um seinetwillen furchtbar erschrocken war, lächelte ich, als ich von seiner Rebellion gegen die Zeitschrift hörte, deren Redaktionspolitik er immer verdächtigt hatte, von Werbeinteressen durchdrungen zu sein. »Wir haben versucht, ihn dazu zu bewegen, zum Arzt zu gehen, aber da war er beleidigt und stürmte hinaus«, sagte der Chef vom Dienst. Was er mir mitteilte, bestätigte auf verheerende Weise meinen Verdacht, daß etwas ganz furchtbar nicht in Ordnung war. Aber was?

Am späten Nachmittag jenes Tages rief Ed an, um zu verkünden, daß er in »Big Wilt Chamberlain's« sei, einer beliebten Bar in Harlem. Er wolle mich wissen lassen, daß er bald nach Hause komme, »über Grant's Tomb«, fügte er großartig hinzu, als würde die bloße Nähe zur Ruhestätte des Generals seinen fürstlichen Status bekräftigen. Ich bat ihn, sofort zu kommen. Wenig später war er zu Hause, von der Anstrengung des langen, schnellen Fußmarsches schwitzend und stolz lächelnd. Ich war in Sorge gewesen, er könnte betrunken sein. Er war nicht betrunken, aber er war berauscht, sehr berauscht, in einer Hochstimmung jenseits aller Vernunft. Er schien sich jedoch dessen überhaupt nicht bewußt zu sein, daß er nicht in seinem normalen Zustand war. Sein Verhalten war verwirrend. Und es war beängstigend.

An jenem Abend suchte ich Rat bei dem Psychiater, der die Therapiegruppe, die Ed und ich früher besucht hatten, geleitet hatte. Obgleich der Arzt Ed recht gut kannte, lautete seine Antwort, nachdem er von den Ereignissen der vorangegangenen 48 Stunden gehört hatte: »Schlafmangel kann jeden ausflippen lassen.« Das waren haargenau seine Worte. Er fragte überhaupt nicht, was den Schlafmangel verursacht haben könnte, sondern schrieb ein Rezept über Thorazin, ein starkes Antipsychotikum, aus. Das Medikament tat offensichtlich seine Wirkung, indem es Ed für 24 Stunden schlafen legte. Als er aufwachte, war er wieder er selbst, wenn auch schwach und zitterig.

Wir waren erleichtert, jedoch verwirrt und beunruhigt durch das, was geschehen war. Weitere zwei Jahre mußten verstreichen, ehe wir begriffen, daß das, was Ed durchlitten hatte, eine manische Phase gewesen war, die Aufschwungphase einer Form von Gemütskrankheit, die *bipolare Störung* genannt wird. Dem häufigeren *monopolaren* Typus der Depression verwandt, ist sie von unsteten Wechseln zwischen grandioser Hochstimmung und äußerster Verzweiflung gekennzeichnet.

Es war seltsam und erschreckend zu sehen, wie der Mann, den ich sieben Jahre lang gekannt und geliebt hatte, von einer Woche auf die andere in eine Art Hölle glitt.

Ich wollte unbedingt wissen, was hier vor sich ging. Was *war* das? Noch vor kurzem war er gesund gewesen; er stand in der Blüte seiner Jahre. Was bedeutete diese Krankheit für den Rest seines Lebens, und was bedeutete sie für unsere Kinder? Das waren die Fragen, die mich verfolgten. Ich bin sicher, daß sie auch Ed verfolgten. Er war aus einer normalen, wenn auch schwierigen Existenz heraus- und, aus Gründen, die über unseren Horizont gingen, in die unergründliche Weite eines unkontrolliert veränderten Zustands eingetreten.

Es gab natürlich Medikamente, wenn sie zu der Zeit auch primitiv erschienen. Lithium brachte die Manie unter Kontrolle. Zusätzlich zum Lithium erhielt Ed Thorazin, um seine Erregung zu dämpfen, während er darauf wartete, daß die Wirkung des Lithiums einsetzte. Das Thorazin machte sein Gesicht starr und maskenhaft; das Lithium ließ seine Hände zittern. Nachts stiegen diese Bilder von Ed und von seiner Unschuld angesichts dessen, was mit ihm geschah, vor mir auf, und ich weinte.

1971 hatten Ed und ich uns dann getrennt. Während der Zeiten, da sein Gemütszustand stabil war, besuchte er weiterhin die Kinder, und er und ich hielten Kontakt, indem wir uns hin und wieder auf einen Kaffee in einer nahegelegenen Cafeteria trafen. Die Zeit verging, und ich begann mich zu fragen, ob unsere Trennung seine Krankheit wohl verschlimmert habe. In jenen Tagen war die psychologische Interpretation der manischen Depression vorherrschend, und ich wußte, daß Verluste als ein bedeutsamer Faktor betrachtet wurden. Hatte das Ende unserer Ehe in Verbindung mit dem Wiederauftauchen eines früheren Verlustes die Gefühle verursacht, die Eds Gemütsfrieden zerstörten?

Am Ende sollte ich begreifen, daß Streß, wenn er auch den Beginn einer manischen Phase auslösen kann, diese nicht verursacht. Dennoch fühlte ich mich lange Zeit mitverantwortlich. Es ist leicht, sich verantwortlich zu fühlen. Wenn ich alles doch nur anders gemacht hätte, empfindlicher, aufmerksamer für seine Bedürfnisse gewesen wäre! Zum Teil übernehmen wir Verantwortung, weil das weniger beängstigend ist als die Alternative, nämlich anzuerkennen, daß niemand solch eine Krankheit *macht*. Niemand besitzt die Kontrolle darüber.

Wie es für Menschen mit bipolaren Störungen charakteristisch ist, konnte Ed die frühen Anzeichen seiner Gemütserkrankung nicht erkennen. Meistens war er sehr hochgestimmt, sehr optimistisch, voller wilder Tatkraft. Heute würde man diesen Gemütszustand »hypomanisch« nennen. Während er sich anscheinend besser fühlt als alle anderen, ist jemand, der hypomanisch ist, voll ängstlicher Unruhe und Erregung und hat oft Schwierigkeiten in der Beziehung zu seinen Mitmenschen. Der Hypomane regt sich über jede Kleinigkeit auf und ist überempfindlich gegen Zurückweisung. Ärzten und Therapeuten entgehen die Anzeichen dieser besonderen Form der manisch-depressiven Erkrankung häufig.

Wissenschaftler haben in den letzten zehn Jahren herausgefunden, daß es viele verschiedene Arten der Depression gibt, jede mit ihrem eigenen Bündel von Symptomen, jede bedarf einer eigenen Methode der Behandlung. Die Formen erstrecken sich über ein bestimmtes Schwere-Spektrum. Von ihnen allen ist die bipolare Erkrankung oder »manische Depression« die schwerste.

In der Familie

Wenn in einer Familie jemand krank ist, ist es hinreichend natürlich zu hoffen, daß die Krankheit mit und in jener Person zum Stillstand kommt. Selten erweist sich dies jedoch als zutreffend. Wahrscheinlicher wird die Krankheit weitere Kreise ziehen und das Leben eines jeden tangieren. Die Auswirkungen der bipolaren Erkrankung ihres Vaters klingen bis heute im Leben meiner Kinder nach. Als sie heranwuchsen, wußten sie, daß er krank war. Am Ende mußte er, weil er nicht mehr arbeiten konnte, Sozialhilfe beziehen. Dennoch blieb er für die Kinder der hingebungsvolle Vater, der sie häufig besuchte, zu Ausflügen in die Umgebung der Stadt mitnahm, an Geburtstagen und Feiertagen kleine Geschenke für sie kaufte. Obgleich sie erst darüber sprachen, als sie älter wurden, waren sie besorgt wegen dieser Krankheit in der Familie und fragten sich, was sie für sie selbst bedeuten könnte.

Auch ich war besorgt. Die Forschung hatte nach und nach gezeigt, daß Menschen genetisch prädisponiert sind für das, was damals manisch-depressive Erkrankung genannt wurde. Als meine Kinder in die Pubertät kamen – die Zeit, in der sich die Krankheit oft zum ersten Mal äußert –, begann ich sie auf Anzeichen von Manie hin zu beobachten – Schlaflosigkeit, das Durcheinander brillanter

Gedanken, die grandiosen Pläne. Meine Kinder waren zwar gescheit und intellektuell aufgeschlossen, aber ihr Denken zeigte keine Verwirrung. Sie schienen größtenteils glücklich, gut organisiert und optimistisch.

Als sie aber schließlich Anfang zwanzig waren, der Pubertät entwachsen, wurde es offenkundig, daß mein ältestes Kind nicht so glücklich war wie früher. Zuerst waren die Anzeichen bei Gabrielle flüchtig: eine gewisse Schwere oder Düsterheit, die man heute auf Schnappschüssen vom Ende ihrer Teenager- und Anfang ihrer Twenzeit erkennen kann, eine leise Minderung ihrer intellektuellen Neugier. In der Tat war sie im ersten Studienjahr vom College nach Hause zurückgekehrt. Ich hatte immer gemeint, daß es zuviel für sie gewesen sei, mit 17 unsere kleine ländliche Stadt zu verlassen, um in den konkurrenzgeprägten Strudel von Harvard einzutauchen. Wenn sie älter ist, wird sie dahin zurückgehen, dachte ich, wenn nicht nach Harvard, dann irgendwoanders hin. Aber wieder zu studieren sollte kein Thema in Gabrielles Plänen sein. Sie hatte mehrere Teilzeitarbeiten in Restaurants und ging abends mit Freunden aus. Die Freunde, das Ausgehen schienen zu jenem Zeitpunkt das einzige in ihrem Leben zu sein, was sie wirklich interessierte.

Als ich mir eine Wohnung in New York nahm, kam auch Gabrielle in die Stadt, fand Arbeit und bezog eine eigene Wohnung. Aber irgendwie erschien ihr Leben flacher. Nach der Arbeit kam sie nach Hause und setzte sich vor den Fernseher. An den Wochenenden war sie mit Freunden zusammen, aber sie klagte oft, daß sie müde sei. Wenn sie mit mir zusammen unser Haus auf dem Land besuchte, pflegte sie bis Mittag zu schlafen. Bei Familientreffen schien sie nie wirklich, nun … glücklich. Wenn ich mir heute die Schnappschüsse von solchen Feiertagsanlässen ansehe, zeigt Gabrielles Gesicht deutlich, daß irgend etwas nicht stimmte. Aber dann dachte ich: Wie glücklich war *ich* in diesem Alter? Und ihr jugendliches Gemüt mit meinem vergleichend, kam ich zu dem Schluß, daß mein Unglücklichsein als junge Frau unnatürlich gewesen sei, das Unglücklichsein meiner Tochter jedoch sei natürlich, weil es meinem glich!

Es ist wirklich bemerkenswert, wie schwierig es sein kann zuzugeben, daß wir nicht zufrieden sind – daß, mögen wir auch zurechtkommen, es unserem Erleben an Lust oder Freude fehlt. Fast gleichzeitig mit dem Auftauchen der Symptome beginnen wir die

Depression zu rationalisieren. »Das wird vorübergehen«, erklären wir. Oder: »Und überhaupt, wen kenne ich schon, der wirklich glücklich wäre?« Als meine Tochter immer düsterer und immer unlebendiger wurde, fing ich tatsächlich an zu denken: Bald wird sie heiraten. Sie wird Kinder haben. Dann wird sich alles finden. Ich dachte das, weil ich so gewesen war. Kinder zu haben machte mich eine Zeitlang glücklicher, und sicher machte es mich weniger selbstbezogen.

Im Leben einer Frau kann es freilich geschehen, daß sie, indem sie sich von den Bedürfnissen anderer leiten läßt, ein Gefühl der Leere ignoriert, das sich im Kern von allem und jedem befindet.

Wenn du entdeckst, daß eine Tochter krank ist

Als Gabrielle schließlich 25 war, wurde klar, daß etwas mit ihr vor sich ging, bei dem Kinderkriegen nicht helfen würde. Ihr Verhalten war langsam immer unzuverlässiger geworden. Eines Tages hatte sie eine Verabredung mit mir zum Mittagessen in der Stadt und hielt sie nicht ein. »Vergessen«, sagte sie. Einige Male rief ich am späten Morgen bei ihr im Büro an, nur um zu hören, daß sie noch später erwartet wurde. Wenn ich sie bei diesen Gelegenheiten fragte, was denn vorgefallen sei, erzählte sie immer irgend etwas von Erkältung, Grippe oder Magenschmerzen. Zunehmend klagte sie über Müdigkeit.

Gabrielle war als Teenager einige Jahre lang bulimisch gewesen, und ich fragte mich nun, ob ihr Magen-Darm-System durch das unmäßige Essen und Erbrechen beeinträchtigt worden sei. So schlug ich ihr vor, sich einer ärztlichen Untersuchung zu unterziehen, aber nach einer Weile pflegte die Unpäßlichkeit zu verschwinden, und der Arzt geriet in Vergessenheit. Dann tauchten die Schmerzen und Qualen wieder auf. Alles nur Erdenkliche kam mir wieder in den Sinn. Ich dachte an Drogen, an Alkohol, ich dachte, sie sei vielleicht immer noch bulimisch. Manchmal meinte ich auch, sie scheine deprimiert. »Vielleicht *bin* ich deprimiert gewesen und habe es nicht bemerkt«, sinnierte sie einmal. Unsere Diskussionen waren über dieses Stadium hinaus. Irgendwie dachte ich, es sei an ihr, herauszufinden, was nicht stimmte. Man hat uns beigebracht, so über Probleme zu denken, von denen wir meinen, sie seien psychischer Natur.

Nichtsdestoweniger war ich besorgt. Mir schien, als hätte das Gesicht meiner Tochter an Beweglichkeit verloren. Sie lächelte nicht sehr oft. Ihre Reaktionen waren zunehmend kurz angebunden, mechanisch. Unbemerkt von uns allen, befand sich Gabrielle auf dem riesigen Parabolspiegel einer Gemütsveränderung, die sich allmählich, im Verlauf von Monaten vollzog.

Verwirrend war auch ihre offenkundige Fähigkeit, in der Welt draußen zu funktionieren. Sie hatte eine anspruchsvolle Stelle als Assistentin des Chefs einer kleinen Public-Relations-Firma. Seit sie zu Hause ausgezogen war, hatte sie nie um finanzielle Hilfe gebeten. Jetzt dachte ich, sie brauche eine andere Art Hilfe, aber ich wußte nicht, welcher Art sie sein könnte und ob ich sie würde bieten können oder nicht.

Mein Analytiker ermutigte mich, ich solle aufhören, mich verantwortlich zu fühlen. »Sie ist kein Kind mehr«, bemerkte er. »Sie weiß, was Therapie ist. Wenn sie eine will, wird sie eine bekommen.« Das ist in der Tat eine falsche Vorstellung, wenn es sich um Gemütsstörungen handelt, mag es auch eine Überzeugung sein, an der viele Therapeuten festhalten. Menschen, die an einer Depression leiden, brauchen andere Menschen, die ihre Symptome erkennen, und sie brauchen vielleicht auch Hilfe, um Hilfe zu bekommen. Die Symptome verschlimmern sich allmählich, so schleichend, daß es schwer zu erkennen ist, was da vor sich geht. Das *Denken* ist in Mitleidenschaft gezogen, so daß man sich schließlich selbst die eigene Untauglichkeit vorwirft. Ein Teufelskreis stellt sich her, in dem man sich nicht bewegen kann, weil man deprimiert ist, und man wird immer deprimierter, weil man sich nicht bewegen kann.

Wie so viele Menschen, die immer weiter zurechtzukommen suchen, während innerlich die Verzweiflung wächst, arbeitete Gabrielle weiter in der Hoffnung, was immer es auch war, was es ihr so schwer machte, ihre Arbeit zu *tun*, es würde sich schon geben. Schließlich schaffte sie es nicht mehr, morgens ins Büro zu gehen. Es dauerte noch ein paar Wochen, bis sie mir sagen konnte, daß sie in schlechter Verfassung sei und Hilfe brauche. Angsterfüllt, ohne eine Vorstellung, was mit ihr nicht stimmte, blieb Gaby allein in ihrer Wohnung und ging nicht mehr ans Telefon. Um ihre Rechnungen zu bezahlen, schöpfte sie ihr Kreditkartenguthaben aus.

Ich war auf einer Geschäftsreise in Europa gewesen und hinterließ Nachrichten für sie aus Amsterdam, Frankfurt und Mailand. Monatelang spielte ihr Anrufbeantworter eine Nachricht, die für die damalige Großstadtszene ein typischer Gag war, aber nur an der Oberfläche, denn darunter war sie gespenstisch weit entfernt. Da ich sie Tag für Tag von einem anderen Kontinent aus hörte, fand ich die Worte ominös. »Es war ein normaler Tag in New York City«, säuselte sie. »Gab hat mal wieder gewußt wie. Hat feines Geld gemacht. Aber dann war ein Klopfen an der Tür, ein Klopfen, das nicht zu ignorieren war, und so ging sie hinaus ins Reich des Unbekannten, wir denken aber, sie kommt wieder nach Hause, hinterlassen Sie also eine Nachricht nach der Pause.«

Danach kam dann das zu erwartende »Biiiiip« und dann nichts. Ich muß diese klagende Botschaft ein dutzendmal gehört haben. Schließlich, von Venedig aus – es war zwei Uhr morgens, meine Ortszeit –, flehte ich rundheraus, sagte ihr, daß ich sie sehr liebe und daß ich furchtbar in Sorge sei und ob sie nicht bitte den Hörer abnehmen wolle. Das tat sie dann endlich, und sie erzählte mir, daß die Dinge sehr schlecht stünden. Sie sagte: »Ich muß mit jemandem reden.« Ich fragte sie, ob sie wolle, daß ich ihr helfe, einen Therapeuten zu finden. Sie sagte ja. »Ich glaube nicht, daß ich die Energie dazu habe«, fügte sie hinzu.

Vier Tage später war ich wieder in New York.

Ein neues Verständnis

Heute weiß ich, daß Gaby die Symptome einer schweren Depression zeigte, einer aus einem ganzen Spektrum von Gemütserkrankungen, die in unserer Bevölkerung stark verbreitet sind. Als sie die biologische Natur der Depression entdeckten, haben die Wissenschaftler dramatische Fortschritte erzielt. Was heute im Bereich der Biopsychiatrie geschieht, ist revolutionär. Winzige Störungen im Gleichgewicht von Neurotransmittern, den chemischen Botenstoffen, die das Gemüt regulieren, verursachen, so hat man herausgefunden, signifikante Veränderungen im Verhalten und Denken und sogar im Immunsystem. Deshalb verlieren Menschen, die an einer Depression leiden, die Fähigkeit, klar zu denken, und deshalb gehen Energie, Appetit und Libido verloren. Gemütserkrankungen beeinträchtigen nicht einfach nur die Stimmung. Sie sind komplexe Krankheiten, die uns sowohl körperlich wie geistig beeinflussen.

Es ist ein Glück, daß die Wissenschaft solche Fortschritte im Verstehen von Gemütserkrankungen macht, denn diese breiten sich immer mehr aus. *Eine von vier Frauen und einer von zehn Männern – oder insgesamt 13,7 Millionen Menschen in den USA – können damit rechnen, im Lauf ihres Lebens wenigstens eine kräftezehrende Phase der Gemütserkrankung zu erleben.*

Bei Menschen, die nach dem Zweiten Weltkrieg geboren wurden, nimmt die Quote der Depression zu. Dafür wurden viele Gründe genannt, einschließlich zunehmender Drogen- und Akoholkonsum und Beschäftigungsrückgang, obgleich tatsächlich niemand wirklich weiß, warum Depressionen zunehmen.

Depressionen waren immer eine Krankheit der Älteren gewesen. Das hat sich geändert. Eine neue Untersuchung im Auftrag der US-Regierung kam zu dem Ergebnis, daß bei den Jüngeren die Wahrscheinlichkeit am größten ist, daß sie Opfer von Depressionen werden. Für sie ist auch die Wahrscheinlichkeit des Suizids am höchsten.

Zum Teil ist es die verheerende Verbreitung dieser Krankheiten, die den Forschungsboom ausgelöst hat. In der Klassifizierung, Diagnose und Behandlung von Gemüts- und Angsterkrankungen – und auch von Süchten – hat man dramatische Fortschritte erzielt. Doch es klafft eine gewaltige Lücke zwischen dem, was die Wissenschaft über die Behandlung dieser Krankheiten weiß, und dem, was Kliniker kennen und anwenden. Die meisten Ärzte haben Jahre, bevor die neuen Forschungen und ihre Ergebnisse vorlagen, die medizinischen Ausbildungsstätten besucht, und viele bleiben in dieser Hinsicht unwissend. Selbst Psychiater können mit den Fortschritten hinsichtlich neuer Medikamente oft nicht Schritt halten. Eine Studie des *National Institute of Mental Health* der Vereinigten Staaten (NIMH)[1] zeigte, daß über die Hälfte der Patienten mit Depressionen, einschließlich derer mit schweren, protrahierten Formen dieser Krankheit, die falschen Medikamente erhalten – wenn sie überhaupt welche erhalten! Beruhigungsmittel werden bei Depressionen immer noch am häufigsten verschrieben, obgleich sie die Krankheit gar nicht beeinflussen.

Aber nur einem Drittel der Behandelten wird das richtige Medikament verschrieben, besagen die Untersuchungen der Regierung, und bei diesen wiederum werde nur einem von zehn die angemessene Dosis verabreicht. Der Mangel an Informationen unter Ärzten und Therapeuten bewog das NIMH, ein Multimillionen-Dollar-Programm mit dem Ziel aufzulegen, Ärzte und das Fachpersonal im Bereich der psychischen Gesundheit auf den neuesten Wissensstand zu bringen. 1988 begannen Teams von Experten im Regierungsauftrag ins Land auszuschwärmen und Mini-Intensivkurse darüber abzuhalten, wie Depressionen zu erkennen – und zu behandeln – seien.

Dem NIMH zufolge ist die Depression eine Krankheit, für die es bemerkenswert effektive Behandlungen gibt, aber die meisten Menschen, die daran leiden, werden nicht behandelt. Entweder suchen sie in erster Linie nicht um Hilfe nach, weil sie fälschlicherweise glauben, Depressionen seien etwas, dem sie nicht »nachgeben« sollten, oder die Ärzte bieten keine adäquate Behandlung an. In der Tat ist das Ausmaß an Fehldiagnosen und das Fehlen von Depressionsdiagnosen in diesem Land überwältigend.

Die Regierung hat festgestellt, daß die *meisten* Ärzte mit ihrer Diagnose völlig in die Irre gehen. Sie sind nicht auf dem neuesten Informationsstand. Vielleicht wissen sie nicht einmal, daß die Depression biologisch begründet ist und daß häufig eine Behandlung mit Antidepressiva erforderlich ist. Wenn sie die Depression überhaupt behandeln, so verschreiben die meisten Ärzte Tranquilizer und angsthemmende Mittel, die für die Behandlung von Gemütserkrankungen überhaupt nichts bewirken. Diese bestürzende Erkenntnis wurde in der Anfang der achtziger Jahre durchgeführten *Epidemiological-Catchment-Area* (ECA)-Studie des NIMH gewonnen. Ihr Ergebnis wurde kürzlich in *Psychiatric Disorders in America* veröffentlicht. »Keine Datenbasis kann mit dieser konkurrieren«, meinen Lee N. Robins, Ben Z. Locke und Darrel A. Regier. »Es ist die solideste Basisinformation über Reichweite, Ausmaß und Vielfalt psychiatrischer Störungen, die je zusammengestellt wurde.«[2] Mehr als 20000 Personen in fünf Teilen der Vereinigten Staaten wurden für diese Erhebung herangezogen.

Solche Untersuchungen waren in der Vergangenheit viel weniger umfangreich, und sie bezogen sich auf Menschen, die bereits als krank erkannt worden waren – auf Patienten, mit anderen Worten. Die genannte Untersuchung ließ zum erstenmal erkennen, wie viele Menschen in der gesamten Bevölkerung an verschiedenen psychiatrischen Erkrankungen leiden. Sie offenbart, wie viele krank sind, ohne daß ihre Krankheit erkannt oder behandelt würde. Die Zahlen sind überwältigend. Einer von drei Erwachsenen in Amerika hat zu irgendeinem Zeitpunkt seines Lebens an einer psychiatrischen Störung gelitten – 36 Prozent der Männer im Vergleich zu 30 Prozent der Frauen. In den achtziger Jahren, als die ECA-Studie durchgeführt wurde, waren in den USA 20 Prozent der Erwachsenen akut erkrankt. Schwere Gemütserkrankungen sind ziemlich verbreitet; sie treten bei acht Prozent der erwachsenen Bevölkerung auf. Aber Myrna Weissman, die das Zusammentragen und Interpretieren der ECA-Erhebungen für *Psychiatric Disorders in America* leitete, erklärt: »*Schwere und persistierende affektive Symptome sind sogar noch häufiger, einige von ihnen treten bei nahezu einem Drittel der erwachsenen Bevölkerung auf.*«

Das NIMH beschloß, seine Weiterbildungskampagne in Sachen Gemütsstörungen zu starten, da diese zu den am stärksten verbreiteten – und am besten zu behandelnden – psychiatrischen Erkrankungen gehören. Wir wissen heute, daß die meisten Menschen mit Gemütserkrankungen nicht die Hilfe bekommen, die ihr Leben verändern könnte. Manche leiden monatelang, sogar jahrelang an schleichenden Formen chronischer Depressionen, die ihnen gute menschliche Beziehungen und eine befriedigende Arbeit verwehren. Andere haben akute episodische Depressionen, deren Symptome jedoch schwerer und einschränkender sind. In der Tat sind diese »schweren« Depressionen im allgemeinen leichter zu behandeln als die milderen, chronischen Formen, aber die Symptome sind so verwirrend, daß die meisten sie stillschweigend erdulden und ihr Ende abzuwarten suchen, ohne sich um Hilfe zu bemühen.

Depressionen sind episodisch und klingen selbst in ihrer »chronischen« Form am Ende vorübergehend ab. Aber in der Zwischenzeit erleiden die betroffenen Menschen psychische und physische Schmerzen, die zu furchtbaren Schwierigkeiten in ihrem Leben führen. Auch wird die Depression, wenn sie unbehandelt bleibt, häufig schlimmer. Mehr als 16 000 Amerikaner begehen jährlich Suizid, meist infolge von Depressionen. Viele Depressive werden drogen- oder alkoholabhängig. Die *Epidemiological-Catchment-Area*-Studie stellte fest, daß die Hälfte aller Alkoholikerinnen eine Geschichte schwerer Depressionen hinter sich haben; bei zwei Dritteln von ihnen gehen die Depressionen dem Alkoholismus *voraus.*

Es steht außer Frage, daß die Depression einen äußerst schwerwiegenden Tribut fordert. Eine kürzlich durchgeführte Untersuchung zeigt, daß sie kraftzehrender ist und längere Bettlägerigkeit verursacht als die ersten acht schwereren chronischen Krankheiten, einschließlich der Herzkrankheiten.[3] Es bleibt die Frage, warum Menschen darauf bestehen, sich mit dieser qualvollen Krankheit zu arrangieren. Stigmatisierung spielt dabei zweifellos eine Rolle. Das NIMH ist in der breiten Öffentlichkeit auf ungeheuren Widerstand gegen seine Bemühungen um Behandlung von Depressionen gestoßen. Schlimmer noch, es stellte auf seiten der Ärzte einen ähnlichen Widerstand gegen Diagnose und Behandlung depressiver Erkrankungen fest! Die Kosten für den einzelnen – und für die Wirtschaft – sind enorm. Und dennoch, obgleich Milliarden von Dollar in die Forschung geflossen sind, die zu wesentlichen Fortschritten in der Behandlung dieser Krankheiten geführt hat, bleibt die Öffentlichkeit weiterhin uninformiert. Und leidet weiterhin.

Menschen mit Depressionen haben die Neigung, ihre Symptome zu leugnen oder falsch zu deuten. Sie schreiben die körperlichen Symptome der Depression einer »Grippe« und die psychischen Symptome der Müdigkeit oder falscher Diät zu. In einer Umfrage von 1986 erklärten nur zwölf Prozent der Befragten, daß sie bei Depressionen Medikamente einnehmen würden, sofern sie sie bekommen könnten. 78 Prozent meinten, sie würden warten, bis die Krankheit vorübergeht.[4]

Die Leugnung der Depression geht größtenteils auf Stigmatisierung zurück. Niemand will eingestehen, daß er depressiv ist. Es ist, als müßte man ein Versagen des Willens eingestehen. Irgendwie haben wir uns die Vorstellung zu eigen gemacht, daß couragierte Menschen nicht von Depressionen besiegt werden. Wenn Menschen depressiv, auch schwer depressiv sind, neigen sie dazu, sich selbst wegen der Lethargie, die sie empfinden, wegen der Unfähigkeit, »in Gang zu kommen«, anzuklagen. Wenn wir bessere Menschen wären, würden wir nicht in dieser Weise »nachgeben«. Was wir da letztlich in Abrede stellen, ist eine Krankheit, die ebenso dringend der Behandlung bedarf wie Diabetes oder eine Herzkrankheit.

Tausende von Wissenschaftlern suchen nach besseren Methoden der Behandlung und Prävention, und dabei erzielen sie dramatische Fortschritte. Die Errungenschaften der letzten zehn Jahre haben das Bild gewaltig verändert. Heute haben neun von zehn Menschen, die an Gemütserkrankungen leiden, allen Grund zur Hoffnung auf eine erfolgreiche Behandlung.

Und wie man kürzlich erkannt hat, gilt dies auch für die Menschen, die an Erkrankungen leiden, die der Depression biochemisch verwandt sind.

Die Spektrum-Erkrankung: eine radikale Hypothese

1990 stellte das psychiatrische Forschungslabor am McLean-Hospital in der Nähe von Boston eine neue und radikale Theorie psychischer Erkrankungen vor. Ihre Wurzeln hatte sie in einer bedeutenden medizinischen Entdeckung, die zehn Jahre zuvor im selben Laboratorium – und von denselben Wissenschaftlern – gemacht worden war.

In den frühen achtziger Jahren fanden zwei der bekanntesten Forscher auf dem Gebiet der Psychiatrie, Harrison Pope und James Hudson von der Harvard Medical School, heraus, daß die Bulimie, eine Eßstörung mit zwanghaftem exzessivem Essen und anschließendem Erbrechen, von einem chemischen Ungleichgewicht im Gehirn hervorgerufen wird – möglicherweise von einem Mangel an dem Neurotransmitter Serotonin. Werden ihre Serotoninwerte erhöht, stellen die meisten bulimischen Patienten das exzessive Essen ein. Diese mysteriöse Eßstörung, die den Therapeuten jahrelang ein Rätsel war, wurde endlich ein wenig verständlicher. Und sie konnte zum Glück medizinisch behandelt werden! (Die medizinische Behandlung verschiedener zwanghafter Eßstörungen wird in Kapitel 6 ausführlich behandelt.)

Zur selben Zeit ließen andere Untersuchungen erkennen, daß die Bulimie mit schweren Depressionen zusammenhängt. *Und:* Sie ist den Angsterkrankungen und dem Alkohol- und Drogenmißbrauch eng verwandt. Am faszinierendsten aber war die Entdeckung, daß *all diese Probleme sich bei Angehörigen von Bulimiekranken häufen.* Bulimiker haben Eltern, die unter Eßstörungen und/oder Depressionen und/oder Phobien oder Panikanfällen und/oder Alkohol- oder Drogenmißbrauch leiden. Eine bulimische Frau selbst kann depressiv *und* Alkoholikerin *und* phobisch sein.

Während Familien-Untersuchungen einen Zusammenhang von Depression, Bulimie und anderen Erkrankungen erkennen lassen, lieferten Psychopharmakologen klinische Daten, die ebendiesen Zusammenhang untermauerten. Antidepressiva, so stellten sie fest, hatten bei vielen Krankheiten eine starke Wirkung, nicht nur bei der Depression. Bei der extrem beeinträchtigenden obsessiv-zwanghaften Erkrankung (*obsessive-compulsive disorder*, OCD) zum Beispiel kann sich eine dramatische Erleichterung zeigen. Innerhalb von Wochen nur, während derer sie Antidepressiva einnehmen, ist es vielen OCD-Kranken möglich, das Händewaschen, Zählen, »Nachprüfen« einzustellen. Panik und Phobie sprechen ebenso schnell auf Antidepressiva an. Auch bei der Bulimie zeigt sich eine Reaktion, wie Hudson und Pope feststellten. Desgleichen bei einigen Formen des exzessiven Essens von kohlehydrathaltigen Speisen, das zu Übergewicht führt.

Als die Erforschung dieser Krankheiten, die auf Antidepressiva ansprechen, Fortschritte machte, erkannten Hudson und Pope mehr und mehr die Existenz eines Syndroms, eines Geflechts von Krankheiten, die man bisher für völlig eigenständig gehalten hatte, die aber in einem Zusammenhang zu stehen scheinen. Zuerst waren sie vom genetischen Bild frappiert. Als sie sich Familiengeschichten anschauten, erkannten Hudson und Pope, daß die Depressiven Eltern und Onkel, Kusinen und Großeltern haben, die nicht nur unter Depressionen leiden, sondern auch an Sucht, Bulimie, Panikanfällen oder an einer stark beeinträchtigenden Kombination dieser Störungen.

Zum zweiten sprechen alle diese Krankheiten auf Medikamente an, die den Serotoninspiegel oder den anderer Neurotransmitter im Gehirn anheben. Für Hudson und Pope stellte sich damit eine faszinierende Frage: Waren diese Krankheiten tatsächlich Äußerungen einer einzigen organischen Störung? Und, höchst provozierende Annahme, *könnte die Wissenschaft vielleicht letztlich für alle diese Störungen eine einzige Behandlung anbieten?*

In einer 1990 veröffentlichten, wegweisenden Arbeit stellten die Wissenschaftler zum erstenmal ihre Theorie über den Zusammenhang zwischen all diesen Krankheiten vor, die sie als »Störung des affektiven Spektrums« bezeichnet haben.[5]

In jüngerer Zeit schrieben sie: »Der Drang der Kleptomanen zu stehlen, der Bulimikerinnen, unmäßig zu essen, der Obsessiv-Zwanghaften, sinnlose Rituale auszuführen, der pathologischen Spieler zu spielen und der Trichotillomanen, Haare auszureißen, könnte jeweils Abweichungen in der Funktion des zentralen Nervensystems implizieren, die denjenigen gleichen, die wir bei schweren Gemütserkrankungen annehmen.« Diese Vorstellung wird von biochemischen Untersuchungen wie auch von bestimmten offenkundigen Ähnlichkeiten der Erkrankungen gestützt.[6]

Je gründlicher die Wissenschaftler dieser »Spektrum«-Hypothese nachgehen, desto überzeugter sind sie, daß sie auf der richtigen Spur sind.

»Wir können voraussagen, daß wir bei Menschen, die all die verschiedenen Krankheiten haben, die wir mit dem Ausdruck »affektives Spektrum« umschreiben, letztlich eine physiologische Abnormität finden werden«, erklärte mir Harrison Pope in seinem Büro im McLean-Hospital. »Und angenommen, daß wir recht haben, daß unsere Hypothese also bestätigt wird, dann würde sich vielleicht herausstellen, daß dies tatsächlich die verheerendste Krankheit des Menschen ist. Insgesamt ein Drittel der Weltbevölkerung ist von affektiven Störungen betroffen. Und die Abnormität zu ergründen, wenn es sie wirklich gibt, würde einen wesentlichen Durchbruch bedeuten, weil es uns ermöglichen würde, zur Quelle vieler dieser Störungen vorzudringen, anstatt zu versuchen, sie alle einzeln zu betrachten.«

Das zweite Stadium: Entdeckung des Zusammenhangs

Das erste Stadium der »biopsychiatrischen Revolution« bestand in der Entdeckung von Arzneimitteln, die Gemüt und Denken beeinflussen. Im zweiten Stadium sind die Wissenschaftler dabei herauszufinden, warum die Mittel bewirken, was sie bewirken, und wie die Krankheiten, auf die sie Einfluß nehmen, tatsächlich miteinander zusammenhängen. Eine wesentliche Frage, die von den Wissenschaftlern im zweiten Stadium zu beantworten ist, lautet: Was geschieht im Gehirn der Menschen, die obsessiv oder von Angst besessen sind, die zwanghaft Unmengen an Nahrung zu sich nehmen, die Phobien haben, die das Gemüt beeinflussende Substanzen mißbrauchen? *Welcher Zusammenhang besteht da?* Gibt es bestimmte Dysfunktionen des Gehirns, die bei all diesen Menschen vorliegen? Wenn ja, sind winzige Stoffwechselstörungen eine wahrscheinlichere Erklärung für Familiengeschichten, Risikofaktoren und für die Möglichkeit der Krankheitsprävention als alle psychosozialen Theorien zusammen?

Mit ihrer neuen Theorie verbinden Hudson und Pope die Vermutung, daß die verschiedenen Formen der von ihnen so genannten »Störung des affektiven Spektrums« deshalb auf dieselbe Art von Medikamenten ansprechen, weil bei allen gleichartige Prozesse im Gehirn abnorm verlaufen. Bestimmte stimmungsregulierende Neurotransmitter bewirken nicht, was sie ursprünglich bewirken sollten – bei Panik wie bei Bulimie, bei Depression wie bei Migräne. Eine zentrale Verbindung zwischen diesen Erkrankungen stellt das Hirnhormon Serotonin dar. Antidepressiva aber bewirken, daß der Serotonin-Spiegel bei allen Erkrankten ansteigt. Also haben die »Spektrum«-Krankheiten irgendwie mit einem Mangel an Serotonin und anderen Neurotransmittern zu tun – und die Neigung zu einer solchen Mangelerscheinung, meinen Hudson und Pope, ist ererbt.

Sehr viele psychiatrische Störungen, von denen man einst annahm, daß sie sich völlig »im Geiste« abspielten, hält man nunmehr für eher biochemischen als psychischen Ursprungs. Das Konzept der Neurose selbst ist unter Beschuß geraten. Medikationen, welche die Neurotransmitterproduktion beeinflussen, gleichen nicht nur Stimmungen aus, sie wirken auch auf die Art und Weise ein, wie Menschen denken, schöpferisch tätig sind und sich auf andere beziehen. Stimmungsregulierende chemische Stoffe im Gehirn beeinflussen unsere gesamte Persönlichkeit.

Die biochemische Methode hat für Therapeuten (von denen manche die Bedeutung der Biopsychiatrie gern schmälern würden) und für Patienten, die ihre Probleme nun in milderem Licht sehen können, dramatische Auswirkungen. Menschen mit Gemüts-, Angst- und Suchterkrankungen können ihre Selbstvorwürfe einstellen. Sie brauchen sich nicht mehr schuldig zu fühlen wegen der Verschlechterung ihrer Arbeitsleistung und ihrer Beziehungen, denn sie waren zu krank, um angemessen funktionieren zu können. Statt dessen können sie sich nun auf die anstehende Aufgabe konzentrieren – das heißt gesund zu werden. Für viele Krankheiten, die man früher für rein »psychisch« hielt, *gibt* es eine Pille. Eine medizinische Behandlung ist natürlich kein simples, einstufiges Patentrezept. Die Weiterungen der neuen Theorien und Behandlungsstrategien sind jedoch außerordentlich.

Medikamente, die den Ausstoß von Serotonin und anderen Neurotransmittern verstärken, sind über den aufgewühlten Fluten psychischer Störungen ausgeworfen worden, und sie fangen wie ein riesiges Schutznetz alle Arten von chemisch bedingten Problemen ein, einschließlich der Eßstörungen, Migräneanfälle, Stimmungsschwankungen und, ja, sogar Süchte. Suchtforscher sind zu der Ansicht gelangt, daß Substanzenmißbrauch häufig mit den »Spektrum«-Erkrankungen zusammenhängt.

Die richtige Hilfe

Auf seltsame Weise, über die ich mir bis auf den heutigen Tag nicht recht im klaren bin, habe ich schließlich diesen besonderen Weg eingeschlagen, um für Gabrielle Hilfe zu finden.

Zum Teil war es das Ergebnis von Gesprächen, die ich mit einer früheren Zimmergenossin vom College führte, einer Frau, die ich jahrelang nicht gesehen hatte und deren Tochter wegen einer Depression medikamentös behandelt worden war. Evas Mann war gleichfalls manisch-depressiv gewesen und hatte schließlich Suizid begangen. Ihre Tochter Nikka war im zweiten Jahr auf dem College, als ihre Gemütsverfassung sich so verschlechterte, daß sie für ihre Prüfungen nicht lernen konnte und kaum aus dem Bett kam. Eva hatte gesagt: »Steig in ein Flugzeug und komm heute abend nach Hause.« Ihre Tochter hatte gemeint: »Aber es ist Semesterende, die Kurse gehen mir verloren.« »Steig ins Flugzeug«, sagte meine Freundin, »aufs Geld kommt es hier nicht an.« Und als der erste Psychiater, den sie aufsuchten, meinte, es sei alles in Ordnung, außer daß das Mädchen wegen seiner Prüfungen Angst habe, meinte Eva: »Erzählen Sie mir nicht, alles sei in Ordnung, wenn sie den ganzen Tag zusammengerollt wie ein Embryo im Bett liegt.« Schließlich diagnostizierte ein anderer Psychiater bei Nikka Zyklothymie, eine weniger schwere Art der bipolaren Erkrankung, an der ihr Vater gelitten hatte. Mit Lithium stellte sich bei der jungen Frau bald eine weitgehende Besserung ein, und binnen kurzem reiste sie nach London, um zu studieren.

Wie sollten mir die Parallelen zwischen dieser Familiengeschichte und meiner nicht auffallen? Ich wurde ganz aufgeregt, denn es hatte den Anschein, Gabrielles Depression könnte so wie die Nikkas biologischen Ursprungs sein. Wenn dem so war, konnte sie mit Medikamenten behandelt werden. Ich rief sie an und sagte: »Ich glaube, wir sollten zu einem Psychopharmakologen gehen und dich auf Depressionen untersuchen lassen.« Sie hörte mir zu, als ich ihr von Nikkas Erfahrung erzählte. Gabrielle machte eine Pause, bevor sie sagte: »Und was ist, wenn ich nicht depressiv bin?«

Dann lachte sie, wahrhaftig, sie lachte.

Gabrielles Evaluierung schloß ein langes diagnostisches Interview und eine körperliche Untersuchung ein. Am Ende rief mich der Psychiater in sein Sprechzimmer und teilte mir mit, daß meine Tochter an einer schweren Depression leide, einer Krankheit mit rekurrenten Phasen von sechs Monaten Dauer oder länger. Es sei die *monopolare* Form, meinte er, nicht die manische, an der ihr Vater gelitten habe. Eine Depression werde nicht notwendigerweise in derselben Form an die nächste Generation weitergegeben, erklärte er. Bei einem Kind, dessen Vater oder Mutter bipolar erkrankt sei, werde mit größerer Wahrscheinlichkeit eine monopolare Depression auftreten. Der Arzt war sich sicher, daß Gaby mit einem Antidepressivum zu helfen sei. Nebenwirkungen und Besserungen würden wöchentlich kontrolliert.

Am Ende der Besprechung wandte der Arzt sich mir zu und fragte: »Warum ist sie nicht früher untersucht worden?« Es war eine direkte Frage. Ihm erschien Gabrielles Depression schmerzhaft vertraut. Er wollte die Einzelheiten ihrer Geschichte wissen, um sie seiner Liste von Familien mit dieser lange Zeit mißverstandenen – und oft verleugneten – Krankheit hinzuzufügen. Ich aber mußte zwangsläufig zu dem Schluß kommen, daß meiner Tochter, wenn sie früher untersucht worden wäre, mehrere lange Krankheitsphasen erspart geblieben wären, von denen die erste, wie wir nunmehr verstanden, vor zehn Jahren am Ende ihrer High-School-Zeit aufgetreten war.

Zum Glück für Gabrielle sollte ihr Kampf bald zu Ende sein. Einen Monat nach Beginn der Behandlung besserte sich die Depression, die sie mehr und mehr niedergedrückt hatte. In der Tat erschien die Wirkung der medikamentösen Behandlung bei ihr fast wie Zauberei. Neue Energie, ein frischer Geist und eine positive, vertrauensvolle Einstellung in ihren Beziehungen zu anderen traten an die Stelle früherer Gefühle angstvollen Selbstzweifels. Die

Wende vollzog sich bemerkenswert schnell innerhalb einiger Wochen – praktisch sobald die Medikation zu wirken begann. Sie ging zu einer Therapeutin, weil sie bei der Neuordnung ihres Lebens Hilfe brauchte. Ihre negativen, angstvollen Einstellungen indessen fielen so plötzlich, so vollständig von ihr ab, daß klar war, daß das Medikament dafür verantwortlich war. Es hatte die chemischen Stoffe in ihrem Gehirn wieder ins Gleichgewicht gebracht.

Bevor Gabrielle untersucht worden war, hatte sie am Ende eines ihrer düsteren Tage zu mir gesagt: »Gäbe es doch eine Pille!« Und dann hatte sie mit einem kleinen Lächeln hinzugefügt: »Ich weiß natürlich, das wäre Drückebergerei.«

Das war vor fast zwei Jahren, im Sommer 1989. Ich hatte nicht so sehr gefunden, daß es »Drückebergerei« sei, als vielmehr: »Wer würde sich *nicht* eine Pille wünschen?« Die bleierne Schwere in ihrem Verhalten, die absolut körperliche Qualität des Unbehagens, das ihre Redeweise, ihr Gesicht, ihre Stimme beeinträchtigt hatten – so als wäre sie von Apathie befallen, von irgendeiner tropischen Krankheit infiziert –, waren auffällig genug. Drei Wochen lang nahm sie regelmäßig ihre Medikamente und litt unter Benommenheit und Muskelschmerzen, den vorübergehenden Nebenwirkungen. Sie kam aufs Land, und der Rest der Familie löste sich dabei ab, ihr den Nacken zu reiben und sie zu massieren. Ein Freund der Familie, der einmal in einem psychiatrischen Krankenhaus gearbeitet hatte, erklärte, die Nebenwirkungen seien Anzeichen dafür, daß die Medikamente wirkten. Es ist schwierig, mit den körperlichen Nebenwirkungen von Medikamenten kämpfen zu müssen, wenn man ohnehin niedergeschlagen und zudem unsicher ist, ob die Anstrengung zu irgend etwas führen wird. Die Bestätigung unseres Freundes half Gabrielle, sich mit den Nebenwirkungen abzufinden, und nach nicht allzu langer Zeit verschwanden sie.

Gabrielle wußte, daß die Medikation ein therapeutisches Niveau erreicht hatte, als etwas Seltsames geschah. Sie wurde mitten in der Nacht von einem außergewöhnlichen Traum geweckt – einer Reihe von riesigen, strahlend bunten, abstrakten Gemälden. Sie war von den Traumbildern so erregt, daß sie, auf der Suche nach einem Stift, ihre Schwester weckte. Die Formen und Farben der Traumgemälde waren so unwiderstehlich, daß sie sie beschreiben wollte, um sie nicht zu vergessen.

Als sie mir am nächsten Morgen davon erzählte, meinte Gaby,

es mache sie traurig, wenn sie daran denke, daß sie so lange kein schöpferisches Erlebnis gehabt habe. Diese Traurigkeit war keine Depression, sondern normale Trauer über einen realen Verlust.

Als ihre Stimmung sich besserte, wollte Gabrielle als erstes ihre Wohnung in Ordnung bringen. Ihre Therapeutin hatte gefragt: »Gibt es keine Freundin, die Ihnen helfen kann?« Gabrielle hatte ihr geantwortet, es gebe keine. Nicht, daß sie keine Freunde hatte; doch ihr war der Zustand, in dem sich ihre Wohnung befand, zu peinlich. Ich fragte, ob ich helfen könnte, und sie sagte ja. Eine Woche später legten wir beide los.

Die Wohnung meiner Tochter sauberzumachen ist etwas, das ich niemals in Betracht gezogen hätte – es sei denn, sie wäre krank. Gabrielle war krank, und daß sie bei dieser überwältigenden Aufgabe Hilfe brauchte, war überdeutlich. Die Wohnung war so unordentlich, daß es mir einen Schock versetzte, aber ich dachte, es sei besser, das für mich zu behalten. Was mich am meisten verblüffte, war der Duschvorhang. Ihre Schränke waren in solcher Unordnung, daß sie nicht zu öffnen waren, und so hängte sie ihre Kleider an die Duschstange. Es blieb nur ein kleiner Durchgang, durch den sie sich ihren Weg zur Badewanne bahnte.

Diese Unordnung machte mich sehr traurig. Ich wünschte, ich hätte früher begriffen, in was für einer verzweifelten Lage sie gewesen war. Aber daß wir an dieser elenden Wohnung arbeiteten, sie wieder sauber und fröhlich und ordentlich herrichteten, erwies sich als ein großartiges, verbindendes Erlebnis für uns beide. Es war während der Hundstage im August, und die Klimaanlage hatte den Geist aufgegeben. Wir arbeiteten nur in Unterwäsche, doch unser Schweiß floß in Strömen, während Gabys drei Katzen zuschauten. Wir lachten und aßen gefrorenen Joghurt und tranken literweise Diät-Pepsi. Wir hörten Rockmusik aus der Stereoanlage, während wir scheuerten. Als diese Arbeit erledigt war, machten wir uns ans Anstreichen. Gabrielle lief dauernd zum Großeinkauf, um billige Reinigungsmittel zu kaufen und kleine Behälter, um alles darin zu verstauen. Die ganze Angelegenheit dauerte ein paar Wochen.

Und dann begann Gabrielle, Blumen zu kaufen. Sie kaufte jeden Tag welche. »Ist das zu glauben, Mom, nur drei Dollar«, erklärte sie dann und präsentierte einen Armvoll. Es gab einen Mann in der Straße, der sie billig verkaufte – Tulpen und Freesien und Iris.

Eines Tages kam ich in ihre Wohnung, und überall standen Blumen – auf dem Tisch, auf dem Fensterbrett, hoch über dem Schrank mit der Stereoanlage. Sie standen in der Küche, im Badezimmer, auf dem Tisch neben ihrem Bett. Und ihre Katzen, diese übermütigen Kerle, die, so dachte ich jetzt, sie vielleicht wirklich gerettet haben, gebärdeten sich, als ob das alles für sie arrangiert worden wäre, und sie waren im siebten Katzenhimmel.

Heute hat die Wissenschaft die Bedeutung der biochemischen Vorgänge im Gehirn bei den meisten Gemütserkrankungen und Süchten eindeutig erkannt, gleichwohl finden viele Menschen es schwierig, die neuen Erkenntnisse aufzunehmen und anzuwenden und alte Vorstellungen zu ändern. Wir glauben immer noch, daß wir depressiv werden, weil wir etwas nicht »gemeistert« haben, weil wir uns dem Ehepartner, den Geschwistern oder dem Chef nicht »gestellt«, weil wir uns von unseren Eltern nicht »getrennt« haben. Unsere Liste mit Gründen dafür, warum wir von Stimmungen und Süchten verfolgt werden, verlängert sich immer weiter. Wir sind den Dingen nicht »auf den Grund« gegangen. Wir haben nicht gelernt, uns selbst zu lieben. Wie Hamster in einem Käfig halten wir eine Tretmühle endloser Selbstprüfung in Gang. In der Zwischenzeit verschlechtert sich unser Gemütszustand. Aber es zeigt sich ein neues Paradigma. Das flache, affektlose Nullstadium der Depression wird mittlerweile nicht mehr als »psychisch« im alten Sinn, sondern als biochemisch betrachtet. Die Biopsychiatrie wird den Menschen schließlich helfen zu verstehen, daß die kognitiven Entstellungen und die Negativität, welche die Depression begleiten, nicht ihre Ursache, sondern ihre Wirkung sind. Wenn dies geschieht, wird die Stigmatisierung, die mit einer Gruppe von Krankheiten einhergeht, an denen Millionen Menschen schuldlos leiden – und von denen die meisten befreit werden können –, vielleicht allmählich weichen.

Der Gedanke macht mich traurig, daß mein Mann – als einer der frühen Fälle, in denen Lithium versuchsweise angewandt wurde – vielleicht nicht richtig behandelt wurde. Zum Beispiel hatte der Arzt, der ihm seine Medikamente verschrieb, keine Psychotherapie empfohlen. Ohne eine solche Unterstützung ist es für Menschen mit einer bipolaren Störung schwierig zu akzeptieren, daß sie an einer chronischen Krankheit leiden. Besonders verwirrend wird es durch die Phasen normaler Gemütsverfassung. Viele Menschen, die an bipolaren Störungen leiden, sind versucht, die Medikamente abzusetzen, weil sie glauben möchten, sie wären darüber hinweg – sie würden nicht wieder krank. Ed war nicht anders. Aber jedesmal, wenn er mit der Einnahme von Lithium aufhörte, wurde er innerhalb weniger Wochen manisch. Und wenn die Manie nachließ, wurde er schwer depressiv.

Im Lauf der Jahre wurden die manischen und auch die depressiven Phasen immer schlimmer. Ed kämpfte, las weiterhin, hörte Musik, versuchte zu schreiben, aber seine Fähigkeit, Geld zu verdienen, verschlechterte sich außerordentlich. Dann, eines Tages, zehn Jahre, nachdem es angefangen hatte – es war im Sommer 1979 –, begab er sich zur Notaufnahme eines großen New Yorker Krankenhauses, klagte über Magenschmerzen, und binnen zwei Stunden war er tot. Ein Praktikant, jung und ängstlich, rief mich an, um mich zu benachrichtigen. Zu jener Zeit lebten die Kinder und ich außerhalb der Stadt, und Ed und ich waren seit acht Jahren getrennt. Was denn geschehen sei, fragte ich den Praktikanten. Er konnte es mir nicht sagen. Später wurde im Autopsiebericht Bauchfellentzündung angegeben, wenn sie auch nicht als Erklärung für Eds Tod galt. Die beste Erklärung, mit der das Krankenhaus aufwarten konnte, war eine mögliche Störung aufgrund eines alten und verheilten Magengeschwürs.

Bis heute wissen die Kinder und ich nicht, was ihren Vater umbrachte, aber ich habe nie bezweifelt, daß sein Tod mit seiner Krankheit zu tun hatte. Wir wissen allerdings, daß er aufgehört hatte, seine Medikamente zu nehmen. Einige Monate, bevor er starb, hatte er sich den Anonymen Alkoholikern angeschlossen und war bestürmt worden, das Lithium abzusetzen. Ich versuchte ihn zu überzeugen, daß das gefährlich sein könnte, aber der Einfluß der Gruppe war nicht zu brechen. Viele der Anonymen Alkoholiker verstehen nicht, daß die medikamentöse Behandlung für bestimmte Formen der Depression notwendig ist oder daß nicht süchtig machende Antidepressiva das »Trockenbleiben« nicht gefährden. Zu dem Zeitpunkt, als Ed sich in die Notaufnahme begab, hatte er das Lithium seit Wochen abgesetzt – und war schwer manisch gewesen.

Zu der Zeit, da Ed krank wurde, war es für Psychiater nicht üblich, die Patienten und ihre Familien eingehend zu unterweisen. Leider ist das häufig immer noch der Fall. Man hat zwar erkannt, daß Gemüts- und Angsterkrankungen und selbst Süchte eine starke biologische Komponente haben. Dieser Entdeckung folgte eine Explosion aufregender und hoffnungsvoller Informationen; und dennoch bleibt die Öffentlichkeit größtenteils im unklaren. Bedauerlicherweise erkennen fast 80 Prozent der Menschen, die unter Depressionen leiden, die Krankheit nicht und erhalten nicht die Behandlung, die ihnen helfen würde. Man hat vieles in Erfahrung gebracht, das Hilfe bringen kann. Die Aufstellung standardisierter diagnostischer Kriterien hat es für Therapeuten und Ärzte und verschiedene im Bereich der psychischen Gesundheit tätige Spezialisten leichter gemacht, Gemüts- und Angsterkrankungen zu erkennen – zumindest wenn sie lernen, diese Kriterien anzuwenden. Klassifizierung und Subklassifizierung der Depression haben zu ausgefeilten Diagnosen geführt. Die Behandlung der unterschiedlichen Depressionstypen ist aufgrund neuer und spezifischerer Präparate viel erfolgreicher geworden als früher.

Wenn wir uns neben der kürzlich entdeckten Anzahl von »rein Depressiven« die »Spektrum«-Erkrankungen anschauen, die manchmal zusammen mit einer Depression auftreten und die ebenfalls durch Antidepressiva gemildert werden – Panik, Phobie, Süchte, Bulimie, Migräne und sogar, wie manche Forscher inzwischen vermuten, das Syndrom der chronischen Erschöpfung –, so erkennen wir, daß ein verblüffend großer Teil der Bevölkerung leidet, weil bestimmte chemische Substanzen im Gehirn aus dem Gleichgewicht geraten sind.

Könnte es sein, daß solche Erkrankungen, wie die Wissenschaftler inzwischen nahelegen, tatsächlich körperliche Krankheiten mit kognitiven Folgen und nicht »psychische« im alten Sinne sind – Krankheiten mit mentalen Störungen, die verschwinden, wenn das chemische Ungleichgewicht erst einmal behandelt ist? Erben wir Prädispositionen oder Anfälligkeiten für diese Krankheiten von unseren Eltern und Großeltern und werden unsere Kinder sie wiederum von uns erben? Und ist dieses sich allmählich konsolidierende biologische Modell emotionaler Krankheiten in sich selbst unglaublich deprimierend oder bietet es vielmehr Möglichkeiten der Behandlung und gar Prävention, die man sich nie zuvor hat träumen lassen?

Dies sind die Fragen, die sich nun den Forschern und Klinikern stellen, die im Grenzgebiet der Biopsychiatrie arbeiten. Was sie aufgedeckt haben und weiterhin aufdecken, praktisch von einem Tag auf den anderen, ist faszinierend und zugleich äußerst hoffnungsvoll. Mit diesem Buch möchte ich im einzelnen darstellen, wie und warum die Psychiatrie ihre Theorie der Gemüts-, Angst- und Suchterkrankungen in eine biomedizinische Theorie umgewandelt hat, und möchte neue Behandlungen beschreiben, die signifikant und oft sogar vollständig von Symptomen befreien können. Zusammengenommen treten diese Krankheiten bei mehr Menschen auf, als man je vermutet hat – »möglicherweise bei einem Drittel der Weltbevölkerung«, wie Harrison Pope meint. Und doch bleiben sie in hohem Maß unbehandelt. Und zwar deshalb, weil wir noch immer in einem nahezu mittelalterlichen Ausmaß Stigmatisierung und Ignoranz mit uns herumschleppen.

Denken wir daran, wie aggressiv wir Krankheiten behandeln, die wir für körperlich halten; und doch vermeiden wir es, jene Störungen zu behandeln, die unsere Emotionen und geistigen Fähigkeiten beeinträchtigen. Angst und Mißtrauen stehen im Wege. Das ist eine Hürde, die wir überwinden müssen. Millionen sind von diesem neudefinierten »Spektrum« von Krankheiten betroffen. Die meisten von ihnen leben ein eingeschränktes, wenn nicht qualvolles Leben. Aber bei richtiger Diagnose und Behandlung können wir überraschend schnell zu einem reicheren Leben finden – zu einem Leben, das erfüllt ist von Tatkraft, Kreativität und Stärkung durch das Wunder der Existenz.

KAPITEL 2

Die Serotonin-Connection

Sich dogmatisch zu gebärden ist eine altbekannte Verteidigung. Wenn ich frustriert bin, weil jemand sich weigert zu hören, was ich sage, geschieht es leicht, daß ich penetrant werde, indem ich Quellen zitiere, Daten anführe und Vorträge halte, als hinge mein Leben davon ab. So war es kürzlich während einer Dinnerparty. Das Thema Eßstörungen kam auf. (Es ist geradezu erstaunlich, wie oft auf Dinnerpartys über Eßstörungen diskutiert wird.) Jemand fragte: »Wodurch werden diese Dinge eigentlich verursacht?« Mit dem kryptischen Untersteh-dich-Ton, der sich einschleicht, wenn ich Zweifel erwarte, erwiderte ich: »Es ist wahrscheinlich chemisch bedingt.«

»*Chemisch?*« fragte jemand, als hätte er auf sein Stichwort gewartet. Alle hoben ihre Köpfe ruckartig von den Speiseplatten. »Was meinen Sie mit chemisch?«

»Also, die Bulimie tritt häufig zusammen mit Depressionen auf, und beide sprechen auf Antidepressiva an. Ein paar Leute in Harvard sind ziemlich überzeugt, daß Eßstörungen ererbt sind, wie Gemütserkrankungen auch.«

Es folgte die Art von Stille, die eintritt, wenn Menschen leidenschaftlich anderer Meinung sind, aber ihre Gründe dafür nicht kennen. Dann kam – von einem Psychoanalytiker – der unvermeidliche Widerspruch. »Ich glaube, diese Dinge sind alles in allem psychisch bedingt«, erklärte er mit der ruhigen Miene dessen, der es gewöhnt ist, das letzte Wort zu haben. Das war es. Der Fehdehandschuh war auf dem Tisch.

Ich hatte das vergangene Jahr damit verbracht zu beobachten, wie meine Tochter sich in ihrer Arbeit und ihrem persönlichen Leben entwickelte, hatte die Freude in ihrer Stimme gehört, wenn sie am Telefon sprach, hatte die Fortschritte in ihrer Arbeit und in ihren Freundschaften gesehen. Sie war in einer Weise organisiert, neugierig und intellektuell engagiert, wie sie es seit etwa zehn Jahren nicht gewesen war, und das verdankte sie größtenteils einem Medikament namens Nardil. Jeden Morgen legt sie vier rote Pillen auf die Küchentheke, neben ihre Vitamine. Sie zählt die ganze Ration ab, so daß sie im Lauf des Tages leicht feststellen kann, wie viele sie schon genommen hat. Dies kleine Ritual ist ein geringer Preis, so ihr Gefühl, für das, was sie erhalten hat: Sie hat nunmehr die Freiheit, sie selbst zu sein.

Zu der Zeit, als ich dem Psychoanalytiker auf der Dinnerparty begegnete, hatten Gabrielle und ich schon monatelang auf dem Gebiet der Biopsychiatrie recherchiert. Ich wußte, daß die Überzeugung des Analytikers, Gemütsstörungen und Krankheiten wie Bulimie seien »vor allem psychisch« bedingt, überholt war – übernommen aus früheren Zeiten.

Der Einfluß des Gehirns auf Verhalten und Gemüt

Während der letzten beiden Jahrzehnte ist der Einfluß der Biopsychiatrie langsam, aber beständig gewachsen. Heute sind die Wissenschaftler der Ansicht, daß Gemütserkrankungen von bestimmten chemischen Substanzen im Gehirn ausgelöst werden. Diese chemischen Substanzen, die wir »Neurotransmitter« nennen, überbringen elektrische Signale von einer Nervenzelle zur anderen. Das chemische Signal setzt komplexe neuronale Interaktionen in Gang, die auf unser Verhalten, unsere Gefühle – und sogar auf unser Denken – einwirken.

Einer der bedeutendsten dieser Neurotransmitter (wenn auch bei weitem nicht der einzige, der im Kontext der Depression derzeit untersucht wird) ist *Serotonin.** Es wird im Körper aus einer Aminosäure, dem Tryptophan, hergestellt und scheint sowohl bei der Schlaf- wie der Stimmungsregulierung beteiligt zu sein. Wenn der Serotoninspiegel zu stark fällt, sinkt die Gemütsverfassung. Tritt

* Die Serotonin-Forschung ist in den vergangenen Jahren sehr ergiebig gewesen, aber die Wissenschaftler meinen, daß auch andere Neurotransmitter an den das Gemüt beeinflussenden Hirnfunktionen beteiligt sind. Diese werden derzeit erforscht, und sie werden zweifellos zu einem detaillierteren Bild der Arbeitsweise des Gehirns führen. In diesem Buch liegt eine besondere Betonung auf dem Serotonin, zum einen aufgrund seiner eigenen Bedeutung und zum anderen, weil es eine Art Metapher für die Wirkungsweise der Neurotransmitter im allgemeinen ist.

dieser chemische Umschwung ein, nehmen Schlafbedürfnis, Appetit und Libido ab. Aktivität und Sprechweise werden langsamer, das Selbstwertgefühl schwindet, und eine Art Negativitätsschleife beginnt im Kopf wieder und wieder abzulaufen: *Ich bin eine Katastrophe, und jeder weiß es; nichts wird klappen; ich werde alles verlieren.*

Bemerkenswert, daß dieses Endlosband angehalten werden kann, indem der Serotoninspiegel im Gehirn wieder auf seinen normalen Stand gebracht wird. Die wirkungsvollste Art, dies zu tun – wenn auch nicht die einzige –, ist nach Ansicht der Biopsychiater die direkte chemische Intervention. Antidepressiva wirken hier, weil sie den fehlerhaften Stoffwechsel im Gehirn korrigieren und es ermöglichen, daß sich die hirneigenen Gemütshormone wieder ausgleichen. Es gibt andere Methoden dafür, etwa Sport treiben oder sich dem Licht aussetzen. Aber bei Gemütserkrankungen, die so schwer sind, daß sie Arbeit und soziale Beziehungen beeinträchtigen, ist eine chemische Intervention im Serotoninsystem erforderlich. Sport oder Lichtzufuhr reichen im allgemeinen nicht aus.

Außer bei Gemütserkrankungen, so zeigt sich, ist Serotonin bei vielen anderen Krankheiten beteiligt. »Es spielt möglicherweise eine wichtige Rolle bei der Verursachung von Störungen des Appetits und bei der Entwicklung von Obsessionen und Zwängen«, meint Dr. James M. Ellison, Professor für Psychiatrie an der Harvard Medical School.[1] Der Verdacht, daß all diese Krankheiten mit Medikamenten zu behandelnde biochemische Störungen seien, hat Tausende von klinischen und Laboruntersuchungen ausgelöst. »Jedes Mal, wenn ein neues Medikament gefunden wird, verschwindet eine weitere Krankheit«, erklärte der Psychiater Paul Wender im Frühjahr 1990 gegenüber einem Nachrichtenmagazin. »Was wir über das Gehirn herauszufinden im Begriff sind, ist schwindelerregend.«[2]

Was Neurowissenschaftler und Biopsychiater derzeit in Erfahrung bringen, wird unser Verständnis psychischer Krankheit grundlegend verändern. Da sie im Gehirn ihren Anfang nimmt, ist die psychische Krankheit in ihrem Wesenskern biologisch. Außerdem scheint es zunehmend klarer zu werden, daß sie erblich bedingt ist. Im Falle der Schizophrenie hat man seit langem eine Erblichkeit vermutet, nicht aber im Falle von Allerweltsdepressionen, Ängsten und »albernen« Phobien. Die Wissenschaft hat festgestellt, daß es keine Allerweltsdepressionen, keine albernen Ängste und Phobien gibt.

Was Menschen erleben, wenn sie in die Tiefe stürzen oder Angst vorm Fliegen haben, ist nicht »neurotisch«. Wissenschaftliches Datenmaterial belegt, daß diese Krankheiten nicht weniger »physisch« sind als Diabetes, nicht mehr »psychisch« als Migräne.

Die Forschungen, die zu den revolutionären Veränderungen der späten achtziger Jahre führten, laufen schon seit drei Jahrzehnten, aber eine offizielle Förderung der neuen Konzepte in der Biopsychiatrie gibt es erst seit kurzem. Das biologische Modell der Depression zum Beispiel wurde vor fünf Jahren auf einer Konferenz unter der Schirmherrschaft des NIMH propagiert. Zu jener Zeit stellte ein interdisziplinär arbeitendes Gremium von Wissenschaftlern aus vielerlei Disziplinen[3] fest, daß eine Behandlung mit Antidepressiva nicht nur akute Phasen von Gemütserkrankungen lindert, sondern auch die Wahrscheinlichkeit erhöht, daß künftig Phasen vorgebeugt wird. Das Gremium empfahl, Antidepressiva »im Kontext einer unterstützenden Beziehung zwischen Arzt, Patient und Familie« anzuwenden.[4]

In den fünf Jahren, die seit jener Konferenz vergangen sind, haben sich viele weitere Krankheiten von der Couch des Analytikers verabschiedet. Panikgefühle und Phobien, obsessiv-zwanghafte Erkrankungen und Süchte sind nur einige von ihnen. Das gibt Spannungen in den Rängen der Therapeuten. Die Rivalität zwischen Gesprächstherapeuten und Biopsychiatern ist in der Tat so feindselig geworden, daß das Wohl der Patienten auf der Strecke bleibt. Ich war überrascht von der Zahl der Menschen, deren Therapeuten selbst bei jahrelang persistierenden Gemütsstörungen von einem Behandlungsversuch mit Antidepressiva abrieten. Die schlichte Tatsache, daß Antidepressiva nicht süchtig machen, läßt das Abraten von einer solchen Behandlung bei einem chronisch Depressiven eher versagend als einfühlsam erscheinen.

Widerstand gegen eine neue Idee

»Die schnelle, leichte Lösung ohne Anstrengung wird immer populär sein«, meint Michael Yapko, Autor von *When Living Hurts.* Yapko scheut den Gebrauch von Medikamenten und vertritt die Ansicht, daß Depressionen keine Krankheit seien, sondern »ein Lebensstil«, Ergebnis der Art und Weise, wie jemand das Leben interpretiert und handhabt, »eine vorhersagbare Art und Weise der Interaktion mit der Welt«.[5]

Therapeuten, die diese Ansicht teilen, meinen, es obliege ihnen, die Therapiestunden damit zuzubringen, daß sie den Patienten helfen, neue Wege der Interaktion mit der Welt zu finden. Wenn die Gemütsstörung anhält, wenden sie weitere Stunden (Wochen, Monate oder Jahre) auf, standhaft der »schnellen Lösung« widerstehend.

Andere Therapeuten nehmen nur *in extremis* zu Medikamenten Zuflucht. »Wenn ich vor die Wahl zwischen Antidepressiva und Hospitalisierung gestellt bin, entscheide ich mich für Medikamente«, erklärt die Psychiaterin Mary Mosher aus Maryland.[6] Mit anderen Worten, nur wenn Patienten so sehr leiden, daß sie suizidgefährdet sind, wollen Ärzte wie Mosher medikamentöse Erleichterung verschaffen, ein herzloses – und ausnehmend gefährliches – Spiel.

Unglücklicherweise verhindert die Stigmatisierung chemischer Therapien, daß viele Menschen die Hilfe erhalten, die sie brauchen, und sie wird zumindest zum Teil von den Therapeuten perpetuiert. In psychologisch orientierten Theorien ausgebildet, glauben sie – und in einem bestimmten Maß hängt ihre Karriere von dieser Vorstellung ab –, daß die »Psyche«, nicht das Gehirn die Quelle allen Übels sei. Für manche sind die Biopsychiater zum Feind geworden. »Viele tun so, als müßte der heutige Psychoanalytiker sich der neuen Biologie beugen und seine Couch für einen neuen hirnabbildenden Apparat in Zahlung geben«, schimpfte Dr. Theodore Shapiro, Herausgeber des angesehenen *Journal of the American Psychoanalytic Association*, 1989 in einem Editorial.[7] Therapeuten wie Shapiro halten weiterhin daran fest, daß Medikamente nur etwas für Schwerkranke seien. Das heißt, daß für alle anderen die Einnahme von Tabletten eine moralisch minderwertige Vorgehensweise sei. Martin Seligman, ein Psychologe, der für seine Theorie, Depressionen seien etwas, das wir *erlernen*, berühmt geworden ist, bringt seinen fehlgeleiteten Humanismus auf den Begriff, wenn er in *Learned Optimism* schreibt: »Der erfolgreich mit Medikamenten behandelte Patient kann es sich nicht selbst zuschreiben, daß er sein Glück und seine Fähigkeit, mit einem Anschein von Normalität zu funktionieren, gestaltet habe; er muß es den Tabletten zuschreiben.«[8]

Die depressiven Menschen, mit denen ich gesprochen habe, empfanden ein ungeheures Gefühl der Erleichterung, nachdem ihre Gemütsverfassung wiederhergestellt war. Wem oder welchem Umstand das zuzuschreiben sei, war für sie kein Streitpunkt. Die Vorstellung, daß jemand sein Glück durch eine Gesprächstherapie »gestalte«, ist allemal eine moralische Vorstellung, wenn nicht einfach eine Therapeutenvorstellung. Wenn Medikamente die Symptome eines chemischen Ungleichgewichts bessern können, warum sollten wir uns dann das Gefühl aufdrängen lassen, es sei unverantwortlich, diese Medikamente zu nehmen? Verurteilen wir diejenigen mit Bluthochdruck wegen ihrer Abhängigkeit von Medikamenten, die ihren Blutdruck senken?

Hier begegnen wir einem weiteren wichtigen Punkt, den Autoren wie Seligman häufig ignorieren. Viele Arten von Gemüts- und Angsterkrankungen gehen ohne Medikamente nicht vorüber. Sie mögen sich durch Gesprächstherapie leicht bessern, aber ein Rest von Gemütsbeeinträchtigung bleibt bestehen.

Formulierungen wie »sein Glück gestalten« haben einen gewissen überlegenen Ton – eine mitschwingende Bedeutung von: Wenn du es ohne Medikamente auf die knallharte Tour schaffst, macht dies wenn nicht einen besseren, so doch einen stärkeren Menschen aus dir. »Besser« ist natürlich lächerlich. Und »stärker« – nun, es gibt überhaupt keinen Beweis dafür, daß eine Therapie ohne Medikamente eine erfolgreichere Heilung bewirkt. Wenn überhaupt etwas, so haben Effektivitätsuntersuchungen das Gegenteil gezeigt: Menschen, deren Gemütserkrankungen keine vollständige Behandlung erfahren, geht es mit der Zeit schlechter. Frühe Interventionen – mit Medikamenten, wenn dies geboten ist – wirken sich sowohl auf die Schwere wie auf die Häufigkeit künftiger Anfälle aus, und beide Faktoren spielen eine große Rolle dabei, ob ein Mensch jemals ein Gefühl emotionaler »Stärke« entwickelt.

Familientherapeuten gehören zu denjenigen, die dem Gebrauch von Medikamenten den stärksten Widerstand entgegengebracht haben. Der Psychiater Salvador Minuchin, einer der angesehensten Praktiker auf diesem Gebiet, erklärt, er habe es in all den Jahren seiner Praxis nie für nötig befunden, einem Patienten Medikamente zu verschreiben. Glücklicherweise werden andere Familientherapeuten allmählich aufgeschlossener. Carol Anderson ist eine Vorkämpferin in dem Bemühen, ihren Kollegen die Torheit, die in der Vorenthaltung medikamentöser Behandlung liegt, vor Augen zu führen. »Man würde von einer Diabetikerin nicht verlangen, kein Insulin zu nehmen und statt dessen daran zu arbeiten, daß ihre Bauchspeicheldrüse sich verändert«, meint sie. »Unausgesprochen machen wir unseren Klienten Vorwürfe, wenn wir davon ausgehen, daß sie jederzeit verantwortlich für ihre Depression sind.«[9]

»Die Familientherapie widersprach von ihrer ganzen Betonung her ganz und gar der Möglichkeit, ein Problem sei auf ein biochemisches Defizit bei einem Menschen zurückzuführen«, schreibt Laura M. Markowitz in *The Family Therapist Networker.*[10] Sie zitiert einen Fall aus einem Lehrbuch der Familientherapie, nach dem Edith und Bob zur Therapie kommen »wegen Ediths Depression, die während der letzten zwanzig Jahre die Organisation ihrer Ehe bestimmt hat. Bob hat die Aufgaben des Haushalts übernommen und kümmert sich um Edith, indem er aufgrund ihrer Unterfunktion überfunktioniert. Er läßt Edith nicht einmal allein den Hund ausführen, aus Angst, sie könnte versuchen, sich etwas anzutun. Als Edith auf die Behandlung anspricht und Zeichen der Besserung zu zeigen beginnt, unternimmt Bob einen Suizidversuch.« Das Lehrbuch empfiehlt, in einer solchen Situation sei der Brennpunkt der Therapie darauf zu richten, die unterschwelligen Gründe für das »Symptom« der Depression in der Ehe herauszufinden, die »Funktion« aufzuspüren, die es »nicht auf der individuellen Ebene für Edith, sondern innerhalb ihrer Beziehung« gehabt hat. Arme Edith! Und, wie Markowitz zu implizieren scheint, armer Bob!

Im Frühjahr 1990 besuchte ich die Jahrestagung der *American Psychoanalytic Association*, die im großen Ballsaal des Waldorf-Astoria-Hotels stattfand. Ich wollte wissen, was Analytiker über Medikamente bei der Behandlung von Depressionen dachten, und ebendieses Thema stand im Mittelpunkt eines den ganzen Nachmittag dauernden Seminars. Der Saal war gedrängt voll mit Analytikern, größtenteils männlichen, in dunklen Anzügen. Mehrere Vorträge beschrieben positive Ergebnisse bei der Anwendung von Medikamenten im Verein mit analytischer Behandlung bestimmter Patienten. Die Atmosphäre im Ballsaal war geladen. Fragen von Analytikern aus dem Publikum galten Themen wie, was »die Aufforderung, Medikamente zu nehmen«, dem Autonomiegefühl der Patienten antun würde, ferner der Abhängigkeit von ihren Analytikern, ihren Gefühlen ihnen gegenüber, und – bezeichnenderweise – ob eine Symptomminderung ihre Motivation zur Weiterführung der Therapie nicht sabotieren würde.

Die darin enthaltene Ironie schien vielen zu entgehen. Symptome sind es, welche die Menschen in Behandlung bleiben lassen. Einige Analytiker erklärten, sie fürchteten, daß die Patienten, wenn Antidepressiva ihre Depression wesentlich besserten, sich von der Therapie abwenden und damit wichtige, lebensbeeinträchtigende Konflikte ungelöst lassen würden.

Der Psychiater Peter Kramer meint, ein weiterer Grund, warum Therapeuten sich weigerten, medikamentöse Behandlung anzubieten, sei die Angst, daß dies »eine Bedrohung ist für das, was wir überaus gern tun: Menschen gegenüber empathisch sein und ihnen helfen, sich selbst zu entdecken«. Und alle Hüllen fallenlassend, fügte er hinzu: »Und dann ist da die ökonomische Situation. Wenn die medikamentöse Behandlung bewirkt, daß die Klienten sich besser fühlen, wollen sie vielleicht nicht mehr für Psychotherapien bezahlen.«

Therapeuten sind besonders gut in der Lage, ungeschützte Patienten in jeder gewollten Richtung zu beeinflussen. Wenn Patienten den Familientherapeuten Frederick Brewster nach Antidepressiva fragten, würde er »ihnen die *Physician's Desk Reference** zeigen und sie eine Beschreibung des Medikaments lesen lassen. Ich würde sagen: ›Das wollen Sie Ihrem Körper einverleiben? Denken Sie einmal darüber nach.‹« Seit kurzem hat er begonnen, seinen Standpunkt zu ändern. »Jetzt bin ich nicht mehr so stur.«

Zu solchen Kehrtwendungen kommt es, wenn Therapeuten sehen, was mit einem Patienten geschieht, der an die richtige medikamentöse Behandlung gerät. Brewster erinnert sich an eine Familie, die ihn einige Jahre zuvor aufgesucht hatte und die er als »aus dem Rahmen« beschrieb. Die Kinder waren außer Kontrolle, die Ehe in Schwierigkeiten und der Ehemann depressiv. »Wir arbeiteten einige Monate lang, und ich bot ihnen alle möglichen Interventionen an, aber es ging nur schleppend voran. Dann auf einmal, fast wie durch Zauberei, gab es in der Familie keine pathologischen Zustände mehr – alle waren glücklich, ruhig und zurückhaltend.« Kurz darauf fand Brewster heraus, daß der Ehemann eine Behandlung mit einem An-

* Medikamenten-Handbuch; Anm. d. Übers.

tidepressivum begonnen hatte. Das habe ihn auf seinem Weg innehalten lassen, sagte Brewster. »Ich begann mich zu fragen, ob das hieß, daß alles, was manche Menschen brauchen, vielleicht ein Medikament ist, das sie weiterleben läßt.«

Die Spaltung bei der Behandlung von Gemütserkrankungen führt dazu, daß viele Menschen leiden müssen. Beides, die Spaltung *und* das Leiden, zeigt sich lebhaft in der Geschichte eines Arztes, der trotz seines sich verschlechternden Gemütszustandes vorsätzlich ohne Medikamente behandelt wurde.

Am 2. Januar 1979 wurde der 42jährige Dr. Rafael Osheroff in Chestnut Lodge aufgenommen, einer angesehenen privaten Nervenklinik in Maryland. Osheroff, Internist, verheiratet und Vater dreier Kinder,[11] hatte während seines ganzen Erwachsenenlebens an kurzen Phasen von Depression und Angst gelitten. Es dauerte noch zehn Jahre, bis das, was Dr. Osheroff in Chestnut Lodge schließlich zustieß, in den Nachrichtenmagazinen erschien. Die aufschlußreicheren Einzelheiten kamen 1990 in einem Artikel im *American Journal of Psychiatry* ans Licht.

»Dr. Osheroff hatte etwa zwei Jahre lang an Angst- und Depressionssymptomen gelitten und war als externer Patient in Einzeltherapie und mit trizyklischen antidepressiven Medikamenten behandelt worden«, schrieb Dr. Gerald Klerman, ein für seine Depressionsforschungen bekannter Psychiater. Klerman berichtete, daß den Aufzeichnungen jenes Arztes zufolge, der die Medikamente verschrieben hatte, Dr. Osheroffs Zustand sich in Maßen gebessert habe, er aber nicht bei der empfohlenen Dosis geblieben sei. Infolgedessen verschlechterte sich sein Zustand so sehr, daß er hospitalisiert werden mußte.[12]

In Chestnut Lodge nahm die Fabel von Dr. Osheroffs Behandlung eine überraschende Wendung. Er blieb sieben Monate im Krankenhaus, fern seiner ärztlichen Praxis und seiner Familie. Während dieser Zeit wurde er »viermal pro Woche in Einzeltherapie behandelt«, schrieb Klerman. »Er nahm 18 Kilogramm ab, wurde von schwerer Schlaflosigkeit heimgesucht und zeigte eine ausgeprägte psychomotorische Agitiertheit. Diese manifestierte sich in unablässigem Auf- und Abgehen, sie war so extrem, daß seine Füße anschwollen und Blasen bekamen, so daß sie ärztlich behandelt werden mußten.«

Verständlicherweise war Dr. Osheroffs Familie bestürzt. Sie konsultierte einen externen Psychiater, der im Interesse des Patienten mit der Klinik sprach. Es wurde eine klinische Fallbesprechung abgehalten, um Dr. Osheroffs Behandlung zu revidieren, aber die Klinik entschied, keine wesentlichen Änderungen vorzunehmen – *und vor allem keine medikamentöse Behandlung einzuleiten.* Dr. Osheroffs klinischer Zustand verschlechterte sich weiter. Nach sieben Monaten erreichte die Familie seine Entlassung aus Chestnut Lodge und seine Aufnahme in Silver Hill Foundation in Connecticut, wo eine psychotische depressive Reaktion diagnostiziert wurde. Das Krankenhaus setzte ihn sofort auf Antidepressiva. Innerhalb von Wochen zeigte Dr. Osheroff eine Besserung. Nach drei Monaten wurde er aus Silver Hill entlassen.[13] Kurz darauf kehrte Dr. Osheroff in seine ärztliche Praxis zurück. Er erhielt psychotherapeutische und medikamentöse Behandlung und, so schreibt Dr. Klerman, »ist seither nicht mehr hospitalisiert worden und hat keine Anfälle von depressiven Symptomen erlebt, die so schwer gewesen wären, seine beruflichen oder sozialen Funktionen zu stören«.

Ein Arzt klagt an

Drei Jahre später, 1982, strengte Dr. Osheroff einen Prozeß gegen Chestnut Lodge an. Er behauptete, er habe infolge der vorenthaltenen medikamentösen Behandlung, die ihn binnen kurzem zu seinen normalen Funktionen hätte zurückkehren lassen, eine lukrative Arztpraxis, seine Position im ärztlichen Berufsstand und das Sorgerecht für seine Kinder verloren.

Am Ende stimmte das Krankenhaus einem außergerichtlichen Vergleich zu. Angesichts der Tatsache, daß 1979 die medikamentöse Behandlung schwerer Depressionen weitgehend bekannt war, ließe sich denken, daß die Vorgehensweisen der Klinik zu beanstanden waren. Der Fall *Osheroff gegen Chestnut Lodge* hat jedoch immer noch Fürsprecher auf beiden Seiten.

Bei der Festlegung und Ausführung des Behandlungsplans war Chestnut Lodge der traditionellen psychoanalytischen Methode gefolgt. Obgleich die Depression des Arztes erkannt und in seine Diagnose aufgenommen wurde, hatten die Klinikärzte andere Vorstellungen von Dr. Osheroffs Zustand. In der zu Protokoll gegebenen

Aussage bezeichnete das Krankenhaus eine »narzißtische Persönlichkeitsstörung« als das eigentliche Schreckgespenst. Die Depression, so hieß es, sei »sekundär« gewesen – die Folge einer narzißtischen Wunde, die der Arzt erlitten habe, als seine dritte Frau ihn verlassen hätte. Chestnut Lodge hatte beschlossen, Dr. Osheroffs vorgeblichen Narzißmus anzugehen und den Patienten nicht mit Medikamenten zu behandeln, wobei man davon ausging, daß die Depression vorüberginge, sobald der Narzißmus behandelt würde.

In einem »The Psychiatric Patient's Right to Effective Treatment« (»Das Recht des psychiatrischen Patienten auf wirksame Behandlung«) überschriebenen Artikel formulierte Dr. Klerman: »Es ist schwierig, die vom Chestnut-Lodge-Stab angewandte Logik bei der Abfassung des Behandlungsplans zu rechtfertigen.« Es gab eine Anzahl wissenschaftlicher Anhaltspunkte aus kontrollierten Versuchen, »die den Wert medikamentöser Behandlung und/oder von ECT für die Art von schwerer Depression nahelegten, welche die Institution bei diesem Patienten diagnostiziert hatte«. Kein wissenschaftlicher Nachweis bestand für den Wert intensiver Einzeltherapie – weder in Hinblick auf die Depression des Patienten noch auf den als Persönlichkeitsstörung beschriebenen Teil der Diagnose.

Klerman vertritt den Standpunkt, daß Patienten ein Recht auf Information haben. Sie hätten das Recht, über alternative Behandlungsmethoden und ihre relative Wirksamkeit und Sicherheit unterrichtet zu werden. Was aber die Psychotherapie angeht, so ist Klermans Vorschlag ziemlich provokativ. Therapeuten glauben voller Überzeugung an ihre eigenen Methoden, emotionale Probleme anzugehen. Anders als bei der Konsultation eines Chirurgen, den man fragen kann: »Welche anderen Methoden außer Ihrer gibt es zur Behandlung meiner Milz?«, kann jemand, der um eine Psychotherapie nachsucht, vom Therapeuten wahrscheinlich nicht erwarten, daß der ein vollständiges Angebot alternativer Ansätze vor ihm ausbreitet, die gleichermaßen erfolgreich sein könnten.

»Wirksamkeit« ist für Klerman wie auch für die US-Regierung ein wichtiger Punkt. Sorgfältig kontrollierte Untersuchungen in der Pharmakologie begannen gute Fortschritte zu machen, nachdem 1962 die Kefauver-Harris-Zusätze zum Lebensmittel- und Kosmetikgesetz rechtskräftig geworden waren, Zusätze, die von den pharmazeutischen Firmen den Nachweis der Wirksamkeit ihrer Präparate forderten.[14] Man konnte nicht einfach nur erklären, daß ein antidepressives Medikament die Depression lindere; man mußte es der zuständigen Behörde zufriedenstellend nachweisen, bevor man das Präparat in Ampullen füllen und verkaufen konnte.

In den siebziger Jahren, schreibt Ellison (Harvard), wurden die beiden Hauptfraktionen der amerikanischen Gemeinschaft für psychische Gesundheit – die biologische und die psychodynamische – gedrängt, sich stärker zu integrieren. 1976 hielt die *American Psychiatric Association* die Psychiater dazu an, »ihre beruflichen Ziele zu erweitern und einem eher rigiden psychoanalytischen Ansatz weniger Gewicht zu geben«.[15] Präsident Carters Kommission für psychische Gesundheit bezichtigte die Psychiatrie, auf Spekulationen mit geringer empirischer Grundlage zu beruhen. Um dem Mißstand zu begegnen, wurden in höherem Maße Bundesmittel bereitgestellt und so der Grundstein zu bedeutenden Fortschritten in der psychiatrischen Forschung gelegt.

Jahrelang haben Analytiker den Begriff der Effektivität heruntergespielt und behauptet, die Gesundheit der inneren Persönlichkeit könne nicht im Labor gemessen werden. Es ist natürlich möglich, die Frage der Effektivität als Keule gegen eine empfindliche und oft hilfreiche Kunst einzusetzen, aber es trifft auch zu, daß die Psychoanalyse sich mehr und mehr in ihren eigenen theoretischen Dunst auflöst. »Vor zwanzig Jahren«, so Klerman, »war die psychodynamische Psychiatrie das vorherrschende Paradigma in der Psychiatrie der Vereinigten Staaten, vor allem in den akademischen Zentren.« Aber das sei nicht mehr der Fall, und infolgedessen, erklärt er, »befindet sich die Psychoanalyse in der wissenschaftlichen und beruflichen Defensive«. Es gibt keine Berichte von klinischen Befunden, »welche die behauptete Effektivität der Psychoanalyse oder einer auf psychoanalytischer Theorie beruhender intensiver Einzeltherapie *bei irgendeiner Form der Depression* stützen« (meine Hervorhebung).

Zum Teil ist dies eine Folge mangelnden Interesses bei Analytikern, irgendeinen Beweis dafür zu liefern, daß das, was sie tun, auch wirkt.

Mehr als vierzig Jahre lang war Chestnut Lodge ein Hauptzentrum für Theorie und klinische Praxis, das sich auf die Art intensiver Einzeltherapie wie die auch Dr. Osheroff angebotene spezialisiert hatte. In den fünfziger und sechziger Jahren begann sich dies zu ändern.

Die Neurowissenschaft fing an, die psychiatrische Lehre, Praxis und Forschung zu beeinflussen. Außerdem tauchten neue Therapien auf, die nicht auf psychoanalytischer Theorie beruhten. Die kognitive Therapie: Man könne sich selbst aus der Depression befreien, indem man die Art und Weise, wie man über die Dinge nachdenkt, verändere. Verhaltenstherapie: Man könne eine Phobie »verlernen«, indem man sich dem gefürchteten Gegenstand immer wieder aussetze. Familientherapie: Nicht der einzelne sei krank, sondern die Familie verhalte sich dysfunktional. (Familientherapeuten waren bis vor kurzer Zeit entschiedene Gegner medikamentöser Behandlung.[16]) Heftige, kontroverse Debatten brachen innerhalb der Profession aus. Wie sollte man die Verdienste von Psychoanalyse, Verhaltens-, Familien- und Gruppentherapie bewerten? Welche funktionierte, kurz gesagt? Oder mußte man hin und her springen, um von allen eine »Portion« abzubekommen?

1979, als Dr. Osheroff wegen psychotischer Depression behandelt wurde, hatte man gute Belege für die Wirksamkeit zweier dramatischer Behandlungsmethoden bei klinischer Depression – Elektroschocktherapie und Antidepressiva. Dreißig Jahre zuvor hätte man einen Menschen mit einer so schweren Depression wie Dr. Osheroffs für viele Monate hospitalisieren müssen, ungeachtet der Nachteile für seine berufliche Laufbahn und seine Ehe. Nicht aber 1979. Und nicht heute. Und doch behandeln heute sehr viele Therapeuten Gemütserkrankungen nur analytisch. Die psychiatrische Profession ist immer noch darüber zerstritten, ob Depressionen wie die von Dr. Osheroff hauptsächlich »seelischen« Ursprungs sind oder sich chemischen Abnormitäten im Gehirn verdanken.

Die Pille kommt

Die moderne Ära der Pharmakotherapie begann 1949, als der australische Psychiater John Cade unverhofft eine Kur gegen die Manie entdeckte. »Was sich vollzog, war einer dieser wilden Sprünge, die diese Art von Forschung zu einem faszinierenden und zugleich demütigenden Spiel machen«, schrieb der bekannte Psychiatrie-Forscher Nathan Kline, als er die frühe Geschichte der gemütsverändernden Medikamente in *From Sad to Glad* nachzeichnete.[17]

Cade begann ohne große Erwartungen. Er vermutete, manisches Verhalten könne die Auswirkung einer toxischen Substanz des Nervensystems sein, und er fragte sich, ob ein Übermaß davon sich vielleicht im Urin zeigen würde. Um den Urin von Manisch-Depressiven mit dem von gewöhnlichen Depressiven, Schizophrenen und einer normalen Kontrollgruppe zu vergleichen, bediente er sich einer Methode, die, wie er wußte, primitiv war. Er gab Meerschweinchen Injektionen mit Urinproben der vier Personengruppen. Einige Tiere reagierten fast gar nicht, andere wurden von heftigen Konvulsionen ergriffen. Eines wurde sofort deutlich: Der Urin von Manisch-Depressiven löste diese Anfälle in Dosen aus, die drei- oder viermal *niedriger* waren als die der anderen Gruppen. Cade meinte, es müsse ein Auslösestoff im Urin der Manisch-Depressiven gewesen sein – möglicherweise Harnsäure. Er wiederholte die Tests mit einer zusätzlichen Injektion Harnsäure, die er mit einer Lösung von Lithiumsalzen verdünnte, da diese sich leicht mit der Säure verbinden. Als sich herausstellte, daß die Lösung tatsächlich weniger toxisch war, versuchte er es mit Injektionen von Lithium allein – und traf ins Schwarze. Lithium rief merklich beruhigende Effekte bei den Labortieren hervor.

Cade überprüfte diesen neuen Gedanken bei zehn manischen Patienten – mit dramatischen Ergebnissen. Einer seiner Patienten war »ein verhutzeltes Männlein von 51 Jahren, das sich seit fünf Jahren in einem Zustand chronischer manischer Agitiertheit befunden hatte«. Rastlos, schmutzig, Quertreiber, der er war, hatte man ihn als eine Plage der abgelegenen Krankenzimmer angesehen, als Patienten »mit guten Aussichten«, so Cade, »dort den Rest seines Lebens zu verbringen«.[18] Die Behandlung begann am 29. März 1948. Fünf Tage später war es offenkundig, daß der Mann ruhiger, ordentlicher, weniger enthemmt war. »Von da an zeigte sich eine ständige Besserung, so daß er nach drei Wochen die ungewohnten und ganz unerwarteten Annehmlichkeiten eines Genesungszimmers genießen konnte.« Nach zwei Monaten konnte Cades »verhutzeltes Männlein«, das jahrelang hospitalisiert gewesen war, zu einem normalen Leben nach Hause zurückkehren.[19]

Es bedurfte sorgfältiger Arbeit anderer, besonders von Mogens Schou aus Dänemark, um festzustellen, daß Lithium bei der Langzeitbehandlung bipolarer (manisch-depressiver) Gemütsstörungen wirksam ist. In den sechziger Jahren wurde Lithium in gut vierzig Ländern erfolgreich angewendet – aber nicht in den Vereinigten

Staaten. Hier blieb es bis 1971 von experimenteller Anwendung ausgeschlossen. »Als wir uns beklagten, wurde uns mitgeteilt, daß andere Länder nicht unsere hohen Sicherheitsstandards hätten«, schrieb Nathan Kline, ein Pionier der medikamentösen Therapie psychischer Krankheiten in den USA.

In den frühen sechziger Jahren hatte ich Gelegenheit zu einer Begegnung mit Kline. Ich war eine sehr junge Schriftstellerin, und er stand auf dem Gipfel seiner beruflichen Laufbahn. Der *Esquire* hatte entschieden, die Pharmakotherapie sei ein hochbrisantes Thema, und hatte eine Kollegin und mich losgeschickt, um Kline zu interviewen. Es sollte noch lange Zeit dauern, bis ich ein ganz persönliches Interesse an Dr. Klines Entdeckungen fand, aber seine Arbeit faszinierte mich. Er versuchte, die höchst komplex erscheinenden Störungen des Geistes und des Gemüts mit einer Pille zu behandeln.

Ich erinnere mich lebhafter an die Umstände unserer Begegnung als an deren Inhalt. Dr. Kline hatte uns für sieben Uhr morgens in eine Kaffeebar an der Ecke Madison/86th Street bestellt. Voller Angst war ich die ganze Nacht wach gewesen. Noch vor Tagesanbruch machte ich mich im Dunkeln für das Interview fertig und überließ es meinem Mann, für unsere kleinen Kinder das Frühstück herzurichten. Ich erinnere mich, daß die leeren Straßen, durch die mein Taxi flitzte, um mich zum Interview zu bringen, etwas Beruhigendes hatten. Als ich in der Kaffeebar eintraf, hatte Kline schon ein großes Frühstück vor sich, noch unberührt, er hatte auf mich gewartet. Ich bemerkte den eleganten Schnitt seines Anzuges, während ich mit meinem Tonband hantierte. Ich vergaß meine Ängste, als Kline auf die große Leidenschaft seines Lebens zu sprechen kam: zu untersuchen, wie und warum bestimmte Medikamente imstande sind, die von Stoffwechseldefekten im Gehirn hervorgerufenen psychischen Störungen zu beheben.

Das war, wie die Redakteure des *Esquire* gespürt hatten, die beginnende Blütezeit der biologischen Psychiatrie. »In einem einzigen Jahr des großen Durchbruchs brachte unser amerikanisches Team den ersten MAO-Hemmer hervor, ein Schweizer Team stellte das erste Trizyklikum her, und ein dänischer Psychiater hob die halbwegs begrabene Entdeckung des Lithium ans Licht«, sollte Kline später schreiben. »Wenn ein zufälliger Umstand uns früher zusammengebracht hätte, wären wir erstaunt gewesen zu erfahren, daß wir alle auf derselben heißen Spur waren.«[20]

1957 entdeckte Klines Forschungsteam die hochwirksamen neuen MAO-(Monoaminoxidase-)Hemmer. Er war auch an der Entwicklung der zuerst entdeckten Art von Antidepressiva, den Trizyklika, beteiligt. MAO-Hemmer wirkten – und wirkten wunderbar –, wo Trizyklika versagten. So schienen diese beiden Medikamente es Menschen, die zuvor vielleicht in psychiatrische Einrichtungen eingewiesen worden wären, zu ermöglichen, ein normales Leben zu führen.

Nach der Entdeckung der Trizyklika stellte man fest, daß sie bei Schizophrenie nichts ausrichteten, aber vielen Depressiven helfen konnten. Trizyklika gehören heute zu der am häufigsten verschriebenen Gruppe von Antidepressiva. (Weitere Gruppen sind die MAO-Hemmer, die weiter unten beschrieben werden, und eine dritte Gruppe, die in den achtziger Jahren entdeckt wurde. Die drei Gruppen haben leicht unterschiedliche biochemische Wirkungsweisen.)

Trizyklika werden zwar als Antidepressiva bezeichnet, man hat aber festgestellt, daß sie bei einer ganzen Reihe anderer Störungen nützlich sind. »Von besonderer Bedeutung für Psychotherapeuten«, teilt Ellison mit, »ist die Wirksamkeit von Trizyklika bei der Behandlung von panischen Störungen, Agoraphobie, obsessiv-zwanghaften Störungen, bulimischer Eßsucht, Narkolepsie, kindlicher Enuresis (Bettnässen), Konzentrationsstörungen oder Hyperaktivität bei Kindern.«[21]

Monoaminoxidase-Hemmer sind bei der Behandlung einiger Formen der Depression so wirksam wie Trizyklika und bei der Behandlung anderer Formen vielleicht sogar wirksamer als diese. MAO-Hemmer scheinen auch bei den Störungen wirksam zu sein, die Ellison bei den Trizyklika auflistet. (Verschiedene Arten von Depression, Angst und Panik werden im folgenden Kapitel ausführlich besprochen. Entscheidende ernährungsmäßige Einschränkungen bei der Anwendung von MAO-Hemmern werden in Kapitel 8 und Anhang D besprochen.)

Wie Botschaften zur Gemütsregulierung ans Ziel gelangen

Ein Grund, warum es so schwierig ist, ein vollständiges Bild davon zu erhalten, wie psychotrope Medikamente ihre Wirkung tun, besteht darin, daß im Gehirn alles in winzigem Maßstab abläuft. Ein typisches Gehirn von drei Pfund ist dicht gepackt mit etwa zehn Milliarden Nervenzellen. »Jede Nervenzelle arbeitet als eine Art Kurzwellen-Radiostation, die codierte Botschaften sendet und empfängt«, erklärte Kline.

Wie gelangen die chemischen Botschaften von Zelle zu Zelle? Jede Zelle hat oben ein buschiges Bündel von Antennen, von Dendriten, durch die Impulse eintreffen. Vom anderen Ende der Zelle kommt deren Übertragungskabel, das »Axon«. Im Nervenzellen-Axon befinden sich winzige Beutel. In diesen ist *Serotonin, Noradrenalin* und *Dopamin* eingelagert, chemische »Boten«, deren Tätigkeit Nervensignale weiterzuleiten hilft.

Nervensignale werden in Form elektrochemischer Impulse übermittelt. Wenn die Dendriten ein ankommendes Signal aufnehmen, verändern sie das Natrium-Kalium-Gleichgewicht und lösen dabei eine Entladung durch das Axon aus. So werden die Signale im gesamten System von Zelle zu Zelle weitergegeben.

Entdeckung eines Opiats im Gehirn

Anfang der siebziger Jahre war die Drogensucht für die amerikanische Mittelschicht zu einem solchen Alptraum geworden, daß die Regierung einiges an Geld in die Neurowissenschaft zu stecken begann, in der Hoffnung, Heilungsmöglichkeiten zu entdecken. 1973 versuchten Solomon Snyder und Candace Pert von der Johns-Hopkins-Universität herauszufinden, warum das Medikament Naloxon die Fähigkeit besitzt, Menschen aus einem Heroin-Koma herauszuholen. In einer wegweisenden Untersuchung, bei der radioaktive Indikatoren in mit Morphium vollgepumpte Tierhirne eingesetzt wurden, gelang Snyder und Pert ein gewaltiger Sprung nach vorn. Nach ihren Feststellungen besitzt das Gehirn eigene Rezeptoren oder spezielle Bindungsstellen für Opiate.[22] Wie wir in Kapitel 7 sehen werden, sollten diese Befunde zu einem neuen Verständnis der Suchtentstehung und zu neuen Wegen der Behandlung führen.

Es stellte sich heraus, daß die Stelle im Gehirn, wo Antidepressiva ihre Wirkung ausüben, die *Synapse* ist – der Raum zwischen zwei Nervenzellen. Ein chemischer Bote – aufgrund seiner Tätigkeit als *Neurotransmitter* bezeichnet – trägt das Signal durch diesen Raum. Der Neurotransmitter schießt durch die Synapse und schaltet durch Andocken an die *Rezeptoren,* die kleinen Schlössern gleich an der nächsten Zelle sitzen, deren elektrisches System ein. Dann kehrt er an seinen Platz zurück. Die ganze Transaktion dauert etwa eine tausendstel Sekunde. Dann folgt ein weiterer elektrischer Impuls in die gleiche Richtung.

Die Arbeit von Pert und Snyder löste eine Forschungslawine aus. Sicher hat das Gehirn, so folgerten die Wissenschaftler, keine eigenen Opiatrezeptoren entwickelt, um Straßendrogen aufzunehmen. Es mußte natürliche morphiumähnliche Stoffe im Körper zur Linderung von Schmerzen geben – und zwar nicht nur von körperlichen Schmerzen, so die Vermutung, sondern auch von seelischen.

Noradrenalin und Serotonin waren in der Depressionsforschung schon in Betracht gezogen worden. Serotonin, dessen Rolle bei Schlafstörungen untersucht wurde, war von besonderem Interesse, da solche Störungen eine Begleiterscheinung von Depressionen sind. Waren Serotonin und Noradrenalin Neurotransmitter? Spielten sie eine Rolle bei Gemütsveränderungen? Wenn ja, mußte es Rezeptoren für sie geben.

Im Lauf der siebziger Jahre wurde die Hypothese aufgestellt, daß Opiate an spezifische Stellen – oder Rezeptoren – im Gehirn ankoppeln müßten. Diese Bindung oder Gewebeinteraktion ruft bestimmte pharmakologische Reaktionen auf eine Droge hervor – hebt zum Beispiel Schmerzen auf oder erzeugt Euphorie. Die Rezeptorstellen können nur von Molekülen einer bestimmten Struktur besetzt werden; so findet eine »Passung« zwischen einem Drogenmolekül und der Rezeptorstelle statt. »Das erklärt vielleicht die besondere Wirkungsweise von Opiaten: sie binden sich an diese und keine andere Stelle«, schreibt Kenneth Blum.[23]

Schließlich stellte man fest, daß das Antidepressivum Imipramin an Neurotransmitterrezeptoren im Gehirn andockt. In Tablettenform eingenommen, geht Imipramin ins Blut, wird ins Gehirn transportiert und rastet in dem Teil des Gehirns, der den Gemütszustand reguliert, in einen Rezeptor ein.

Auch Morphium affiziert das Neurotransmittersystem, indem

es die Schmerzschwelle so stark erhöht, daß der Empfänger davon berauscht wird. Aber dieses »Berauschtsein«, so zeigte sich bald, trat bei Imipramin nicht auf, das in einer subtileren und spezifischeren Weise wirkt als Morphium.

Bald entdeckten die Forscher einen weiteren Rezeptor, diesmal für den Neurotransmitter GABA (Gamma-Aminobuttersäure), der eine beruhigende Wirkung auf das Gehirn ausübt. Sie stellten fest, daß die Geschwindigkeit des Amphetamins durch den Einfluß von Dopamin und Noradrenalin zustande kommt.

Nach diesen Entdeckungen in Labors überall in den Vereinigten Staaten erkannte der Journalist Jon Franklin den Beginn eines größeren Wandels. In *Molecules of the Mind* schrieb er: »Als die siebziger Jahre sich neigten und die achtziger begannen, folgte Entdekkung auf Entdeckung. In dem Maße, wie das Muster sichtbar wurde, bestärkte es die Annahme, daß der menschliche Geist von chemischen Phänomenen bestimmt wird.«[24]

Für Franklin war die auf der Biologie beruhende »neue Psychologie« eine ebenso bedeutende Entdeckung wie die Kernspaltung oder die Entschlüsselung des genetischen Codes.

Depressive Ratten

Um mehr über Gemütsstörungen zu erfahren, wurden aufschlußreiche Tierversuche unternommen. Die Theorie, daß Streß in ausreichendem Maße die biologischen Symptome der Depression auslösen könne, wurde durch eine Gruppe von Untersuchungen beträchtlich erhärtet. Ratten in einem Käfig mit Metallboden setzte man unregelmäßigen Elektroschocks aus. Wenn es eine vorspringende Kante gab, auf welche die Ratten entkommen konnten, vermochten sie in ihrem Elektroschockkäfig anscheinend lange Zeit normal zu bleiben. Aber ohne eine Möglichkeit zu entkommen war der Effekt auf die Versuchstiere dramatisch. Sie entwickelten Schlaf- und Eßstörungen, paarten sich nicht mehr und waren nicht mehr imstande, in einem Labyrinth ihren Weg zu finden. Wenn die Belastung diesen Punkt erreicht hatte, verschlechterte sich der Zustand der Ratten weiter. In Käfige gesetzt, die Fluchtwege boten, versuchten sie nicht, diese zu nutzen, sondern schienen aufzugeben. Das Bild, so fanden die Wissenschaftler, glich verblüffend dem von Menschen, die so schwer unter Streß stehen, daß sie depressiv werden.

Eine von Fritz Henn an der *State University of New York* geleitete Gruppe von Wissenschaftlern untersuchte Rattengehirne auf chemische Veränderungen in verschiedenen Stadien des Streßvorgangs. Ratten mit Depressionen zeigten vorhersagbare Veränderungen in den Rezeptoren ihres Gehirns, und die Veränderungen traten zur selben Zeit auf wie die Verhaltensänderungen. So konnten die Wissenschaftler erkennen, was sich in neurochemischer Hinsicht abspielte, wenn das Verhalten sich änderte. »Diese Dinge halte ich für sehr spannend«, so gab Franklin eine Äußerung Henns wieder.[25]

Die Untersuchungen lieferten jedoch keinerlei neue Informationen darüber, was außer der Umgebung zu Depressionen beitragen könnte. Bei Streß in ausreichendem Maß werden Ratten, genau wie Menschen, ein prognostizierbares Stimmungstief erleben. Die Forschung schien an diesem Punkt nur zu erhärten, was die Psychologen immer geglaubt hatten – daß die Umgebung die Hauptursache von Depressionen darstellt.

Aber als Henn seine Versuchsanordnungen wiederholen wollte, geschah etwas Unerwartetes. Wenn er eine andere Rattenart wählte, konnte er die Ergebnisse seiner früheren Untersuchungen nicht reproduzieren, doch bei Tests mit der ursprünglichen Art erhielt er die gleichen Ergebnisse. Die Schlußfolgerung? Es muß einen genetischen Unterschied zwischen den beiden Arten geben. Die A-Linie schien also prädisponiert zu sein, mit Depressionen auf Streß zu reagieren, während die B-Linie nicht darauf ansprach.

Welch eine Sprengkraft barg diese harmlos erscheinende Untersuchung! Henns Entdeckung von Veränderungen in Rattenhirnen erweiterte frühere Untersuchungen über Zwillinge und Adoptivkinder, die anzeigten, daß Gemütserkrankungen genetisch bedingt seien, um wichtige biologische Befunde. Die Vorstellung, daß psychische Krankheiten erblich seien, sollte einer der lebhaftesten Streitpunkte in der modernen Biologie werden.

Der Beginn der Debatte über Anlage und Erziehung

Zu Beginn des Jahrhunderts dokumentierte die Wissenschaft das erste Beispiel eines Typus von genetisch begründeter Geisteskrankheit: Huntington-Chorea. Als Krankheit, welche die Menschen in der Lebensmitte befiel, sie in den Wahnsinn trieb und schließlich zum Tod führte, schien Huntington-Chorea eindeutig erblich zu sein. Wenn ein Elternteil daran starb, würde die Hälfte der Kinder ebenfalls daran sterben. Obgleich die Demenz ein hervorstechendes Symptom war, wurde die Krankheit nie als »Geistes«-Krankheit betrachtet, da ihre frühen Symptome – zu Behinderungen führende Muskelkrämpfe – physischer Natur waren. Nichtsdestotrotz war es bemerkenswert, daß Huntington-Chorea erblich war *und* psychische Symptome hervorrief. War es möglich, daß es andere, im strengeren Sinn psychiatrische Erkrankungen gab, die auch erblich waren?

Schizophrenie ist eine Krankheit, die von verzerrter Realitätswahrnehmung, von Halluzinationen und Wahnvorstellungen sowie von extremer Apathie gekennzeichnet ist. Medikamente können die auffälligsten Symptome unter Kontrolle halten, aber eine Heilung ist bisher nicht möglich. An Schizophrenie, die als die am stärksten beeinträchtigende aller psychischen Erkrankungen gilt, leiden heute etwa 2,8 Millionen Amerikaner.

Als 1916 der deutsche Wissenschaftler Ernst Rudin Opfer der Schizophrenie und ihre Angehörigen untersuchte, stellte er fest, daß die Krankheit familienweise verläuft. Obwohl das Zahlenverhältnis – eins zu zwanzig – nicht gerade überwältigend war, wurde doch deutlich, daß sich da irgend etwas abspielte. Viele vertraten zu jener Zeit den Standpunkt, daß die Krankheit *nicht* genetisch, sondern umweltbedingt sei. Die Debatte über Anlage und Erziehung weitete sich sprunghaft aus. »Selbst als Rudin eine extreme Gefährdung der Geschwister von Schizophrenen für sicher hielt«, schreibt Franklin, »vertrat John B. Watson, bereits ein Stern am Himmel der Psychologie, die Auffassung, Gene spielten bei der Persönlichkeitsbildung überhaupt keine Rolle.«

Watson war erstaunlich zuversichtlich. »Man gebe mir ein Dutzend gesunder Kleinkinder von wohlgestaltetem Körper und meine eigene besondere Welt, um sie darin aufzuziehen«, meinte er beharrlich, »und ich garantiere, ich kann jedes Kind, das ich aufs Geratewohl auswähle, zu einem Spezialisten nach meiner Wahl ausbilden – Arzt, Rechtsanwalt, Künstler, Verkaufschef, ja, selbst Bettler und Dieb, ungeachtet der Talente, Vorlieben, Neigungen, Fähigkeiten, Berufungen und Rasse seiner Vorfahren.«[26]

Ähnlich autokratisch waren die »Eugeniker«: Sie waren überzeugt, »alle menschlichen Stärken und Schwächen, psychische eingeschlossen, seien ein Produkt der Abstammung«, so Franklin. Die Eugeniker, unter ihnen prominente Schriftsteller wie H. G. Wells und George Bernard Shaw, waren eine einflußreiche Gruppe. Aus ihrem Lager stammen gefährliche Vorstellungen wie jene, daß Kriminelle und andere für moralisch verwerflich gehaltene Menschen sterilisiert werden sollten. Amerika wurde im ersten Drittel dieses Jahrhunderts vom eugenischen Denken überschwemmt, so daß schließlich etwa 60000 Amerikaner sterilisiert und nichtweißen Einwanderern schwere Restriktionen auferlegt wurden.

Der schließliche Rückschlag gegen die Eugenik wurde zum Teil durch Adolf Hitler und einige Wissenschaftler unter seiner Kandare ausgelöst. Rudin zum Beispiel war einer der Autoren des offiziellen NS-Buches über Sterilisierungsbestimmungen. Die öffentliche Meinung in Amerika neigte sich der psychologischen Linken zu. Von den vierziger bis zu den sechziger Jahren flossen die meisten Forschungsgelder in Untersuchungen der Umwelteinflüsse auf das Verhalten. Während dieser Jahrzehnte stützte die sozialwissenschaftliche Forschung zum größten Teil die Vorstellung, daß Faktoren wie wirtschaftliche Verhältnisse und Peer-Groups die Persönlichkeit dramatisch beeinflussen.

Aufstieg der Wissenschaft

Die wissenschaftliche Arbeit, die am Ende unser Verständnis psychischer Krankheiten verändern dürfte, gewann an Intensität, als geringere Fördermittel für die Erbforschung, zuerst zur Schizophrenie, dann zu manisch-depressiven Erkrankungen, bereitgestellt wurden. Bereits zu dieser Zeit entwickelten Pharmakologen Medikamente, die Stimmungsschwankungen, Wahnvorstellungen und Halluzinationen entscheidend beeinflußten. Anfangs verstand man nicht, wie die Medikamente wirkten. Die medizinische Wissenschaft wurde zunächst stets von dem Bedürfnis angetrieben, bei Krankheiten Linderung zu verschaffen; über das Warum und Wie einer Heilung wurde erst später nachgedacht.

Wie alle Medikamente riefen die Präparate gegen Depressionen und Ängste Nebenwirkungen hervor; es blieben folglich noch viele Experimente durchzuführen. Aber diese Medikamente lösten einen revolutionären Wandel aus. Charakterfehlbildungen oder Neurosen traten schließlich in den Hintergrund, und es stellte sich heraus, daß unsere eigenen Gemütswirkstoffe – die neu entdeckten »Opiate des Gehirns« – bei Störungen mit Auswirkungen auf das Gemüt eine große Rolle spielen.

Wie die Pharmakologie, so entwickelte sich auch das vielversprechende neue Gebiet der Psychogenetik weiter. In London führten zwei psychiatrisch orientierte Genetiker eine faszinierende Untersuchung an Schizophrenen auf der Grundlage genetisch identischer Zwillinge durch. Die Wissenschaftler selbst stellten den Zwillingen keine Diagnose, sondern sammelten mit Hilfe von Tonbändern Informationen über die Patienten und ihre Geschwister. Unabhängige Psychiater stellten darin die Diagnosen. Die 1966 veröffentlichten Ergebnisse waren verblüffend: Wurde ein eineiiger Zwilling schizophren, so in 58 Prozent der Fälle der andere Zwilling auch. Bei Einbeziehung von Borderline-Diagnosen stieg die Konkordanz auf 67 Prozent. Bei nichtidentischen Zwillingen betrug diese Quote nur zwölf Prozent. In der Durchschnittsbevölkerung betrug sie ein halbes Prozent.[27]

Skeptiker meinten jedoch, der Umstand, mit einem Schizophrenen aufgewachsen zu sein, könne beim zweiten Zwilling die Krankheit hervorgerufen haben. Dieser Einwand wurde durch eine Untersuchung der Blutsverwandten von als Kinder adoptierten Schizophrenen in Frage gestellt. Selbst wenn sie in verschiedenen Familien aufwuchsen, wurden beim Auftreten der Krankheit mit aller Wahrscheinlichkeit *beide* eineiigen Zwillinge schizophren.

Die sich über Jahrzehnte erstreckende Debatte, ob die Schizophrenie eine durch soziale Faktoren bewirkte psychische Kondition sei oder eine von Veränderungen im Gehirn verursachte Krankheit, fand im März 1990 ihr Ende. Das *New England Journal of Medicine* veröffentlichte eine Untersuchung, die laut Lewis Judd, dem Direktor des NIMH, »unwiderlegbare Beweise« lieferte, »daß die Schizophrenie eine Störung des Gehirns ist«.[28] Wieder war man von identischen Zwillingen ausgegangen, aber diesmal hatte eine neue Technologie es ermöglicht, ihre Gehirne mit Hilfe »magnetischer Resonanzgraphik« (*magnetic resonance imaging* = MRI) zu »scannen«. MRI zeichnet die Gehirn-Anatomie in allen Einzelheiten auf. Die Gehirne schizophrener Zwillinge, so stellte sich heraus, zeigten größere Zwischenräume in der Oberflächenfaltung des Cortex, »was Atrophie oder mangelhafte Entwicklung von Gehirnzellen annehmen läßt«, erklärte der Psychiater Richard Suddah, der die Untersuchung leitete. Außerdem waren verschiedene Teile der Gehirne Schizophrener kleiner.

Wenn auch das Geheimnis der Schizophrenie noch immer nicht geklärt ist, »so befinden wir uns an der Steilstrecke der Entdeckung ihrer biologischen Grundlagen«,[29] meinte Judd.

Noch ein Rätsel: Suizidprognose

Als bei Gruppen depressiver Patienten das Rückenmark untersucht wurde,[30] stellte sich heraus, daß bei einer Gruppe der 5-HIES-Wert sehr niedrig war, hingegen bei der anderen Gruppe nicht. Die Gruppe mit wenig 5-HIES, einem Abbauprodukt des Serotonins, zeigte eine viel höhere Quote von Suizidversuchen.[31] Weitere Forschung ließ unabhängig von der jeweiligen psychiatrischen Störung einen Zusammenhang zwischen Serotonin und suizidalem Verhalten erkennen.

In den achtziger Jahren untersuchten Forscher die Gehirne von Menschen, die sich getötet hatten, und stellten fest, daß diese Gehirne weniger spezielle »Bindungsstellen« aufwiesen, die es ermöglichen, daß Serotonin aufgenommen und verteilt wird. Innerhalb der nächsten Jahre werden neue Aufzeichnungstechniken es gestatten, Hirnsubstanz *lebender* suizidaler Patienten zu untersuchen – von solchen, die in der Vergangenheit Selbsttötungsversuche unternommen haben. Bis dahin sind Dr. John Mann zufolge niedrige Serotoninwerte im Gehirn die wahrscheinlichste Erklärung für Suizide.

Die Frage, die sich zunächst stellt, lautet: Warum fehlt es den Gehirnen mancher Menschen an einer ausreichenden Menge Serotonin? Dr. Mann glaubt, die wahrscheinlichste Ursache dafür sei ein Enzymdefekt, der die Fähigkeit des Gehirns, Serotonin zu synthetisieren, beeinträchtige. »Das könnte genetisch bedingt oder auf ein entwicklungsmäßiges, perinatales oder frühes umweltbedingtes Ereignis zurückzuführen sein.« Das heißt, Streß kann das Gleichgewicht stören, sofern vor allem die gemütsregulierenden Wirkstoffe des Gehirns genetisch anfällig sind. »Unser Ziel ist es«, erklärt Mann, »einen verfeinerten Set von biologischen und medizinischen Indikatoren für suizidales Verhalten zu entwickeln.« Daran wird in seinem neuen *Suicide Clinical Research Center* am *Western Psychi-*

atric Institute gearbeitet – dem ersten Zentrum für die Untersuchung suizidalen Verhaltens in den Vereinigten Staaten.[32]

Untersuchungen lassen vermuten, daß aggressive Verhaltensweisen – Mordtaten eingeschlossen – vielleicht mit chemischen Abnormitäten im Gehirn ähnlich den Depressionen erzeugenden zu tun haben. Änderungen der Serotoninwerte werden vielleicht eines Tages dazu dienen, »die Wahrscheinlichkeit, daß jemand einen Gedanken in die Tat umsetzt – einen Selbstmord oder einen aggressiven Gedanken«, zu antizipieren. Die pharmakologische Forschung stützt Dr. Manns Ideen. In einer medizinischen Einrichtung in Kalifornien wurde gewalttätigen Gefängnisinsassen Lithium verabreicht, das auf das Serotonin-System einwirkt. Bei vielen minderte das Präparat das wütende provozierende Verhalten erheblich. Dr. Joseph Tupin, der Leiter des Teams von der *University of California,* das die Untersuchung durchführte, meint, Lithium werde vielleicht »bei der langfristigen Reduzierung aggressiven Verhaltens« erfolgreich sein.[33]

Ich erwähnte diese Forschungen gegenüber einer Freundin, die eine Therapiegruppe für gewalttätige Männer leitet. Sie hatte mir erzählt, wie quälend und frustrierend die Versuche der Männer seien, sich zu beherrschen, um nicht auszuholen und ihre Frauen und Kinder zu schlagen. Ein Mann war kürzlich triumphierend mit der Nachricht zum Gruppentreffen erschienen: »Ich habe diese Woche niemanden geschlagen!«

»Weißt du, Martha«, meinte ich, »vielleicht finden sie am Ende heraus, daß diese Art von Verhalten tatsächlich auf chemischem Wege hervorgerufen wird, also eine Sache der Neurotransmitter-Werte im Gehirn dieser Männer ist.« Diese Vorstellung schockierte sie. Als Therapeutin hatte sie Jahre der Arbeit damit zugebracht, den Männern zu helfen, durch Einsicht und Verhaltenstechniken ihre Gewalttätigkeit unter Kontrolle zu bringen. Die Fortschritte, die sie machen, sind mühsam errungen, die Rückschläge zahlreich, aber Marthas Bemühungen waren befriedigend. Nun kam ich daher und meinte, Gruppentherapie für Menschen mit mangelhafter Impulskontrolle sei eines Tages vielleicht veraltet. Nennt man das Freundschaft?

Doch angenommen, die Mißhandlung anderer Menschen – verbal und körperlich – ist Symptom eines chemischen Ungleichgewichts. Dann führt die Forschungsarbeit über gemütsregulierende

Hormone im Gehirn vielleicht zu einer Methode chemischer Intervention, die Menschen wie Marthas Schlägern – und ihren Angehörigen – Jahre des Leidens ersparen könnte.

Angst: eine chemische Überlastung

Die Angstforschung tat in den späten siebziger Jahren einen großen Sprung nach vorn, als im Gehirn ein Rezeptor für Beruhigungsmittel wie Valium entdeckt wurde. Es stellte sich heraus, daß Tranquilizer Angst mildern können, indem sie die Wirkung des körpereigenen beruhigenden Neurotransmitters im Gehirn, der Gamma-Aminobuttersäure, steigern.

1988 wurde eine Pressekonferenz abgehalten, um das Antidepressivum Clomipramin, ein zur Behandlung von obsessiv-zwanghaften Störungen geeignetes Präparat, vorzustellen. Eine stark beeinträchtigende Angsterkrankung, die den Bemühungen der Psychotherapeuten lange widerstanden hatte, sprach dramatisch auf Clomipramin an. Bei vielen Patienten verschwanden die Symptome innerhalb von Wochen nach Beginn der Medikation, als wären sie einfach abgeschaltet worden.

Antidepressiva haben sich auch bei Panikanfällen als wirksam erwiesen. Angst in allgemeinerer Form wird durch die neuen Serotonin-Präparate in vielen Fällen ebenfalls signifikant gemindert. Infolgedessen sind die Einstellungen gegenüber den Angst-Ursachen im Wandel begriffen. Es sei nicht schwer, sich vorzustellen, daß die ängstliche Persönlichkeit mancher Menschen ihren Ursprung nicht in der Psyche hat, meint Psychiater Arnold Cooper von der *Cornell Medical School,* sondern von einer »biologischen Fehlregulierung« herrühre.

Cooper, der frühere Präsident der *American Psychoanalytic Association,* stellte Mitte der achtziger Jahre seinen Kollegen auf einem Symposion eine revolutionäre Idee vor: Viele Menschen, die chronisch von Ängsten, Phobien oder Panikanfällen heimgesucht werden, leiden vielleicht an einem »hyperaktiven Alarmsystem«, Folge eines geringen Fehlers im Stoffwechsel des Gehirns. Die GABS-Neurotransmitter – körpereigene Beruhigungsmittel – feuern womöglich nicht richtig.[34]

Ironischerweise hielt Cooper seinen Vortrag zwei Jahrzehnte, nachdem die Psychiatrie entdeckt hatte, daß eine Medikation mit Antidepressiva Panikanfälle beheben kann. Heute ist diese Behandlung von Panikanfällen weitgehend anerkannt.[35] Auch eine Psychotherapie kann nützlich sein. Sie hilft den Menschen, Verhaltensweisen zu »verlernen«, die sie entwickelt haben, um mit dem unvorhersehbaren Übergang zu panischen Zuständen fertig zu werden. Aber bei körperlich intensiven Paniksymptomen selbst – mit der Empfindung von »Mein Gott, ich muß sterben« – wirkt nichts so schnell wie eine medikamentöse Behandlung. Das erkennen immer mehr Therapeuten an, und sie empfehlen, ihre von Panik betroffenen Patienten sollten bei einem Psychopharmakologen Hilfe suchen.

Analysiert und immer noch panisch

Arnold Cooper berichtet von einer Frau, die ihm gegenüber vor allem über Ängste klagte und die er mit einer Psychoanalyse behandelte. Schließlich seien ihm, so berichtete er auf dem besagten Symposium, Zweifel hinsichtlich der Behandlung gekommen.[36]

Die Frau hatte Depressionen hinter sich. Sie war schüchtern gegenüber Männern und schrecklich empfindlich gegen Ablehnung. Wann immer sie eine Beziehung mit einem Mann einging, war sie von der Furcht beherrscht, der Mann werde sie verlassen. Das machte sie so ängstlich, daß sie sich so verhielt, bis ebenjenes befürchtete Ergebnis eintrat.

Dr. Cooper meinte, die Angst seiner Patientin habe ihre Wurzeln in Kindheitserlebnissen. Als kleines Mädchen bekam sie so starke Angst, wenn ihre Eltern abends ausgingen, daß es Stunden dauerte, bis sie sich wieder beruhigte. Sie litt auch an einer Schulphobie. Doch etliche genetische »rote Fähnchen« in der Geschichte dieser Frau hätten einen Psychobiologen in Alarm versetzt. Ihre Mutter war chronisch depressiv gewesen. Ihre Tante war mit der »unsicheren« Diagnose Schizophrenie ins Krankenhaus eingeliefert worden. (Gemütserkrankungen, vor allem bipolare Depressionen, werden oft fälschlicherweise für Schizophrenie gehalten.) Als sie zehn Jahre alt war, verfiel ihr Vater in tiefe Depressionen und zog sich weitgehend auf sich selbst zurück. Depressionen waren eindeutig eine Familienkrankheit. Solch eine starke erbliche Komponente verweist auf eine biologisch fundierte Gemütserkrankung.

Dr. Coopers Analyse der Frau hatte zum Ziel, ihren Ängsten auf den Grund zu kommen. Allmählich wurde die Frau in ihrer beruflichen Laufbahn erfolgreicher, und sie hatte ein wenig bessere Beziehungen zu Männern. Aber die Stimmungssymptome, mit denen sie zur Analyse gekommen war – Depressionen, Ängste, Gefühle von Scham und Wertlosigkeit –, tauchten immer wieder auf. Schließlich wurde die Beendigung ihrer Analyse »erfolgreich verhandelt«, erklärte Cooper, obgleich die Stimmungssymptome bestehenblieben. Zwei Jahre später, als sie in Ferien war, wurde sie plötzlich von einem Panikanfall erfaßt und rief Dr. Cooper an. Diesmal schlug er ein Antidepressivum vor. Die Patientin sprach dramatisch darauf an und fühlte sich befreit, wie neuorganisiert, »als wäre etwas, das von außen in ihr Leben eingedrungen war, plötzlich verschwunden«. Cooper berichtete seinen Kollegen, daß seine Patientin nach Einnahme der Medikamente »das Gefühl hatte, sie habe in gewisser Weise stärker als je zuvor Kontrolle über sich selbst«.

Arnold Cooper ist Vorkämpfer jener Bewegung, die der Auffassung, Medikamente dienten der bloßen Symptomlinderung, ein Ende bereiten will. »Es gibt eine Gruppe von chronisch depressiven Patienten, deren Gemütsregulierung mit Hilfe antidepressiver Medikation gravierend verändert wird. Mit Eintritt dieser neuen Moleküle in ihren Stoffwechsel ändert sich, mit Tendenz zur Normalisierung, die Art und Weise, wie sie die Welt sehen, wie sie mit ihrem Überich ringen, wie sie auf Objektverluste reagieren.« Cooper schien anzudeuten, eine Medikation könne tatsächlich Veränderungen der Persönlichkeit herbeiführen. Wie würde sich das auf die psychoanalytische Theorie – und Behandlung – auswirken?

Es hätte Spaß gemacht, »Mäuschen« zu spielen, als Cooper 1984 im *Pittsburgh Psychoanalytic Institute* diesen Vortrag hielt. Ich vermute, daß er einen mittleren Aufruhr auslöste, so leidenschaftlich war seine Forderung, die Psychoanalytiker sollten anfangen, ihre Vorstellungen über Angst- und Gemütserkrankungen zu überdenken. Er äußerte sogar die Vermutung, alle Therapien wären vielleicht besser und schneller verlaufen, wenn er seinen von Panikgefühlen beherrschten Patienten zuallererst antidepressive Medikamente angeboten hätte.[37]

Therapeuten legen Patienten mit Stimmungsschwankungen häufig nahe, sie hätten mehr Kontrolle über die Qualität ihrer Gefühle, als sie wirklich haben. »Es mag sein, daß wir uns mit dem

Bedürfnis dieser Patienten identifiziert haben, eine rational erscheinende Welt zu konstruieren, in der sie sich unbewußt für alle Ereignisse verantwortlich machen können«, räumt Cooper ein.

Die Depressiven suchen nach Gründen, um ihre Gemütsschwankungen zu erklären. Es ist weniger beängstigend, zu versuchen die Kontrolle zu behalten, »als sich die äußerste Hilflosigkeit einzugestehen, die es bedeutet, wenn sie Stimmungen ausgeliefert sind, die ohne offenkundigen Sinn und Verstand über sie hereinbrechen«, erklärt Cooper. Therapeuten, die psychologische Deutungen einsetzen, um die Stimmungsschwankungen ihrer Patienten verständlich zu machen, perpetuieren möglicherweise »ein grausames Mißverständnis hinsichtlich der Anstrengung des Patienten, seine Lebenserfahrung zu rationalisieren, und das kann dazu führen, daß die masochistische Abwehr gestärkt wird«.

Mit anderen Worten, die Therapeuten verlängern möglicherweise die Leiden ihrer Patienten, indem sie sie ermutigen, ein psychologisches »Kartenhaus« zur Erklärung ihrer affektiven Störungen zu errichten.

Zusammenführung der alten und neuen Modelle

Die Spaltung zwischen Psychologie und Psychiatrie ist im wesentlichen folgende: Von Freuds Psychologie beeinflußte Therapeuten sehen Depressionen als ein Produkt der Psyche an und sprechen über sie im Sinne von Trieben, Abwehren, Regressionen und Problemen der Identifizierung und des Selbstwertes. Wer von der biologischen Psychiatrie überzeugt ist, sieht in der Depression ein Produkt des *Gehirns*, das auf Verschiebungen zwischen Hormonen und Neurotransmittern zurückgeht. Shephard Kantor, Psychiater am *Columbia University College of Physicians and Surgeons*, sucht nach Wegen für die Vereinigung der beiden Ansätze. Die geistigen »Produktionen« depressiver Patienten – negative Gedanken und Halluzinationen bei Psychotikern – rühren von chemischen Veränderungen im Zentralnervensystem her und sind *nicht* psychischen Ursprungs. Kantor glaubt nicht mehr, daß das Depressionen begleitende »verrückte« Denken von äußeren Ereignissen ausgelöst wird oder ein Überbleibsel – zum Beispiel – von Eltern-Kind-Interaktionen ist. Er glaubt dagegen, daß es von chemischen Zuständen ausgelöst wird.

Aber welche Auswirkung hat dann ein Kindheitstrauma, fragen wir uns vielleicht. Gewiß ist es nicht völlig ohne jeden Bezug zur Depression. Kantor meint, daß die psychischen Veränderungen bei der Depression vielleicht auf bestimmte Empfindungen und Gedächtnisspuren zurückgehen, die mit den »Katastrophen der Kindheit« zusammenhängen. Solche Katastrophen bewirkten Veränderungen der Neurotransmitterwerte oder der Rezeptorstellen, so seine Theorie. Aber das wird nicht nur durch Kindheitstraumen bewirkt. Emotionale Verletzungen können in jedem Lebensabschnitt die gleichen chemischen Veränderungen im Gehirn hervorbringen.

Untersuchungen an Primaten zeigen, daß Schaltkreise, welche die Strukturen im zentralen Nervensystem verbinden, für Wahrnehmung, Gedächtnis und Emotion verantwortlich sind.[38] Wenn man dies berücksichtige, meint Kantor, sei es nicht so schwierig, sich vorzustellen, wie winzigste biochemische Störungen an irgendeiner dieser Schaltstellen Erinnerungen und Stimmungen hervorrufen könnten, deren Ursprünge in der Kindheit liegen.

Kantor hat noch eine andere Idee. Zu den Durchbrüchen in der modernen Neurologie zählte Wilder Penfields Entdeckung, daß die Stimulierung bestimmter Gehirnbereiche mit elektrischen Impulsen visuelle und akustische Bilder und Erinnerungen erzeugt. Kantor stellt die provozierende Frage: Können nicht die von Neurotransmittern ausgelösten Signale als »die inneren Äquivalente« zu Penfields äußerlich angewendeten, stimulierenden Elektroden fungieren? Wenn ja, so »würden die Patienten veranlaßt, von Gefühlen, Erinnerungen und Vorstellungen zu berichten, die nicht durch Konflikte, Phantasien oder Triebabkömmlinge erzeugt werden, sondern durch chemische Reize«.

Kantors Gedanken sind noch nicht durch Forschungsbefunde erhärtet worden, aber sein Denken ist keineswegs »wild«, denn vieles, was man bereits in Erfahrung gebracht hat, weist in die gleiche Richtung. Derweil steht Kantor fest zu seiner Überzeugung, daß Psychiater die chemische Natur von Gemütserkrankungen verstehen – und zu akzeptieren – lernen sollten.[39]

Selbstverständlich bewirken Kindheitsereignisse inneres Erleben – Gefühle und Einstellungen, die uns erhalten bleiben und unser Leben immens beeinflussen. Die Frage, mit der die Psychiatrie sich heute beschäftigt, lautet, wie diese nachwirkenden Ereignisse mit Neurotransmitterdefiziten interagieren, so daß sie Veränderungen im affektiven Zustand bewirken, die manchmal flüchtig, manchmal subtil sind. Schließlich gibt es Unterschiede zwischen uns allen – Unterschiede im Ausmaß von Trauma oder Streß, die wir erfahren, und im Grad der ererbten chemischen Verletzlichkeit. Niemand lebt im vollkommenen Zustand chemischen Gleichgewichts. Wo also sollte die Grenze hinsichtlich des Neurotransmitterdefizits gezogen werden? Bestehen sie bei allen Menschen, die affektiv gestört sind, oder nur bei denen, die an schweren Formen dieser Erkrankung leiden?

Shephard Kantor schlägt eine Art Gleichsetzung zwischen Schwere der Krankheit und Ausmaß der chemischen Veränderung vor. Bei Menschen mit leichten Depressionen sind die chemischen Veränderungen minimal, und so bleiben ihre Auswirkungen gering und örtlich beschränkt. Bei schweren Depressionen sind die chemischen Veränderungen im Gehirn größer und erzeugen eine Art Kräuseleffekt im zentralen Nervensystem. Das ist der Punkt, an dem Schlaf, Appetit und Libido gestört werden. Denkprozesse, ferner Gedächtnis und Fähigkeit zu assoziieren werden in Mitleidenschaft gezogen. Patienten können, wie meine Tochter, eine psychomotorische Retardierung entwickeln, eine Verlangsamung von Sprache und Denken, die einige als das Gefühl beschreiben, »von einem Gewicht niedergedrückt zu werden« oder »sich unter Wasser zu befinden«.

Gabrielles Form der Depression habe ich selbst nicht erlebt, obgleich ich sicher auch depressiv gewesen bin. Der Unterschied ist Dr. Kantor zufolge ein quantitativer. Bei schweren Depressionen ist der Mangel an Serotonin größer. Aber bei leichten Depressionen nimmt es gleichfalls ab und bewirkt Veränderungen, die störend, wenn auch nicht in so drastischer Weise beeinträchtigend sind. Uns allen fehlen im Zustand der Depression Serotonin oder andere möglicherweise defiziente Hirnsubstanzen. Wenn der Mangel nur gering ist, können wir ihn vielleicht durch Sonne, Körpertraining (Endorphine, die durch Training erzeugt werden, bewirken Veränderungen im Gehirn, die denen des Serotonins gleichen) oder durch Verliebtsein ausgleichen.

Ja, auch Liebe, so hat sich gezeigt, hat fördernde Effekte auf stimmungsregulierende Substanzen. »Wenn wir uns verlieben«, schreibt Maggie Scarf, »steigen die Noradrenalin- und Dopaminwerte im Gehirn und überfluten uns mit Gefühlen von Hoffnung und Freude.«

Beziehungen, seien sie romantischer oder sonstiger Art, werden von affektiven Störungen beeinflußt. Neuere Forschungen haben nachgewiesen, daß chemische Interventionen tatsächlich die Art, wie Menschen miteinander umgehen, verändern. »Eine Medikation mit Antidepressiva verbessert die autonomen Ichfunktionen dramatisch«, erklärt Eric Marcus vom *Columbia University College of Physicians and Surgeons.*[40] Das Ich, von den Stürmen des Stimmungswandels befreit, kann besser beiseite treten, sich selbst beobachten und die Realität prüfen. Gefühle strömen leichter, und der Betreffende ist eher in der Lage, sie zu regulieren, statt sich von ihnen überwältigen zu lassen. Diese Fähigkeiten lassen den Umgang mit anderen zur Freude und nicht zur Last werden.

Psychoanalytiker sind nicht die einzigen, die an der alten Vorstellung festhalten, affektive Störungen hätten ihre Wurzeln in der Psyche. Sie und ich sind wahrscheinlich die letzten Widerständler gegen die von der neuen Biopsychiatrie bewirkten fundamentalen Einstellungsänderungen. Als treue Anhänger Freuds (ob wir es wissen oder nicht) denken wir mit fast mystischer Inbrunst über Emotionen und die Psyche nach. Wir *glauben* an die Windungen und Wendungen der Seele für den Fall, daß wir in der Kindheit nicht genug Liebe erfahren haben. Wir haben uns unser Leben lang bemüht, genau zu verstehen, welche Schatten unserer eigenen Arroganz das Ergebnis von Vaters Narzißmus und von Mutters unterwürfiger Verschmelzung mit ihm sind. Wo wäre der *Tod eines Handlungsreisenden,* wenn man Willie Loman die Diagnose gestellt hätte, daß er an einer Gemütserkrankung leide? Mit dem eindimensionalen, chemikalischen Denkansatz bei der Beschäftigung mit dem Gehirn, so unser Gefühl, wird das Leben flach, trivial und entsetzlich berechenbar.

Auch geht die Angst um, ein solcher Denkansatz gegenüber psychischen Störungen könne Wissenschaftlern und Ärzten zuviel Macht einräumen. Was wird dabei herauskommen, wenn wir zulassen, daß »sie« die Hirnsubstanzen manipulieren, um Gemüt und Persönlichkeit zu verändern? Und wer kann die Langzeitwirkung all dessen absehen? Vielleicht ist es besser, sich nur zu ducken und weiterhin Haferkleie und B_6 zu essen.

Langgehegte Gedanken geben wir nicht so leicht auf. Als Reaktion auf politische Revolutionen bekommen es die Menschen mit der Angst zu tun, graben sich ein und versuchen, an der alten Ordnung festzuhalten. Bei wissenschaftlichen Revolutionen ist das kaum anders. Unsere Art und Weise, über die Dinge nachzudenken, behagt uns. Was für ein großartiger Typ dieser Einstein war, sagen wir. Wir sind zu jung, um wissen zu können, wie verstört die Menschen durch die Formel $E = mc^2$ waren. Wahrscheinlich verstehen wir $E = mc^2$ nicht einmal, aber irgend jemand versteht es, denken wir, und in dem Maße, wie die Formel uns seit langem begleitete, wurde sie zu einem guten und sicheren Werkzeug, mit dem sich die Geheimnisse des Universums aufpolieren lassen. Als die neue Quantenphysik aufkam, leisteten wir unvermeidlich Widerstand. Obgleich etwas außerordentlich Aufregendes in Sicht war, ein neues, ausgeklügeltes Verständnis von Materie und Energie und ihrer fundamentalen Gleichheit, wollte ein Teil von uns nichts davon *hören*. Unsere Besorgnis rührt beileibe nicht von der Tatsache her, daß die neue Physik schwerer zu verstehen ist als die alte. Wann werden »sie« aufhören, die Regeln zu ändern, wollen wir wissen. Und wird jemals der Tag kommen, da die Wahrheit endgültig feststeht und als solche erkennbar ist?

Am Tag nach der Dinnerparty, auf der ich meine Kenntnisse über Gemütserkrankungen zur Diskussion gestellt hatte, dachte ich über den gefühlsmäßigen Widerstand nach, den viele Leute der Vorstellung entgegenbringen, Depressionen würden von Fehlfunktionen im Stoffwechsel des Gehirns ausgelöst. Einerseits finden wir sie faszinierend, andererseits aber, in einer tieferen Schicht, erschreckt sie uns. Depression eine Krankheit des Gehirns? Daß eine Prädisposition für diese Fehlfunktionen ererbt sein könne, scheint ein umfassendes Gefühl von, nun ... Vergeblichkeit noch zu verstärken. Vergiß, daß die Pharmakologie es erreicht hat, daß affektive Störungen heute erfolgreich behandelt werden – und vielleicht eines Tages verhindert werden können. Wenn vier rote Pillen auf dem Küchentisch emotionales Wohlbefinden bedeuten, ist dann Orwells Vision von der Menschheit wirklich noch in weiter Ferne?

KAPITEL 3

Was geschieht mit mir?

Selbst nach Jahren der Psychotherapie hatte ich weder bei mir noch bei irgendeinem meiner Verwandten wirklich eine Gemüts- oder Angsterkrankung erkannt. Wir waren einfach eine gewöhnliche neurotische Familie mit guten Wertvorstellungen und ehrbaren Absichten. Und doch hatte ich mehrmals, als ich über 20 war, und noch einmal, als ich über 30 war, einige höchst verstörende Erlebnisse. Ich brachte sie niemals mit Depressionen in Verbindung. Ich assoziierte sie mit rein gar nichts. Es waren zufällige Erlebnisse, die offensichtlich nichts mit mir zu tun hatten. Dieses Gefühl blieb trotz langer Psychoanalyse bestehen.

Die bestürzendsten Symptome waren Angst- und Panikanfälle, begleitet von Herzklopfen, Schwindelgefühlen, Schweißausbrüchen und überwältigender Furcht. Die Anfälle waren immer beängstigend unkontrollierbar; sie begannen Knall auf Fall und endeten Monate später so abrupt, wie sie begonnen hatten. Heute scheint mir, daß hinter diesen beunruhigenden Symptomen wahrscheinlich eine Gemütserkrankung lauerte. Ich kann mich erinnern, daß ich mich zu jener Zeit sehr sonderbar fühlte, als wäre ich die einzige, die solche Symptome hatte – als wären alle anderen in meiner Familie robust wie Eichen und als wäre ich irgendwie angekränkelt, ein schwächlicher Strauch, der den Winter nicht überleben würde.

Mein Vater pflegte zu sagen, er sei suchtkrank, und meinte, ich müsse ebenso sein, da ich seine »genetische Kopie« sei. Er habe hart daran gearbeitet, nicht in die Falle der Sucht zu tappen, und ich müsse mich ebenso verhalten. Das erklärte er mir, als ich 15 war und er mich im örtlichen Drugstore beim Rauchen einer *Lucky Strike* erwischt hatte.

Als Wissenschaftler war sich mein Vater des genetischen Zusammenhangs früher bewußt als die meisten anderen. Doch ich wollte ihm nicht glauben, sondern machte mich über seine gräßlichen Prophezeiungen lustig, und lehnte ein Leben wie das seine ab, ein Leben in Vorsicht, mit der Weigerung zu rauchen, mit seltenen

Reisen oder Abweichungen von der Routine, mit strengen Gewohnheiten wie einem Zehntel Liter Gin pro Tag. Er vermied Situationen, die ihm Angst hätten bereiten können, so beharrlich, daß er jahrelang kein Auto fuhr. Tatsächlich haben wir beide erst mit 40 Jahren diese gefährliche Tätigkeit aufgenommen. Und ich bemerkte mein Problem mit dem Autofahren erst, als der Mann, mit dem ich zu jener Zeit zusammenlebte, dagegen protestierte, daß er mich überall hinfahren mußte. Der Streit dauerte sieben Jahre.

Es bedurfte vieler analytischer Sitzungen, um jenes Auto-Problem leidlich zu bewältigen, das ich letztlich als Phobie einstufen würde, wenn ich mich auch lange Zeit gegen diese Bezeichnung sträubte. Ich war geschickt geworden in der Vermeidung von Situationen, die mir Angst bereiteten, einschließlich Reisen, bestimmter Formen der Geselligkeit (besonders Parties gingen mir auf die Nerven) und Autofahren. Ich leugnete das Ausmaß meiner Vermeidungen und hielt mich für beherrscht, motiviert und wohlorganisiert. Fünf Jahre lang lebte ich in einer ländlichen Gemeinde und ging entweder zu Fuß dorthin, wohin ich mußte, oder nahm ein Taxi. Ausflüge nach New York waren kurz und zielgerichtet: Ich fuhr hin, um meinen Analytiker aufzusuchen, und kehrte mit dem Abendzug zurück. Nachts lag ich oft wach. Schlaflosigkeit war für mich zu einer Lebensform geworden, und sie tauchte immer dann auf, wenn ich etwas Neues vor mir hatte, irgendeine Veränderung der Gewohnheiten, eine zusätzliche Anforderung oder eine neue Person, mit der ich mich treffen wollte.

Als ich meine Vergangenheit durchforschte, erinnerte ich mich, daß ich mehrere Jahre nach dem College einen sechsmonatigen Ansturm fast überwältigender Angst durchgemacht hatte. Der Anfall war dramatisch – was Psychiater als »spontan« bezeichnen, insofern kein besonderes Ereignis ihn ausgelöst zu haben schien. Es war im *Brooklyn Museum*, wo ich im Auftrag einer Zeitschrift gewesen war, als ein Schwindel mich mit solcher Heftigkeit erfaßte, daß ich mich hinsetzen und den Kopf zwischen die Knie nehmen mußte, um nicht ohnmächtig zu werden. Ein Angstanfall! Die starke Erregung, die in jenem Augenblick einsetzte, ließ fast auf den Tag genau sechs Monate lang nicht nach. Eines Morgens wachte ich auf, frei, Panik vorbei. Ich konnte wieder lesen, ich konnte wieder denken, ich konnte mich wieder entspannen und Freude empfinden. Aber was war geschehen? An einem Punkt hatte eine Ärztin mir geraten, einen Psychiater aufzusuchen. Das hatte ich abgelehnt. Ich war 23 Jahre alt und wollte keinen weiteren Beweis dafür, daß ich (wie ich es in jener Zeit oft empfunden hatte) eine Kandidatin für die »Klapsmühle« sei.

Habe ich auch nur meinen Eltern diese Erlebnisse jemals beschrieben? Wahrscheinlich nicht. Ich war eine junge Frau, die versuchte, in New York auf eigenen Füßen zu stehen. Meine Einstellung lautete: »Du mußt diese Sache in den Griff kriegen. Versuch, drüber zu stehen.« Zu jener Zeit wußte ich nicht, daß eine meiner Tanten an einer Gemütskrankheit litt, die sie zu einem Suizidversuch treiben sollte. Und ich erfuhr erst, als ich über 40 war, daß mein Urgroßvater sich zu Thanksgiving auf dem Dachboden umgebracht hatte.

1972, ein Jahr nach Beendigung meiner Ehe, traten die Paniksymptome wieder auf, nur daß sie diesmal mit einem unkontrollierbaren Tränenausbruch begannen. Nach der Feier zum sechsten Geburtstag meines jüngsten Kindes begann ich zu weinen und konnte mehrere Stunden nicht aufhören. Ich fühlte mich unerträglich hoffnungslos – und hatte keine Ahnung, weshalb. Außerdem hatte ich schreckliche Schuldgefühle.

Diese Episode brachte mich schließlich in die Analyse. Wir begannen unsere Gespräche mit den Ereignissen jenes Abends, an dem der letzte Anfall aufgetreten war. Ich hätte mich mit meiner kleinen Tochter identifiziert, meinte der Analytiker. Vielleicht sei ihr am Abend ihres Geburtstages ein Ereignis widerfahren, das mir im selben Alter zugestoßen sei.

Monatelang suchten wir in den bruchstückhaften Erinnerungen meines sechsten Lebensjahres, fanden aber nichts. Die Panikanfälle hatten sich zu einer allgemeinen Agoraphobie ausgeweitet, die so schwer war, daß ich kaum lange genug im Supermarkt bleiben konnte, um meine Einkäufe zu erledigen. Kino- und Restaurantbesuche wurden unmöglich, auch Schlangestehen in der Bank. Der Raum, in dem ich mich frei bewegen konnte, wurde enger und enger. Glücklicherweise konnte ich als Schriftstellerin in der Sicherheit meines Arbeitszimmers tätig sein. Herzklopfen, Zittern und die Schwierigkeiten in der Gesellschaft von Menschen ließen etwa sechs Monate später nach, genau wie beim ersten Anfall. Ich dachte, meine Wiederherstellung sei das Ergebnis meiner Analyse.

Heute bin ich mir dessen längst nicht mehr sicher.

Angst und Phobie: im Gehirn oder in der Psyche?

Zwei Millionen Amerikaner sind irgendwann einmal von Panikproblemen betroffen, die vor kurzem als eine besondere Form von Ängsten klassifiziert worden sind. Heute meinen einige Wissenschaftler, daß Panikprobleme zum Teil in den Bereich der Medizin und zum Teil in den der Psychologie gehören. Jeffrey Jonas, in der Forschung tätiger Psychiater am *Fair Oaks Hospital* in Summit, New Jersey, erklärt, der Erfolg der Biopsychiatrie bei der Behandlung panischer Zustände habe dazu geführt, die psychodynamischen Theorien zu dieser Angstform »rasch aufzugeben«.

Die Biopsychiater mögen sie aufgegeben haben, doch viele Therapeuten sicherlich nicht. Dabei weiß man heutzutage viel mehr über diese Krankheit. Sie hat einen bestimmten Verlauf, und sie spricht auf eine spezielle Behandlung an. Es ist eine der am leichtesten medikamentös zu behandelnden psychiatrischen Störungen, aber die meisten Menschen schlagen sich monatelang, selbst jahrelang mit ihr herum.

»Anders als ein Mensch mit einer allgemeinen Angsterkrankung, der mehr oder weniger immer ängstlich ist, überfällt den Patienten mit Panikproblemen Angst in plötzlichen und unvorhersehbaren Ausbrüchen«, erklärt Jack Gorman vom *Columbia College of Physicians and Surgeons.* Das war genau die Art von Panik, die mich um die 20 und noch einmal um die 30 heimgesucht hatte. Hätte ich doch damals schon gewußt, was mir da widerfuhr. Es wäre eine solche Erleichterung gewesen, zu wissen, daß ich nicht verrückt wurde!

Gorman berichtet von einer Neurochirurgin, die ihren ersten Panikanfall hatte, als sie eines Tages auf dem Weg zur Arbeit über eine Brücke fuhr. »Plötzlich fühlt sie, wie ihr Herz hämmert, sie hat das Gefühl, daß sie außer Atem ist, und es schüttelt sie, sie zittert und ist sicher, einen Herzanfall zu haben.«[2] Sie unterbrach ihre Fahrt auf der langsamen Fahrspur, und als sie in ihrer Klinik ankam, überzeugte sie das Personal der Notaufnahme, daß sie einen Herzanfall gehabt habe. Ein Elektrokardiogramm und mehrere Blutuntersuchungen fielen normal aus. Sie war erleichtert, aber damit war die Angelegenheit noch nicht zu Ende. Sie hatte weiterhin die schrecklichen Anfälle, die jeweils zwanzig Minuten dauerten. Und sie kamen überall – zu Hause, bei der Arbeit, im Auto. Bald wartete sie auf den nächsten Anfall; »antizipatorische Angst« nennen es die Psychiater. Sie begann die Plätze zu meiden, wo sie Anfälle gehabt hatte, und sie konnte schließlich nirgendwohin gehen, wenn nicht jemand aus ihrem Freundeskreis sie begleitete. Das nennt man eine *Agoraphobie*. Sie ist praktisch immer das Endergebnis von Panikanfällen, die nicht psychiatrisch behandelt werden.

Seit den späten sechziger Jahren ist bekannt, daß Paniksymptome sich mittels Medikamente innerhalb weniger Wochen beheben lassen. Die meisten antipanischen Medikamente sind Antidepressiva. Sie lindern die Symptome so dramatisch, daß Biopsychiater sich fragen, warum Psychotherapeuten ihre Patienten immer noch mit den alten Kindheitstheorien über die Angst zu bombardieren versuchen. Doch Untersuchungen haben gezeigt, daß die meisten Menschen mit Panikproblemen keine Medikation erhalten.

Phobie ist eine andere Form der Angst. Phobien beruhen auf irrationalen Ängsten vor spezifischen Ereignissen oder Situationen, auf Ängsten, die so quälend werden, daß die Betroffenen allen Situationen, die sie fürchten, aus dem Weg gehen. Um als echte Phobie eingestuft zu werden, muß die Angst das alltägliche Leben ernsthaft beeinträchtigen. »Ein Mensch, der sich vorm Fallschirmspringen fürchtet, hat keine Phobie, denn die meisten von uns leben sehr gut, ohne aus Flugzeugen zu springen«, schreibt Jack Gorman in *The Essential Guide to Psychiatric Drugs*, einem Buch, das für professionelle Leser und Laien gleichermaßen hilfreich ist.[3]

In den letzten Jahren ist die Phobie in drei Formen eingeteilt worden. Die *Agoraphobie* ist, wie wir gesehen haben, eine Komplikation der Panikgefühle. Sie wird zusammen mit Panikanfällen behandelt; wenn die Panikgefühle schwinden, wird mit der Agoraphobie bald das gleiche geschehen. Die Behandlung mit Medikamenten ist so effektiv, daß niemand Monate und Jahre unter dieser Krankheit zu leiden braucht.

Die *einfache Phobie* ist die Angst vor etwas sehr Spezifischem – vor Höhe, Wasser, knurrenden Hunden. Es haben so viele Kinder derartige Ängste, daß die meisten Kliniker sie für eine normale Phase der Entwicklung halten. Es gibt keine medikamentöse Behandlung für einfache Phobien, sie sprechen meistens auf Psychotherapien an.

Sozialphobie ist die Angst vor sozialen Situationen – Reden vor einer Gruppe, auf Parties, freies Sprechen in der Klasse. Nach Gorman können manche Menschen mit dieser Krankheit sich völlig verkrampfen, wenn sie vor den Augen eines Bankangestellten einen Scheck unterschreiben sollen. »Immer wenn sie fürchten, beobachtet zu werden«, schreibt er, »bekommen Menschen mit sozialen Phobien extreme Angst, haben Herzklopfen, zittern und erröten. Dann glauben sie, die Leute könnten sehen, wie sie zittern und erröten, und sie werden noch nervöser.«

Die Sozialphobie wurde üblicherweise als »Darstellungsangst« bezeichnet, und viele Menschen verbrachten Jahre in Therapie, um sie zu überwinden. Ich kannte eine wundervolle Violinistin, die ohne Probleme in einem Symphonieorchester spielen konnte, aber absolut nicht in einem Kammerorchester. Plötzlich wurde alles zu klein, zu dicht, zu sichtbar, und sie zitterte so sehr beim Bogenstrich, daß sie alles verdarb. Und doch konnte sie ihren Lebensunterhalt verdienen, indem sie im Symphonieorchester spielte, denn dort wurde ihre Phobie nicht ausgelöst. Als letztes hörte ich von ihr, daß sie an dem Problem fünf Jahre lang mit einem Therapeuten gearbeitet hat. Sie liebte die Kammermusik und wünschte sich verzweifelt, in einem solchen Orchester zu spielen.

Kürzlich stellte sich heraus, daß Sozialphobien gut auf eine medikamentöse Behandlung, idealerweise in Kombination mit einer Psychotherapie, ansprechen. Kapitel 8 enthält Einzelheiten der Medikation bei Phobien und Panikproblemen.

Viele Menschen mit Panikproblemen haben Verwandte, die auch daran oder an Gemütserkrankungen gelitten haben, vielleicht sogar an beidem. Gabrielle erzählte, sie habe nie gewußt, daß sie Angstprobleme hatte – einschließlich einer Sozialphobie –, bis sie sich einer Behandlung mit Antidepressiva unterzogen habe. Plötzlich verschwanden die Probleme. Sie konnte auf Parties gehen und sich frei unter Leute mischen. Sie konnte unhöflichen Taxifahrern die Stirn bieten und ihre Bank zu schneller Reaktion veranlassen, wenn auf ihrem Konto etwas nicht stimmte. Verhaltensweisen, die ich gewöhnlich als Abhängigkeitsprobleme ansah – die Unfähigkeit, sich zusammenzureißen und für sich selbst zu sorgen –, sind bei Menschen mit Sozialphobien erstaunlich gut behandelbar. Der schüchterne, zum Rückzug geneigte Mensch scheint sich über Nacht aufzurichten, wie eine Pflanze, die plötzlich Wasser bekommt.

Nach Hudson und Pope sind solche Probleme stark aufeinander bezogen und erstrecken sich über Generationen, so daß depressive Menschen damit rechnen müssen, daß ihre Kinder Panik- oder Depressionsprobleme haben oder anfällig werden für Süchte. Es sollte gelingen, mit dem neuen biologischen Verständnis von Gemüts- und Angstproblemen so vertraut zu werden, daß wir auf entsprechende Anzeichen achten – genau wie wir auf Masern und Windpocken bei unseren Kindern achten.

Bei der Lektüre über Hudsons und Popes neuer Spektrums-Hypothese dachte ich zum erstenmal darüber nach, wie all diese Krankheiten – Depressionen, Panikgefühle, Sozialphobien – in meiner eigenen Familie aufgetaucht sind. Offenkundig hatten meine Kinder nicht nur die Gene ihres Vaters, sondern auch meine geerbt. Gabrielles Depression war keineswegs eine kleine Insel in unserer Familie, so wenig wie die ihres Vaters in seiner Familie und so wenig, wie meine Panikgefühle und periodischen Gemütsprobleme isolierte Vorfälle in *meiner* Familie sind.

Ist das eine deprimierende Nachricht oder eine hoffnungsvolle? Ich meine, eine hoffnungsvolle. Die neuen Behandlungen dieser Krankheiten sind so effektiv, daß Menschen mit extremen Phobien und schweren Gemütserkrankungen kein gestörtes Leben mehr führen müssen.

Und sie müssen auch nicht Monate und Jahre in Therapie zubringen, um Erleichterung zu finden.

Und sie sollten sich nicht wie Parias fühlen – weder in ihren Familien noch draußen in der Welt. Es sind genetische Krankheiten, für die sie – wie Arnold Cooper seinen Kollegen zu erklären versuchte – nicht verantwortlich sind. Die Frage ist, wie man klären kann, was verkehrt läuft. Menschen mit Panikzuständen sollten nicht voller Angst zu Kardiologen rennen müssen. Menschen mit Depressionen sollten sagen können: »Oh, *ich* weiß, was mit mir los ist. Ich bin deprimiert!« Und dann sollte ihnen geholfen werden.

Depression: die Erfahrung

Joann war 38, als sie von einer depressiven Krankheit befreit wurde, die sie während ihres ganzen Erwachsenenlebens gequält hatte. Bevor ihr schließlich geholfen wurde, fühlte sie sich bedrückter als je zuvor. »Ich befand mich in einem qualvollen Zustand, gefangen in einer marternden, unaufhörlichen seelischen Pein, die mit jedem Tag schlimmer wurde. Ich konnte kein Ende in jener Schwärze sehen, die mich verschlang, und ich wußte, ich würde es nicht mehr lange aushalten.«[4]

Solch eine Schwärze kann durch ein besonders belastendes persönliches Ereignis ausgelöst werden, sie kann aber auch aus dem Nichts auftauchen. Oder sie kann, wie in Joanns Fall, so heimtükkisch herankriechen, daß die Krankheit nie richtig erkannt wird.

»Nichts war geschehen, daß ich mich so schrecklich hätte fühlen müssen«, schreibt sie. »Dennoch war aus meinem Leben langsam jede Farbe gewichen – so allmählich, daß ich nicht bemerkte, wie es geschah. Auf einmal bot kein Tag mehr irgendeine Freude. Es war kein Vergnügen, morgens aufzustehen, mit Freunden zusammen zu sein oder eines der tausenderlei Dinge zu tun, die ich so gern tue. Alles, was sich vor mir ausdehnte, waren schmerzliche Einsamkeit und Leere. Nichts hatte Bedeutung. Nichts machte Spaß. Ich wünschte mir verzweifelt, wieder lachen zu können und vergnügt zu sein, aber die Qual wurde immer schlimmer.«

Bemerkenswerterweise arbeitete Joann weiter. Zuerst war die Arbeit eine Zerstreuung, eine Möglichkeit, ihr Bewußtsein von ihren Problemen freizuhalten. Aber schließlich wurde sie zum bloßen Selbstzweck, als sie nur noch den Schein von Normalität aufrechtzuerhalten suchte. Im Büro wich sie den Leuten aus. »Es wurde furchtbar wichtig für mich, meine Qual vor jedermann zu verbergen, zumal ich sie nicht erklären konnte. Ich bemühte mich angestrengt, meine Emotionen unter Kontrolle zu halten. Ich verstand nicht, was mit mir geschah, und ich hatte das Gefühl, daß sowieso niemand es verstehen würde.«

Bleibt eine depressive Phase unbehandelt, wird sie immer schlimmer. Nach einer Weile konnte Joann nicht weiter vortauschen, es sei alles in Ordnung mit ihr. Sie vergaß vieles, vermied Telefongespräche, wurde immer reizbarer. »Briefe, Telefonanrufe und Anfragen begannen sich zu häufen. Ich war so durcheinander, daß ich nicht mehr vorspiegeln konnte, alles zu erledigen. Ich konnte mich beim Lesen nicht mehr richtig konzentrieren. Selbst geringfügige Erledigungen kamen mir allmählich sehr schwierig vor.«

Joann meinte, der Umgang mit Menschen sei immer eine ihrer

Stärken gewesen, doch nun mißverstand sie die anderen und überbewertete belanglose Ereignisse. Alles brachte sie zum Weinen, selbst in aller Öffentlichkeit.

Schließlich setzte Selbsthaß ein. »Ich begann, mich für eine furchtbar schlechte Arbeiterin zu halten, die die Leute lange Zeit hatte an der Nase herumführen können, die sich aber letztlich als dumm und faul erweisen würde, als jemand, der seine Arbeit nicht bewältigen konnte.« Das Leben wurde zu einem »langen Nebelschwaden«. An diesem Punkt brachte Joann es kaum über sich, aus dem Bett zu steigen und ins Büro zu gehen. Dort verbrachte sie ihre Tage wie erstickt von Angst und Furcht, und wenn sie nach Hause kam, fühlte sie sich völlig erschöpft. »Ich kochte nicht mehr, machte nicht mehr sauber, führte selbst den Hund nicht mehr aus. Ich nahm ab. Schlafen wurde meine einzige Zuflucht, und ich versuchte, soviel wie möglich zu schlafen. Nie wachte ich wirklich erfrischt auf. Im schlimmsten Fall schreckte ich am frühen Morgen aus dem Schlaf und hatte das Gefühl, mein Magen zöge sich zusammen.«

Daß eine solche totale Verzweiflung innerhalb von drei oder vier Wochen beseitigt werden kann, ist schwer zu glauben, aber genau das war der Fall. Joann suchte schließlich einen Psychopharmakologen zwecks Untersuchung auf. Ihr Therapeut hatte es ihr seit Monaten geraten, aber Joann hatte Bedenken gehabt. Doch es war ihre letzte Hoffnung. Wenn der Psychiater ihr nicht helfen könnte, was sollte sie *dann* tun?

Aber der Psychiater konnte ihr helfen. Nachdem er ihre Krankengeschichte sorgfältig aufgenommen hatte, »setzte er das Gesamtbild zusammen«, erklärte sie. Er hatte Angaben über Gemütsstörungen in ihrer Kindheit und Jugend gesammelt, auch über Gemüts-, Angst und Suchtprobleme in ihrer Verwandtschaft. Eine gründliche Untersuchung dieser Art dauert mehrere Stunden. Eine große Menge an Daten muß erhoben werden, um die Art der krankmachenden Depression feststellen zu können. Anhand dieser Erhebung wie auch der Familiengeschichte läßt sich die Medikation bestimmen, die am wahrscheinlichsten wirken dürfte.

Innerhalb eines Monats nach Beginn der Behandlung mit Antidepressiva spürte Joann, wie die bleiernen Symptome ihrer Depression sich milderten. Rückblickend frappierte sie, wie zuvor alles völlig verwirrend gewesen und wie klar es jetzt war. Weder sie, ihre Freunde noch ihr Therapeut hatten verstanden, was sich bei ihr abspielte, und das war monatelang so gegangen. »Ich bin eine intelligente Frau«, sagt sie. »Warum erkannte ich meine Symptome nicht und wußte nicht, daß ich eine Krankheit mit Namen Depression hatte? Warum sah ich keinen Zusammenhang zwischen dieser Phase und ähnlichen, wenn auch nicht so gravierenden in der Vergangenheit?«

Ein verwirrendes Erlebnis

Der auf so vielfältige Weise benutzte Begriff Depression kann ungenau sein. In der Umgangssprache bezeichnet er einen Zustand des »Tiefs« oder der Niedergeschlagenheit, den jeder von Zeit zu Zeit erlebt. Aber in der Psychiatrie[5] bezieht er sich auf die Unfähigkeit, überhaupt Freude zu empfinden. Dies leere, hoffnungslose Gefühl ist klinisch als *Anhedonie* bekannt. Menschen, die es erleben, können es meistens nur in Metaphern beschreiben. »Es ist wie eine schwarze Wolke«, erklären sie. »Es schneidet einen von allem ab.«

Anhedonie ist ein Hauptsymptom der Depression. Ein anderes ist die Schwierigkeit, sich zu konzentrieren, was dazu führt, daß man das Interesse an den Dingen verliert, die man einmal als anregend gefunden hat. »Der Patient langweilt sich sehr leicht«, sagt Dr. Max Hamilton.

Der Patient mag es als Langeweile beschreiben, aber diese Empfindung oder besser dieser *Mangel* an Empfindung ist Depression. »Objektiv erscheint sie als ständig wachsende Abneigung, an normalen Aktivitäten teilzunehmen«, erklärt Hamilton in einem Lehrbuch der Psychiatrie.[6] Es wird schwieriger, die Arbeit zu bewerkstelligen. Die Konzentration läßt nach, Entscheidungen werden aufgeschoben, und die große Anhäufung unerledigter Aufgaben nimmt ihren Anfang: Wäsche, Rechnungen, Steuern. »Die Arbeit sammelt sich schließlich so an, daß der Patient sie nicht mehr überblicken kann und aufgibt.«

Interessanterweise, so Hamilton, gehen depressive Frauen ihrer Arbeit viel länger nach als depressive Männer. »Selbst wenn sie den Zustand erreichen, bei dem Männer ihre Arbeit völlig aufgeben, machen Frauen oft auf einer minimalen, planlosen Stufe weiter«, schreibt er.

Wann sind Depressionen »schwer«?

Psychotische Depression und *neurotische* Depression sind weitgehend ungebräuchlich gewordene Begriffe. Psychose ist ein Zustand, der durch Realitätsverlust gekennzeichnet ist. Manche Depressionen sind zwar so gravierend, daß sie »psychotische« Symptome wie zum Beispiel Halluzinationen hervorrufen, aber bei den meisten ist das nicht der Fall.

Das Attribut *schwer* bedeutet, daß die Depression das Leben beeinträchtigt und ihre Symptomatologie lebhaft ist. Für jemanden, der sich mitten in einer schweren Depression befindet, gibt es kein Entrinnen. Die Gemütsveränderung ist starr – und beständig. Die kleinen täglichen Freuden sind dahin. Auch die großen Aufregungen werden flach. Was auch geschieht, ein Mensch mit einer schweren Depression kann sich darüber einfach nicht sehr »aufregen«.

Dr. Francis M. Mondimore hat festgestellt, daß die Betroffenen häufig den Beginn der Veränderung datieren können. Eines Tages fühlen sie sich ganz anders, nicht wie gewohnt, als wären sie nicht mehr die alten. Manche sagen, daß sie sich nicht wirklich deprimiert fühlen. »Gewöhnlich scheinen sie zu meinen, daß sie nicht traurig sind, es ihnen nicht nach Weinen zumute ist, aber sie sind sicherlich unglücklich«, bemerkt Mondimore. »Sie scheinen sich einfach elend zu fühlen, sehr reizbar und leicht erregt, ungeduldig und ruhelos, unfähig, sich zu entspannen, unfähig, über irgend etwas oder irgend jemanden etwas Freundliches zu sagen.«[7]

Eine schwere Depression ist jeden Tag da. Sie ist durchdringend, tritt überall störend in Erscheinung. »Manche Patienten stellen fest, daß die Gemütsveränderungen als unerfreuliche Träume selbst in ihren Schlaf eindringen. Themen wie Tod, Verlust und Schmerz sind häufig«, berichtet Mondimore in seinem Buch *Depression: The Mood Disease*. Er erinnert daran, daß Abraham Lincoln, der unzweifelhaft an einer Gemütserkrankung litt, während seiner Depressionsphase, Träume von Tod und Sterben hatte. »Kurz vor seiner Ermordung sagte er zu seiner Frau, er habe geträumt, wie er einen Leichnam finde, der im Ostzimmer des Weißen Hauses aufgebahrt sei. Ob dies eine Art mystischer Offenbarung seines eigenen bevorstehenden Todes war, möchte ich den Parapsychologen überlassen, aber es war sicher ein typisches Depressionssymptom.«[8]

Schwer depressive Menschen sind zwanghaft mit Gedanken

und Themen beschäftigt, die sie vor ihrer Erkrankung nicht behelligten. Frauen mit Kindern geraten in Sorge über ihre Fähigkeit als Mutter. Als ich am Abend von Rachels sechstem Geburtstag den Weinkrampf hatte, war ich von Gewissensbissen überwältigt. Plötzlich – aus dem Nichts – tauchte das Gefühl auf, ich sei eine schreckliche Mutter. Im allgemeinen hatte ich mich als Mutter immer kompetent gefühlt, daher stellte diese Erfahrung eine deutliche und dramatische Veränderung dar. Plötzlich war ich aufs äußerste geplagt von krankhaften Schuldgefühlen über mein Unvermögen, meine Kinder gut zu versorgen.

Wer an einer schweren Depression leidet, muß erleben, daß sein Bewußtsein unablässig zu denselben unerfreulichen Dingen zurückkehrt. »Obgleich sie versuchen, solche Gedanken aus ihrem Bewußtsein zu verbannen, wird ihre geistige Aktivität gleichsam von einer Kraft wie Magnetismus oder Schwerkraft zu demselben deprimierenden Thema hingezogen«, erläutert Mondimore. In der Psychiatrie werden solche Gedanken obsessiv genannt.

Bei manchen Menschen sind die Symptome niemals so gravierend, daß sie deshalb einen Arzt aufsuchen. »Sie machen einfach weiter in ihrem Elend und denken vielleicht, daß alle sich so schlecht fühlen wie sie selbst, daß sie selbst es aber nicht so gut verbergen können wie die anderen«, meint Mondimore. »Sie gewöhnen sich so an ihr chronisches Elend, daß sie einfach damit zu leben lernen.«[9]

Dysthymie (Neigung zu traurigen Verstimmungen) ist der Terminus für diese Art der Depression: Die Vorsilbe *dys-* bedeutet abnorm oder beeinträchtigt, und die Wurzel *-thymie* bezieht sich auf das Gemüt. Dysthymische Störung ist eine neue Klassifizierung der Depression. Dysthymie ist nicht so gravierend wie schwere Depression, aber eine solche Episode dauert länger. Um den diagnostischen Kriterien zu entsprechen, muß eine Person *mindestens zwei Jahre lang die meiste Zeit* depressiv sein. Viele Symptome der chronischen Depression sind, wenn auch weniger gravierend, die gleichen wie die der schweren Depression: Appetitverlust, Schlafstörungen, geringe Energie, niedriges Selbstwertgefühl.

Ist es wirklich so wichtig, welche Art von Depression jemand hat? Ja, denn die genaue Diagnose hilft, zu bestimmen, welches Medikament mit der größten Wahrscheinlichkeit zur Besserung beiträgt. Nicht jede Art von Antidepressivum wirkt bei jeder Form von Depression. Der Arzt muß wissen, was er zu tun hat.[10]

Anzeichen und Symptome: »Phantom«schmerzen

Ärzte wissen, daß viele der Patienten, die mit Klagen über Kopfschmerzen und Magenschmerzen zu ihnen kommen, in Wirklichkeit an Depressionen leiden. Ihre flüchtigen und weniger flüchtigen Störungen sind als »Phantome« beschrieben worden, weil man in der Vergangenheit nicht davon ausging, daß sie organisch begründet sind.

Heute haben die Forscher eine andere Vorstellung von den körperlichen Schmerzen und Qualen, die so häufig Begleiterscheinungen der Depression sind. Nach ihrer Auffassung sind sie systemische Reaktionen auf den sinkenden Neurotransmitterspiegel. Eine gründliche körperliche Untersuchung kann klären, ob Schmerzen durch Depressionen oder andere Störungen verursacht werden. Das übrige Krankheitsbild läßt sich durch Angaben in einem der ausgeklügelten neuen Depressionsfragebogen ausfüllen, wie Psychopharmakologen sie neuerdings benutzen.

Körperlich kann die Depression den Speichelfluß mindern; tatsächlich kann sie *alle* gastrointestinalen Vorgänge verlangsamen.[11] Es ist nach Hamiltons Beobachtungen kein Wunder, daß der depressive Zustand von Mundtrockenheit, Magenschmerzen, Druck im Unterleib und veränderten Darmfunktionen begleitet wird. In gewisser Weise ist der Verdauungstrakt *selbst* depressiv, genau wie das Immunsystem. Sämtliche Systeme sind einfach abgestellt.

Das früheste gastrointestinale Symptom der Depression ist eine leichte Abnahme des Appetits, die manchmal von einem schlechten Geschmack im Mund begleitet wird. Essen wird immer weniger interessant. Der Depressive muß sich selbst zum Essen zwingen. Wenn die Krankheit sich verschlechtert, kann es sein, daß er überredet werden muß, überhaupt zu essen.

Andere Depressive stellen das Essen aus einem anderen Grund ein: aus Schuldgefühlen. Manchmal haben Menschen das Gefühl, wegen ihrer Schlechtigkeit verdienten sie es nicht zu essen. Die Weigerung, überhaupt zu essen, ist ein Anzeichen für eine fortgeschrittene Depression; sie kann auch für *Anorexia nervosa* symptomatisch sein.

Desinteresse am Essen führt zu Gewichtsverlust, obgleich er auch bei Menschen auftritt, die ihre Eßgewohnheiten nicht geändert haben. Freunde bemerken die hageren Gesichter und locker sitzenden Kleider. Frauen neigen leider dazu, das Symptom der Gewichtsabnahme zu begrüßen. Sie erleben vielleicht sogar aufgrund der Tatsache, daß sie dünner geworden sind, vorübergehende Stimmungsaufhellungen. Eine Freundin kam eines Tages bei mir vorbei und sah wesentlich dünner aus als noch wenige Wochen zuvor. Sie wußte, daß sie depressiv war, schob aber die Gewichtsabnahme beiseite und meinte, sie habe ohnehin ein wenig abnehmen wollen. Zunächst einmal war sie keine schwergewichtige Frau. »Wieviel hast du abgenommen?« fragte ich. »Zehn Pfund«, sagte sie. »Naja, wahrscheinlich sind es eher fünfzehn.«

Dann gibt es die eher seltene, »atypische« Form der Depression, bei der die Betroffenen dazu neigen, zuviel zu essen und zu schlafen.

Libidoverlust geht mit den meisten Depressionen einher. Männer können Erektions- und Ejakulations-Probleme haben und auch vollständig impotent werden. Frauen können anorgastisch werden. Verlust des Verlangens tritt bei Männern wie bei Frauen auf. Hamilton zufolge ist mangelndes Interesse am Sex eines der zuerst auftretenden depressiven Symptome und nicht selten eines von denen, die zuletzt verschwinden, wenn es dem Patienten besser geht.

Psychomotorische Retardierung, ein furchteinflößender klinischer Terminus, beschreibt den von der Depression ausgehenden Effekt der Verlangsamung bei etwa der Hälfte der Betroffenen. (*Retardierung* hat hier die wörtliche Bedeutung von »verlangsamt« und hat nichts zu tun mit dem Terminus *geistige Retardierung,* der sich auf einen niedrigen IQ bezieht.) In den frühen Stadien mögen die Anzeichen der Retardierung schwer faßbar sein. Es kommt zu einer leicht verminderten Beweglichkeit des Gesichtsausdrucks, einem leichten Abflachen der Stimme, einer gewissen Steifheit in der Körperhaltung. In seinen Interviews prüft Hamilton depressive Patienten auf eine mögliche Retardierung, indem er eine Weile schweigt. In einer solchen Situation geraten die meisten Leute in immer größere Verwirrung, bis sie sich schließlich genötigt fühlen, das Schweigen zu brechen. Nicht aber retardiert Depressive. Diese Patienten »sitzen schweigend und still, augenscheinlich in ihre jammervolle Zwangsgedanken versunken und ohne jede Reaktion auf diesen Verstoß gegen das gute Benehmen.«

Von Angst begleitete Depressionen geben den Betroffenen ein

Gefühl von Erregtheit. Drei von vier depressiven Frauen sind eher agitiert als retardiert. Hat die Angst dramatische Ausmaße, wird sie häufig als primäre Krankheit angesehen. So kann die zugrunde liegende Depression – oftmals das Hauptproblem – unentdeckt bleiben.

Zu den weniger häufigen Depressionssymptomen gehören unbestimmte und fehlgedeutete paranoide Ideen. Sie treten bei einem von zehn Patienten auf, erklärt Hamilton, und kommen gewöhnlich nur durch sorgfältiges Befragen ans Licht.

Obsessive negative Gedanken – »Mein Leben ist ein einziger Abfallhaufen, und jeder weiß es« – stellen sich mit dem Ausbruch der Depression ein und verschwinden mit der Genesung. Manchmal begleiten Zwangsrituale – Händewaschen, Nachprüfen, Abzählen – die Depression und verschwinden gleichfalls mit der Behandlung. Tatsächlich sprechen vollentwickelte obsessiv-zwanghafte Störungen oft dramatisch auf Antidepressiva an, und das hat Wissenschaftler auf den Gedanken gebracht, daß hinter ihnen vielleicht ähnliche Abnormitäten im Gehirn stehen wie hinter einer Depression.

Alles entgleitet

Eines der schwerwiegendsten Symptome der Depression ist der Verlust kognitiver Fähigkeiten. So meint Hamilton: »Es kommt zur Verlangsamung oder zu Schwierigkeiten zu denken, häufig begleitet von Gedankenarmut, deren sich die Patienten wohl bewußt sind.« Manche klagen nicht so sehr über eine Verlangsamung oder Unfähigkeit zu denken, »als vielmehr darüber, daß die Gedanken sich immerzu im Kreis drehen«. Viele Kranke, die es noch schaffen, ins Büro zu gehen, können dort nicht sonderlich viel Arbeit erledigen, weil sich ihr Denken verlangsamt hat. Ein von mir interviewter Mann erzählte mir von einer Frau, die brillant gewesen sei, als er sie anstellte, dann aber in ihrer Arbeit immer langsamer zu werden schien. »Ich konnte sie nur dazu bringen, ihre Arbeit zu tun, wenn ich buchstäblich hinter ihr stand, und selbst dann hatte sie noch Probleme damit.«

Ich fragte, ob sie Probleme mit Alkohol oder Drogen gehabt habe. »Ich konnte nichts dergleichen entdecken«, erklärte er. »Sie roch nicht nach Alkohol, hatte niemals rote Augen oder erweiterte

Pupillen, war niemals flatterig. Da war nur diese Verlangsamung, so als säße sie hinter Glas.«

Einmal erschien die Frau eine Woche lang nicht zur Arbeit, und obgleich sie pflichtbewußt anrief, war es weder ihrem Chef noch ihren Mitarbeitern klar, *warum* sie fortblieb. »Eine der Sekretärinnen brauchte etwas aus ihrem Schreibtisch und fand all diese Schuhe«, sagte ihr Chef. »Viele Leute tun das, sie tragen Turnschuhe auf dem Weg zur Arbeit und haben die anderen im Büro stehen, aber das hier sah aus, als sei Imelda Marcos Amok gelaufen. Irgendwie konnte Katy ihre Arbeit nicht organisieren, und dabei war sie zu Anfang fabelhaft. Das ist mir einfach ein Rätsel.«

Man kann sich leicht vorstellen, daß viele Arbeitgeber über den Nebel irritiert sind, der sich periodisch auf Menschen senkt, die zu anderen Zeiten ausgezeichnet arbeiten. Gleichermaßen rätselhaft ist es für Menschen, die sich ins Büro schleppen und dort etwas vortäuschen, in der Hoffnung, »diese Sache« werde vorübergehen.

Jim Daily, ein Mann mit langwieriger chronischer Depression, schildert lebhaft die Auswirkung der Erkrankung auf seine Tätigkeit als Rechtsanwalt. Er hatte von Anfang an Mühe, sich auf seinen Beruf »einzustellen«, meinte er, und er habe sich nie den Grund erklären können. »Die Leute sagten mir immer wieder, das könne ich ohne weiteres. Das bewiesen auch die Ergebnisse der Standardtests. Aber über die Jahre war es äußerst anstrengend, sich zu bemühen und immer zu scheitern und dabei gerade zu überleben.«

Jims Problem war nicht seine Intelligenz. »Ich verfüge über ausgezeichnete Schreibfertigkeiten – Wortschatz, Grammatik, Interpunktion, kann mit Worten umgehen, wie die Leute sagen –, aber ich brauche eine absurd lange Zeit, wenn ich etwas Schriftliches produzieren soll. So als hätte ich keinen effizienten Zugang zu meinem Wissen, wenn ich versuche, aus den gesammelten Informationen etwas Kohärentes zusammenzustellen.«

Jim hat sein Leben lang unter diesem Problem gelitten, und es war ihm sein Leben lang ein Rätsel. »Ich eile durch die Standardtests und lande immer bei 98 Prozent, und trotzdem bin ich beim Geschichtsexamen im College glatt durchgefallen – alles Fragen mit Aufsatzcharakter. Die Qual im Zusammenhang mit dem Schreiben kann ich gar nicht übertreiben – die endlosen Stunden, innerlich blockiert, konfus, unfähig, Gedanken ins Bewußtsein aufsteigen zu lassen, geschweige denn, sie zu Papier zu bringen.«

Für Jim ist die Vorbereitung juristischer Texte ungeheuer schwierig. »Manchmal bin ich von der Anstrengung, meine Schreibhemmung zu durchbrechen, ganz erschöpft. Die Zeit vergeht, ich habe nichts vorzuweisen, und der Streß ist furchtbar.« Und dabei hat er hart daran gearbeitet, sein Problem in seine Einzelheiten zu zerlegen – um angeben zu können, wo seine Fertigkeiten intakt sind und wo die Depression sich störend bemerkbar macht. »Ich kann konkrete Informationen sehr gut in kleinen Portionen verarbeiten, und ich kann mich der Sprache sehr gut in derselben Weise bedienen«, erklärt er. »Ich kann in schneller Folge Fragen zu einem bestimmten Gegenstand beantworten, aber ich habe große Probleme zu antworten, wenn man mich auffordert, alles zu sagen, was ich über ebendiesen Gegenstand weiß.«

Verhangenes Denken

Neurologen können seit kurzem angeben, in welcher Weise die Depression unser Denken und Erinnern beeinträchtigt. Gibt man Depressiven eine Liste mit zufällig gewählten Wörtern, fällt es ihnen schwer, sie sich zu merken, jedenfalls laut einer Untersuchung. Werden depressive Patienten mit neuem Material konfrontiert, so werden sie es weniger wahrscheinlich mit früheren Kenntnissen in Zusammenhang bringen. Sie bedienen sich nicht eines Systems, welches das Lernen und Erinnern erleichtert, wie Harold Sackheim und Barbara L. Steif festgestellt zu haben glauben.

Die neurologische Forschung von Sackheim und Steif zur Depression ist neu und wichtig. Sie dürfte dazu beitragen, daß die Menschen sich des Tributs bewußt werden, den die Depression fordert. Was wir über diese Denkprobleme erfahren, kann schließlich dazu dienen, die darunter Leidenden zu beruhigen.

Sackheim und Steif glauben, die Art der kognitiven Beeinträchtigungen infolge von Depressionen zeige sich dramatisch bei Aufgaben, die »komplexes Verarbeiten und/oder selbständiges Strukturieren von Informationen in Relation zu früherem Wissen« erfordern: bei kreativer Arbeit, mit anderen Worten, also bei Prüfungsaufsätzen, juristischen Schriftsätzen, Collegepapieren, bei Werbetexten oder, Gott bewahre, beim Bücherschreiben.

Jim Daily ist es ein Rätsel, daß er während einer Depressionsphase zu bestimmten Denkweisen weiterhin imstande ist, während das Schreiben ihm entsetzlich schwerfällt. Im Lauf der Zeit hat Jim von Psychotherapeuten verschiedentlich Vermutungen darüber gehört, was mit ihm los sein könne. »Angst vor Versagen« und »Angst vor Demütigung« führen die Liste an. »Das mögen auch Faktoren sein, sicher«, meint Jim, »aber für mich schienen sie das Maß meiner Schwierigkeiten nicht hinreichend zu erklären.«

Nachdem Jim sich jahrelang in seinem Beruf abgemüht und gerade noch den Kopf hatte über Wasser halten können, unterzog er sich schließlich einer neurologischen Untersuchung. Er war sehr erleichtert, als er erfuhr, daß er seine Probleme nicht selbst geschaffen hatte, sondern daß sie vielmehr eine Folge seiner Depression waren. »Die kognitive Beeinträchtigung ist subtil, und sie hat damit zu tun, daß man sich gleichzeitig mit mehr als einer Sache beschäftigt. Das zeigte sich bei einem Test, bei dem ich zunächst drei Buchstaben des Alphabets hörte, dann ein wenig kopfrechnen sollte und mich schließlich an die Buchstaben zu erinnern hatte. ›Buchstaben, was für Buchstaben?‹ fragte ich. Bei einem anderen Test wurde von einem Tonband eine Reihe von Zahlen abgespielt. Ich sollte auf die beiden ersten Zahlen achten, sie addieren und die Summe nennen, dann auf die dritte Zahl achten und zu einer Summe addieren und so weiter. Ich habe diese Tests total verpatzt.«

Es fiel Jim auch schwer, zu einer Zeichnung, die man ihm zeigte, eine Geschichte zu erfinden. »Ich konnte nur sehr gut beschreiben, was ich auf dem Papier sah. Ich konnte mir einfach keine Geschichte ausdenken.« Das lag nicht an mangelndem Sprachvermögen. Jims verbaler IQ liegt über 150.

Jims Depression ist chronisch, und er empfindet während der weniger streßreichen Lebensphasen die größte Erleichterung. Jeder Leistungsdruck bei seiner besonderen Art von Arbeit *verstärkt* seinen Streß; so ist es nicht überraschend, daß er seine Arbeit nicht besonders mag. Nachdem er herausgefunden hat, daß seine »kognitiven Defizite« (wie die Neurologen sagen) real sind, denkt Jim nun an einen Berufswechsel.

Zu den ungewöhnlichen Feststellungen von Sackheim und Steif gehört, daß die Verbindung zwischen Konzentrationsproblemen und Gemütsstörungen so stark sein kann, daß sie in den Phasen normalen Gemütszustandes weiterbesteht. Um so dringender wäre es, frühzeitig einzugreifen und Gemütsstörungen zu behandeln.

Schlafstörungen

Vier von fünf Leuten mit Depressionen sehen der Schlafenszeit mit Schrecken unterschiedlichen Grades entgegen. Sie wälzen sich hin und her, ständig mit negativen Gedanken beschäftigt. Ihr Geist kreist um etwas Törichtes, das sie an jenem Abend auf einer Party getan haben oder meinen getan zu haben. Sie sind in ständiger Sorge über Geld, Steuern und ausfallende Zähne. Als ich nach einer längeren Anämie depressiv wurde (chronische Krankheiten rufen häufig Depressionen hervor), hatte ich auf einmal Angst, mein Arbeitszimmer könnte in den unten vorbeifließenden Fluß stürzen. Ich wußte, daß diese Angst irrational war, aber ich hatte keine Kontrolle über die Tätigkeit meines Geistes.

Die Gedankenkette begann mit einem winzigen Realitätskern. Das Flußufer war an manchen Stellen ausgebuchtet und durch starken Frühjahrsregen beschädigt. Als sich der Spiegel meiner Hirnsubstanzen veränderte, eskalierte die Erosion in meiner Vorstellung – zunächst bis zum Verlust meines Arbeitszimmers, dann bis zum Verlust meines Hauses. Vielleicht sollte ich besser mein Heim verkaufen, bevor es von den Launen der Natur hinweggefegt würde; andererseits sah es auf dem Immobilienmarkt so schlecht aus, daß ich vielleicht kein neues Heim mehr bekommen würde, und so fort. Nach ein wenig Schlaf wachte ich auf, und die Vernunft war wiederhergestellt. »Mein Haus steht hier seit 1775. Es hat sicher noch ein paar Jahre vor sich.« Aber mitten in der Nacht setzten dann die elenden Gedankenzwänge wieder ein.

Die biologische Grundlage dieser Angstgedanken zeigte sich, als ich etwa einen Monat lang Eisen eingenommen hatte und die Blutwerte wieder normal wurden. Plötzlich – tatsächlich von einer Woche auf die andere – verschwanden meine besorgten Gedanken über den drohenden Abbruch meines 200 Jahre alten Bauernhauses. Meine Tagesgedanken wurden klar und positiv, und die Nachtgedanken kehrten ins Land der Träume zurück, wohin sie gehörten.

Frühes Aufwachen in Angst und Verwirrung gilt eher als ein Zeichen von Depression denn von Angst. Mühevolles Einschlafen geht eher auf Angst zurück. Bei leichten Depressionen ist der Schlaf vielleicht nur um etwa eine Stunde kürzer. Ist die Depression gravierender, kann der Schlafverlust mehrere Stunden betragen. Manche Depressive erklären, sie fänden überhaupt keinen Schlaf oder schliefen erst kurz vor dem Aufstehen ein. Menschen um die 60, 70 und 80 Jahre mit Schlafproblemen sollten auf Depressionen untersucht werden, wenn sich keine organischen Ursachen für den Schlafmangel finden lassen. Manche Ärzte meinen, bei älteren Patienten sei schlechter Schlaf unvermeidlich. Dem ist nicht so, die Probleme sollten behandelt werden.

Obgleich gestörter Schlaf als eindeutiges Symptom für Depressionen gilt, muß dies bei jungen Leuten nicht der Fall sein, denn sie können ohne Schlafstörungen depressiv sein. Andererseits, wenn Suzy um Mitternacht schlafengeht und gegen Mittag des nächsten Tages aufsteht, besteht gewiß kein Anlaß zu glauben, Suzy habe keine Schlafprobleme. Im Gegenteil, Suzy *hat* Schlafprobleme. Wer nicht aus dem Bett kommt, läßt damit Anzeichen einer Pathologie erkennen, und das gilt für Jugendliche genauso wie für irgend jemand sonst. Hypersomnie wird das genannt – dies Bedürfnis nach mehr als der normalen Schlafmenge. Bei als »atypisch« beschriebenen Depressionen geht die Hypersomnie häufig mit übermäßigem Essen einher. In diesem Fall haben die Hirnsubstanzen eine andere Wirkung als bei typischen Depressionen, die von Eß- und Schlafproblemen gekennzeichnet sind.

Ungeachtet dessen, wie die Schlafstörung beginnt, sie wird sich in dem Maße verschlimmern, wie die depressive Episode an Stärke gewinnt und sich zu anderen Formen der Insomnie ausweitet. Die Betroffenen können schreckliche, depressive Träume haben und plötzlich schluchzend aufwachen.

Schlafmangel erzeugt natürlich Müdigkeit am Tage. Depressive Menschen sind oft müde. Die Müdigkeit kann so schlimm werden, daß sie das klinische Bild beherrscht. Ärzte und andere im Gesundheitswesen Tätige sind manchmal schnell bei der Hand mit einer Diagnose, die alles *mögliche*, nur keine Gemütserkrankung enthält. Das Epstein-Barr-Virus und das Syndrom chronischer Erschöpfung werden oft dafür verantwortlich gemacht. Es sind besonders attraktive Diagnosen für Allgemeinärzte, die sich der ganzheitlichen Medizin verpflichtet fühlen. Jeder, der sich länger als einige Wochen müde und abgeschlagen fühlt, sollte die Möglichkeit einer Depression in Betracht ziehen, bevor er sich auf eine Vitaminspritze einläßt in der Hoffnung, sich auf diese Weise Abhilfe zu verschaffen.

Bestimmte organische Krankheiten erzeugen Depressionssymptome. Diese verschwinden im allgemeinen, sobald die Krankheit behandelt wird. Niedrige Thyroxinwerte (Schilddrüsenunterfunktion), die schwere Depressionen hervorrufen können, liegen häufiger vor, als im allgemeinen erkannt wird – besonders bei Frauen. Bei jedem Patienten, der über Erschöpfung klagt, sollte der Thyroxinspiegel untersucht werden. Thyroxinpräparate korrigieren mit dem Hormonspiegel auch die Depression – solange der Betroffene nicht auch an einer Gemütserkrankung leidet. Forscher haben festgestellt, daß dies nicht selten vorkommt. Tatsächlich versuchen Psychopharmakologen, den Thyroxinspiegel anzuheben, wenn depressive Patienten auf Antidepressiva nur unzulänglich ansprechen. Die Thyroxinmedikation soll bei bestimmten Arten von Antidepressiva die Wirkung *potenzieren,* und zwar selbst dann, wenn die Thyroxinwerte im Bereich des Normalen liegen (s. Behandlung, Kapitel 8).

Anämie kann auch Depressionen mit sich bringen. Sobald die Hämoglobinwerte das normale Niveau erreichen, pendeln sich Energiehaushalt und Gemütszustand wieder ein.

Bestimmte Hormone machen Menschen depressiv. Antibaby-Pillen sind bekannt für ihre depressive Wirkung, auch wenn Ärzte häufig nicht davor warnen. Progesteron, manchmal gegen schwere Menstruationsblutungen verschrieben, kann Frauen in eine bleierne Stimmung versetzen. Danokrin, ein ziemlich selten verordnetes Hormonpräparat, das Gefäßblutungen stoppen soll, indem es die Frauen in eine künstliche Menopause versetzt, kann gleichfalls Depressionen erzeugen. Viele Medikamente, die Frauen zur Behandlung von Problemen im Zusammenhang mit ihrem Prokreationssystem verabreicht werden, machen ironischerweise letztlich depressiv (vgl. Kapitel 4).

Chronische Krankheiten wie AIDS und multiple Sklerose gehen mit Depressionen einher. Eine chronische Krankheit schwächt das Immunsystem, und es scheint einen Zusammenhang zwischen Immunität und Depression zu geben. Forscher beginnen die depressiven Aspekte der chronischen Erschöpfung in neuem Licht zu sehen. Das Syndrom chronischer Erschöpfung und schwere Depressionen überlappen sich so weitgehend, daß manche Wissenschaftler sich fragen, ob das Erschöpfungssyndrom nicht vielleicht eine Form von Depression *ist*.

Da ältere Menschen häufig an chronischen Krankheiten leiden, sind sie häufig auch von Depressionen geplagt und sollten folglich Diagnose und Behandlung erhalten. Lange Zeit wurden Depressionen mit der bloßen Tatsache des Alters assoziiert. »Naja, natürlich ist sie depressiv, denn sie ist siebzig Jahre alt!« heißt es. Heute hat die aufgeklärte Medizin erkannt, daß Depressionen bei Älteren wie auch bei Jüngeren gleichermaßen pathologisch sind. Häufig werden Gemütsstörungen als »Senilität« mißverstanden, eine Vorstellung, die keinerlei klinische Bedeutung mehr hat. Menschen sind krank oder deprimiert oder sie sind beides, aber sie sind nicht »senil«.

Depression ist eine Krankheit mit kaum merklichem Beginn. Sie gewinnt so langsam an Stärke, daß die daran Leidenden nicht *sehen*, daß sie krank werden. Irgend etwas ist nicht in Ordnung, aber was?

Zuerst und über eine lange Zeit äußert sich die Krankheit in Symptomen, die irgendein anderes Problem anzuzeigen scheinen. Zum Teil liegt das daran, daß wir nicht gelernt haben, die typischen Symptome zu erkennen, und so bleiben sie in gewissem Sinne verborgen.

Viele an Depressionen Leidende klagen, sie fühlten sich irgendwie krank. Sie fühlen sich erschöpft, und das manchmal zutiefst. Häufig treten schwer faßbare Schmerzen auf – die weiter oben erwähnten »Phantomschmerzen«. Gastrointestinale Störungen sind, wie gesagt, üblich. Desgleichen Kopfschmerzen, Muskelschmerzen und ein »Schweregefühl« im Kopf oder in der Brust.

Einmal wurde unser Nachbar mitten in der Nacht mit Schmerzen in der Brust eilig ins Krankenhaus geschafft. »Angst«, erklärte der Notarzt und schickte ihn mit einem Muskelrelaxans nach Hause. Es stellte sich heraus, daß der Mann sowohl depressiv wie ängstlich war, aber wie so viele an Gemütsstörungen leidende Menschen blieb er ohne Diagnose, und seine Schmerzen und Ängste bestanden viele Jahre lang fort. Wenn das drückende Gefühl in seiner Brust aufkam, sagte er sich: »Angst!« und stand es durch. In der Zwischenzeit führte er ein eingeengtes, kontrolliertes Leben, indem er versuchte seine Gemütsdämonen im Zaum zu halten.

Besserung

Bei einem Menschen in einer Phase schwerer Depression ist die Reaktion auf antidepressive Medikamente zuerst fast unmerklich. Freunde und Verwandte werden die Veränderungen wahrscheinlich eher bemerken, als der Betreffende selbst den Gemütswandel wahrnimmt. Dr. Mondimore schreibt dazu: »Eine Woche, nachdem seine depressive Frau mit der Einnahme von Antidepressiva begonnen hat, stellt ihr Mann fest, daß sie sich stärker für ihr Äußeres zu interessieren scheint, und er meint ihr gegenüber, daß die Medikation zu wirken beginne. ›Machst du Witze? Dies Zeug bewirkt gar nichts bei mir‹, sagt sie. ›Ich fühle mich immer noch schrecklich.‹ Aber eine Woche später muß sie zugeben, daß ihre Stimmung sich gebessert hat.«[13]

Besserer Schlaf kann das erste Anzeichen dafür sein, daß die Depression sich auflöst. Lange bevor seine Stimmung sich aufhellt, schläft der Depressive leichter ein, und er schläft die Nacht durch. Dann nimmt der Appetit zu. Die Gewichtsabnahme hört auf. Es kann hilfreich sein, auf die Veränderungen hinzuweisen. »Schau, da tut sich etwas! Du schläfst wieder. Das Essen schmeckt dir besser. Bald wirst du dich *viel* besser fühlen.«

Nicht jeder Depressive wird von einer medikamentösen Behandlung profitieren, aber Experten stimmen darin überein, daß einige – vielleicht viele – Depressive an einer Krankheit leiden, die auf biologische oder chemische Vorgänge im Gehirn zurückgeht. Bei solchen Menschen, meint Mondimore, ist eine medizinische Intervention geboten. Eine psychologische Behandlung allein reicht nicht aus.[14]

Die Wiederherstellung nach einer Depression sollte vollständig sein. Das sollte das Ziel sein. Viele Menschen – und viele Therapeuten – akzeptieren eine unvollständige Wiederherstellung. »Ich fühle mich besser als früher«, mag der Depressive erklären und – immer noch depressiv – meinen, er sollte wirklich nicht mehr erwarten. Therapeuten, Freunde und Familie sollten ihn auffordern, mehr zu erwarten. Denn es ist mehr vorhanden und mehr zu erreichen. Nicht depressive Menschen verspüren große Lust am Leben.

»Ich habe heute morgen im Garten gearbeitet«, schreibt Joann, schließlich erlöst von der Krankheit, die sie so oft veranlaßt hatte, sich in sich selbst zurückzuziehen, daß sie am Ende Freunde und geliebte Menschen verloren hatte. In einem Bericht für ihren Psychiater beschreibt Joann, wie sie sich heute fühlt.[15] »Obwohl es erst Mitte Februar ist, heben meine Narzissen schon ihre Köpfe, und die Rosen zeigen neue leuchtend rote Schößlinge. Ich habe solche Freude an jedem neuen Wunder, das ich entdecke, und ich staune, daß meine Blumen wieder aus einem Winter erwachen.«

Jeder hat es verdient, aus dem Winter zu erwachen.

KAPITEL 4
Biologie und weibliche Depression

Erst nachdem Ben zur Welt gekommen war, bemerkte Hannah zum erstenmal, daß etwas nicht in Ordnung war. Als sie Johnnie bekommen hatte, war es nicht so gewesen. Sie war so erschöpft, daß sie sich kaum wachhalten konnte. Wenn die Kinder im Bett lagen, schlief sie sofort ein, und wenn sie aufwachten, kam sie nur schwer aus dem Bett. Alle hatten gesagt, es würde hart sein, zwei Kinder aufzuziehen. Hannah hatte das Gefühl, ihr fehle alles, was man braucht, um mit dem Leben fertigzuwerden. Von dem Augenblick an, da sie morgens aufstand, war sie müde, reizbar und besorgt darüber, wie sich ihre Gemütsverfassung auf das Baby und den kleinen Johnnie auswirken würde. Sie fühlte sich wie eine Vogelscheuche, und sie hatte ein Gefühl, als würde sie langsam unsichtbar, als hätte nichts, was sie tat oder dachte, auch nur die geringste Bedeutung.

Hannah erinnert sich an diese Situation aus ihrer frühen Mutterschaft, als wir in meinem Hotelzimmer sitzen und miteinander reden. Was ihr nach der Geburt des zweiten Kindes widerfuhr, war eine der Episoden einer Gemütserkrankung. Es würden ihr weitere solcher Episoden zusetzen. Auch wilde, unerklärliche Zeiten würde sie erleben, Zeiten voller angespannter Energien, die sie mit ihrem übrigen Leben nie wirklich in Einklang bringen konnte. Wenn diese unheimlichen Perioden mit ihren oft seltsamen Verhaltensweisen vorüber waren, versuchte Hannah, sie einfach zu vergessen. Zwischen den Hochs und Tiefs war sie eine gute Ehefrau und Mutter. Aber wenn der große Gemütswandel kam (und in den ersten Jahren geschah das häufig), hatte sie das Gefühl, in das Zentrum eines Sturms geworfen zu sein. Als sie über diese Erlebnisse sprach, begann Hannah zu erkennen, daß diese Gemütsstürme ihr Leben in einem Maße geformt hatten, das sie sich nie zuvor klargemacht hatte.

Hannah und ich waren einander zum erstenmal nach einem Vortrag begegnet, den ich in Oklahoma gehalten hatte. Sie hatte mich aufgesucht, weil sie wußte, daß ich an einem Buch über Gemüts- und Suchterkrankungen arbeitete, und weil sie mir ihre Erfahrungen mitteilen wollte. Heute lebt Hannah allein; sie verdient ihren Lebensunterhalt als Graphikerin. Sie hat sehr feines, weiches, dunkles Haar und große Augen. Ihr Gesicht sieht so jung aus, daß es einem schwerfällt, sie sich als Mutter erwachsener Kinder vorzustellen. Sie zeigt mir Bilder von ihrem kleinen Haus und ihrem winzigen Atelier, das sie in einer Ecke des Wohnzimmers eingerichtet hat. Ich bemerke die extreme Ordentlichkeit aller Dinge, ihrer Pinsel und Farben, ihrer Kücheneinrichtung, der Anordnung der Kissen auf der Couch. Sie meint, es sei das hübscheste Haus, das man sich vorstellen könne, viel besser als die winzige Wohnung, in der sie jahrelang gelebt hatte, bevor sie das Häuschen für eine Miete, die sie sich leisten konnte, beziehen konnte.

Einige Jahre zuvor hatte Hannah einige größere Änderungen in ihrem Leben vorgenommen. Sie hatte mit Meditation begonnen und mit Marihuana aufgehört, von dem sie achtzehn Jahre lang abhängig gewesen war. In den letzten Jahren hatte sie ein ruhiges, größtenteils zölibatäres Leben geführt, aber jetzt hatte sie angefangen, an mehreren Abenden der Woche einen Mann zu treffen, und obgleich guter Stimmung, ist sie auch erregt. »Diese Ängstlichkeit packt mich immer, wenn ich versuche eine Beziehung aufzunehmen«, erklärt Hannah gequält.

Ich bitte sie, von Anfang an zu erzählen. Obwohl sie mit der Depression beginnt, die über sie hereinbrach, nachdem Ben geboren war, hält sie plötzlich inne und erkennt, daß es doch nicht das erste Mal gewesen war. »Ich wurde auf der Junior-High-School depressiv und war es während der ganzen High-School-Zeit. Ich glaube, ich habe das, was in jenen schrecklichen Jahren geschah, noch nie als Depression bezeichnet.«

Es scheint aber eine Depression gewesen zu sein. Mit dreizehn, vierzehn und fünfzehn Jahren brauchte Hannah jeden Tag nach der Schule ihren Schlaf. Morgens konnte sie häufig nicht rechtzeitig aufstehen, um den Schulbus zu erreichen, und dann mußte sie von ihrer Mutter, die ihr vorwarf, sie sei faul, zur Schule gefahren werden. Auf der High-School war sie immer auf sich allein gestellt, hatte wenig Freunde und hielt sich für eine gesellschaftliche Versagerin. »Ich glaubte tatsächlich, daß mich alle haßten.«

In der Schule war Hannah jedoch immer hervorragend. Auf

dem College war sie weiterhin gut, und plötzlich – es muß in ihrem zweiten Collegejahr gewesen sein – bekam alles eine rosige Farbe. Bis heute glaubt sie, daß ihr plötzlicher Gemütswandel mit ihrem aufblühenden gesellschaftlichen Leben zu tun hatte. Die Jungen mochten sie. Sie fühlte sich sexuell attraktiv. Ihre Lebensgeister waren geweckt. »Kaum vorstellbar, daß ich in der Schule so gut zurechtkam, wo ich doch immerzu ausging. Ich war mit vielerlei Dingen beschäftigt, gab die Schulzeitung heraus, spielte in Theaterstücken mit, war Collegesprecherin und war jedes Wochenende unterwegs. Ich hatte eine unglaubliche Energie.«

An dieser Stelle erinnert sich Hannah, daß sie auch als kleines Mädchen unglaubliche Energie gehabt hatte – vor der Zeit auf der Junior-High-School, wo alles über sie hereinbrach. »Als Kind war ich sehr kreativ, hatte immer irgendwelche Pläne. Ich führte Tagebuch, schrieb Theaterstücke, war immer mit etwas beschäftigt. Tatsächlich, wenn ich jetzt darüber nachdenke, dann wurde ich einfach irgendwie leer, wenn ich *nichts* tun konnte. Ich fühlte gar nichts, war wie tot.«

Als Hannah knapp über zwanzig war, verliebte sie sich und heiratete einen Mann, den sie auf ihrem ersten Arbeitsplatz in San Francisco kennengelernt hatte. »Ich wurde sofort schwanger, und diese erste Schwangerschaft war wunderbar. Johnnie wurde geboren, und *er* war wunderbar. Aber als ich mit Ben schwanger war, fühlte ich mich während der ganzen Zeit niedergeschlagen.«

Die Niedergeschlagenheit verstärkte sich noch, nachdem das Baby geboren war, und Hannah wurde von einer Depression post partum heimgesucht. Die Monate vergingen, ihr Gemütszustand verschlechterte sich. Sie war reizbar, aufbrausend und von morgens bis abends müde, aber sie dachte nie an »Depression«. Statt dessen dachte sie, wie lästig ihr Mann sei. Der einzige Weg aus dem dichten Nebel, der sie umgab, war fortzugehen. Die Ehe nahm ihr die Luft. Sie hatte zu früh geheiratet, hatte sich selbst noch nicht wirklich gefunden, und nun mußte sie fortgehen und ihr Leben von neuem beginnen.

Aber sie war kaum imstande, sich von der Stelle zu bewegen! Trotzdem zwang sie sich, mit ihrem Mann Will über die Trennung zu reden. Hannah war überzeugt, die durch die Trennung gewonnene Freiheit werde sie aufrichten.

Will war überzeugt, daß sie nicht in der Verfassung sei, die

Kinder mitzunehmen. »Ich konnte ihm nur zustimmen, weil es damals so etwas wie Kindertagesstätten nicht gab. Bedenken Sie, es war in den frühen sechziger Jahren. Ich dachte, sobald ich mich wieder gefaßt hätte, würde ich meine Kinder zu mir nehmen. Aber es lief nicht so.«

Plötzlich voller Energie und daher sicher, die richtige Entscheidung getroffen zu haben, wollte sie die Ehe zu Ende bringen. Sie war bereit zur *Veränderung.* Sie flog nach Juarez, um sich scheiden zu lassen, lernte dort einen Mann kennen und war in weniger als einem Monat geschieden und wieder verheiratet. »Alle beschworen mich, es nicht zu tun, aber ich fühlte mich großartig und glaubte zu wissen, was ich zu tun hatte.«

Es war für Hannah die erste schnelle Ehe, aber es sollte nicht die letzte sein. Die neue Ehe dauerte nur wenige Monate (»Eines Morgens sahen wir uns beide an und sagten: ›Was *tun* wir hier?‹«), danach blieb Hannah, deprimiert und unsicher, ein Jahr lang allein. Sie schlug sich als Kellnerin durch. Dann lief ihr ein neuer Mann über den Weg, und sie heiratete wieder. Zu diesem Zeitpunkt war sie 25 Jahre alt.

Hannah, ernst, intelligent, nüchtern, sieht nicht aus wie eine Frau, die eine flatterhafte Jugend hinter sich hat. Sie hatte einen brutalen Ehemann gehabt, hatte einen Suizidversuch unternommen und eine lange, hektische Arbeitsperiode in San Diego erlebt, wo sie sich einem Repertoiretheater angeschlossen und sechs Jahre lang Tag und Nacht gearbeitet hatte. »Es war eine dieser Hochleistungszeiten. Ich wußte nicht, *wohin* mit all meiner Energie. Ich leitete das Theater praktisch allein. Nachts rauchte ich Marihuana, um schlafen zu können.«

Bei all dem vermißte Hannah ihre Kinder unsäglich. Sie waren nie zu ihr zurückgekehrt, und das war der Hauptgrund für sie gewesen, die »Nummer Drei« zu heiraten – er hatte eingewilligt, ihr zu helfen, die Jungen wiederzubekommen und aufzuziehen –, aber das Gericht war anderer Auffassung gewesen als Hannah. Der Vater der Jungen erhielt das Sorgerecht. »Vielleicht war es besser so«, meint sie, aber sie weint, als sie das sagt. Die Söhne waren von den Großeltern auf ausgezeichnete Schulen geschickt worden. John ist heute Rechtsanwalt, Ben studiert und will Neurochirurg werden. »Unsere Beziehung ist heute ganz gut. Ich sehe sie einige Male im Jahr. Aber das ist natürlich etwas anderes.«

Obwohl Hannah im Lauf der Jahre etliche Psychotherapien hinter sich gebracht hatte, versuchte sie nun, mit Hilfe von Medikamenten und einer Ko-Abhängigkeitsgruppe zurechtzukommen. Ihr neuer Freund war als Kokainabhängiger auf dem Wege der Rehabilitation, und obgleich sie selbst seit vier Jahren keinen »Stoff« mehr genommen hatte, wollte er, daß sie sich einer Gruppe mit einem Zwölf-Stufen-Programm anschloß. Sie war ihm zu anhänglich. Sie wünschte sich eine gemeinsame Zukunft, doch er fand, er sei noch nicht reif dafür. Das bereitete ihr Kummer.

Gegen Ende ihrer Geschichte erklärte Hannah, sie habe mit Beziehungen immer Probleme gehabt. Irgendwie erinnerte sie die Nervosität in Gegenwart dieses neuen Mannes intensiv an Dinge, die ihr früher widerfahren waren. Sie sah mich an und meinte unter Tränen: »Ich habe das Gefühl, als könnte ich nur im Gleichgewicht bleiben, indem ich dieses eingeschränkte Leben führe – nur Arbeit und Meditation und Training. Ich muß auf sehr schmalem Pfad gehen, um innerlich stabil zu bleiben.«

Es stellte sich heraus, daß Hannah noch nie zuvor aufgefordert worden war, ihre Geschichte von Anfang bis Ende zu erzählen – und so war selbst *ihr* das Achterbahnmäßige ihrer Erfahrungen nicht aufgefallen, das Kreisförmige. Sie hatte ihre Probleme immer ihren Schwierigkeiten mit Beziehungen zugeschrieben. Es war ihr nie in den Sinn gekommen, die Unbeständigkeit in ihrem Umgang mit anderen könnte vielleicht etwas mit ihrem schon vorher bestehenden Problem zu tun haben. Jetzt, bei der Schilderung ihrer ganzen Geschichte, sah sie zum erstenmal, daß ihr gesamtes Leben von Stimmungsumschwüngen beherrscht war. Sie hatte nicht nur seit ihrer Kindheit periodische Depressionen gehabt, sondern hatte auch »Hochs« erlebt, in denen sie nicht schlafen konnte und sich in einer Weise impulsiv verhielt, die außerordentlich negative Auswirkungen auf ihr Leben hatte. Sie war nicht einfach nur ein Kind der sechziger Jahre, eine hochgescheite, aber fehlgeleitete Tochter, die auf das Leben schlecht vorbereitet war. Sie war »chemisch« aus dem Gleichgewicht gewesen und hatte dafür einen hohen Preis bezahlt. Sie hatte ihre Kinder verloren und nie eine stabile, gegenseitig stützende Beziehung gehabt. Nie hatte sie die schöpferische Arbeit leisten können, zu der sie, wie sie sich sicher war, fähig gewesen wäre. »Ich bin ein intelligenter Mensch, doch ich habe das Gefühl, niemals die Dinge getan zu haben, zu denen ich hätte imstande sein sollen.«

Warum Frauen?

Frauen haben ein viel höheres Depressionsrisiko als Männer. Das gilt für weiße, schwarze und andere Frauen gleichermaßen, unabhängig von Einkommen, Bildung oder Beschäftigung. Das Verhältnis von depressiven Frauen zu depressiven Männern beträgt zwei zu eins. In sorgfältigen epidemiologischen Untersuchungen wurde festgestellt, daß dies Verhältnis *nicht* der größeren Bereitschaft von Frauen zuzuschreiben ist, über ihre depressiven Symptome zu berichten. Tatsächlich *sind* mehr Frauen depressiv.

Die Frage, die jeder gern beantwortet hätte, ist nur: warum? Wenn wir das herausfänden, könnten wir möglicherweise diese Zahlen vermindern. Sozusagen den Spielstand ein wenig ausgleichen. Weiß Gott, Frauen haben *Grund,* depressiv zu sein. Wir brauchen nur die Statistiken über Armut, geschlagene Frauen, sexuellen Mißbrauch von Mädchen und Frauen anzuschauen, und es wird sofort klar, daß Frauen den psychischen Folgen solcher Lebensumstände kaum entgehen können. Man kann sagen, es sei ein doppeltes Verhängnis: Frauen leiden unter Ungleichheit, und sie erleiden auch deren emotionale Folgen.

Verwirrend wird es, wenn es heißt, die Anfälligkeit von Frauen für Depressionen sei zum Teil vielleicht biologisch begründet – nämlich eine Folge des Geschlechts. Weil wir so lange unter Freuds Vorstellung: »Anatomie ist Schicksal« gelitten haben (nach seiner Meinung rührt die Depression von der Trauer des kleinen Mädchens über den fehlenden Penis her), ist schon die bloße Erwähnung der Biologie in Zusammenhang mit Depressionen ein Grund zur Beunruhigung. Wir ziehen es vor zu glauben, die emotionalen Probleme der Frauen gingen auf soziale Ursachen zurück, angefangen mit unserer Erblast an Vorurteilen und Mißhandlungen. Wir sagen lieber: »Natürlich sind Frauen depressiv!« und lassen es dabei bewenden.

Und doch springen uns gewisse Tatsachen ins Auge und zwingen uns anzuerkennen, daß die Biologie, mag sie auch nicht Schicksal sein, bei den Gemütszuständen von Frauen eine Rolle spielt. Wir wollen uns einen Augenblick der Statistik widmen.

Eine von zehn Frauen wird nach der Geburt eines Kindes ernsthaft depressiv.

Neunzig Prozent der Frauen berichten von prämenstruellen Stimmungssymptomen. Nicht alle diese Frauen sind so stimmungsgestört, um ihre Beschwerden dem prämenstruellen Syndrom (PMS) zuzuordnen, aber *irgend etwas* Beunruhigendes geschieht bei den meisten Frauen vor der Menstruation.

Frauen mit PMS-Depressionen haben vor der Menstruation niedrigere Serotoninwerte als danach, und sie haben niedrigere Serotoninwerte als Frauen ohne PMS.

Die depressive Wochenbettpsychose ist, wenngleich selten, eine bemerkenswerte Krankheit. Ohne Vorwarnung schlägt sie innerhalb weniger Tage nach der Geburt des Kindes zu, ein Phänomen, das offenkundig keine Parallele im männlichen Erleben hat. Wer ist dafür anfällig? wird man sich fragen. Meistens trifft es Frauen ohne psychiatrische Krankengeschichte. Nach Ansicht vieler Forscher sollte die Wochenbettpsychose von anderen Formen der Psychose unterschieden und als eigene Störung klassifiziert werden.[1] Wenn dies geschähe, wäre es die erste *ausdrücklich weibliche* Form psychiatrischer Störung. Tatsächlich ist in den Reihen der feministischen Psychologinnen Protest dagegen erhoben worden, weil befürchtet wird, jede ausschließlich Frauen zugeschriebene psychiatrische Störung diene nur zu ihrer Diskriminierung.

Die Wochenbettpsychose könnte eine schwerere Form der gleichen Art hormonaler Veränderungen sein, wie sie auch zu anderen Zeiten im Leben einer Frau auftreten. Es fehlt an weitergehender Forschung. Gewiß wollen wir mit unserer Verteidigung der Frauen nicht wissenschaftliche Forschung vereiteln, die am Ende zur Frauenbefreiung führen könnte.

Der feministische Einfluß auf die Sozialwissenschaften – vor allem die Psychologie – hat häufig dazu geführt, daß es für Frauen schwierig wurde, ihre Gemütserkrankungen behandeln zu lassen. Das trifft besonders auf Gemütszustände des prämenstruellen Syndroms zu. Feministinnen wollen die weiblichen Hormone nicht in Frage gestellt wissen. Und dennoch kann man nicht umhin, hormonale Vorgänge als Faktor weiblicher Depressionen in Betracht zu ziehen. Frauen sind erhöht anfällig für Depressionen nach Geburten, vor den Menses und in der Pubertät. Die Pubertät scheint wahrlich eine Art weibliches »Waterloo« zu sein. Laut einer Untersuchung besteht für Mädchen im Alter von dreizehn und vierzehn Jahren die größte Wahrscheinlichkeit, daß sie eine schwer depressive Phase durchmachen. Patricia Cohen, psychiatrische Epidemiologin am New Yorker *Psychiatric Institute*, befragte 1 500 Jugendliche aus der Gegend von Albany und fand zu ihrer Überraschung, daß 7 Prozent der Mädchen in diesem Alter unter den Folgen einer schweren Depression leiden. »Mädchen in den Jahren nach der Pubertät sind stark depressionsgefährdet«, erklärt Dr. Cohen. Hängt das mit Hormonen zusammen?

Auf diesem Gebiet ist sicher mehr und bessere Forschung vonnöten, und es wäre verhängnisvoll, wollte man die Bemühungen der Biopsychiatrie um Verständnis der biologischen Aspekte von Stimmungsschwankungen bei Frauen unterbinden. Auf diesen Aspekten liegt der Schwerpunkt in diesem Kapitel. Zuerst aber wollen wir einige der sozialen Bedingungen betrachten, unter denen Frauen leben. Könnten sie der Grund sein, warum Frauen häufiger depressiv sind?

Diskriminierung und Depression

In den sechziger Jahren vertrat Betty Friedan in ihrem wegweisenden Buch *Der Weiblichkeitswahn* die Auffassung, Frauen seien deshalb depressiv, weil sie von der Gesellschaft minderbewertet würden und die Ganztagsarbeit als Hausfrau häufig unbefriedigend fänden. Heute bleiben viel weniger Frauen zu Hause. Statt dessen leisten sie bezahlte Ganztagsarbeit, oft in vormals männlich dominierten Berufsfeldern wie Medizin und Rechtswesen. In den neunziger Jahren haben die meisten Frauen nach ihrem eigenen Gefühl Wahlmöglichkeiten. Viele warten mit der Ehe bis Mitte Dreißig, oder sie beschließen, gar nicht zu heiraten. Die Vorstellung von der an die Vorstadt gefesselten Hausfrau scheint überholt zu sein. Und dennoch ist bei Frauen die Wahrscheinlichkeit, depressiv zu werden, doppelt so hoch wie bei Männern. Die Frage ist, warum.

Sicher können wir die Tatsache nicht außer acht lassen, daß Frauen weiterhin weniger verdienen und bei Anstellung und Beförderung unverhüllter Geschlechtsdiskriminierung unterliegen. Die meisten Frauen mit Familie *und* Beruf erledigen immer noch den größten Teil der Hausarbeit und der Kinderversorgung – haben also im Grunde zwei volle Berufe –, während ihre Männer sich nach der Arbeit dem Fernseh-Genuß hingeben. Folgerichtig heißt es: »Wärst *du* da nicht deprimiert?«

Ohne daß wir uns weiter in die Frage vertiefen, ob das Reinigen von Gardinen öde ist oder nicht, bleibt es doch eine Tatsache, wie die Epidemiologin Myrna Weissman festgestellt hat, daß jeder Mensch mit nur einer einzigen Rolle im Leben dem Risiko der Depression ausgesetzt ist. Wenn die eine Quelle von Befriedigungen plötzlich versiegt – wie bei Ganztagshausfrauen, wenn ihre Kinder das Haus verlassen –, kann der Gemütszustand rapide absacken. Berufliche und soziale Fähigkeiten sind eingerostet, und die Mutter schätzt ihre Fähigkeit, sich in der Welt zurechtzufinden, als gering ein. Was soll sie jetzt tun? Hochdekorierte Hausfrau werden?

Frauen mit nur wenigen Quellen von Befriedigungen sind laut Weissmans Untersuchungen für Depressionen geradezu prädisponiert.[2] Andererseits haben Frauen, die außer Haus arbeiten, ebenfalls Probleme. In ihren Beziehungen zu Männern sollen sie fürsorglich und passiv, im Beruf jedoch selbstbewußt bis zum Egoismus sein. Wie Janus haben sie zwei Gesichter – oder »Selbste« –, mit denen sie operieren sollen: sanft und verführerisch im Schlafzimmer, zielstrebig und aufgabenorientiert im Büro. Nach Auffassung von Sozialwissenschaftlern läßt sich dieser Konflikt zwischen den beiden »Selbst« Frauen depressiv werden.

Mädchen mit Minderwertigkeitsgefühlen, depressive Frauen

Auch das Minderwertigkeitsgefühl gehört zum Thema. Untersuchungen zufolge haben Frauen aufgrund ihrer Sozialisation ein geringeres Gefühl für die eigene Kompetenz. Sie interpretieren Ereignisse stärker im negativen Sinn, beurteilen sich selbst strenger, stecken ihre Ziele weniger hoch und sind bei der Beurteilung ihrer Person stärker von äußeren Rückmeldungen abhängig als Männer. Sie sind in einer Falle negativen Denkens gefangen, und dies führt zu Problemen hinsichtlich Motivation, Leistung, Selbstwertgefühl und unvermeidlich, zumindest nach diesem Gedankengang, zu Depression.

Vor der Pubertät zeigen Kinder bezüglich Depressionen keinen zahlenmäßigen Unterschied nach ihrem Geschlecht, oder die Zahlen sind bei Jungen sogar geringfügig höher. Dann plötzlich, mit dem Einsetzen der Menstruation, vollzieht sich etwas Dramatisches. Fast wie auf Kommando beginnen die Mädchen zwischen dreizehn und vierzehn Jahren in Scharen depressiv zu werden. Adoleszente Mädchen übertreffen die Jungen schnell im Verhältnis zwei zu eins, ja, einige Untersuchungen kommen zu einem noch höheren Quotienten.

»Die Adoleszenz ist traditionell als Zeit angesehen worden, in der die meisten jungen Leute sich quälender Selbstanalyse unterziehen und häufig Perioden von Angst und Depression erleben«, erklärt Susan Nolen-Hoeksema, Professorin für Psychologie an der Stanford-Universität.[3] Der weibliche Teenager, der mit Leidensmiene herumläuft und allen erzählt, wie deprimiert er sei, dabei große Mengen an Süßigkeiten verschlingt, zwanghaft mit Freundinnen telefoniert, ist zu einer Art kultureller Witzfigur geworden. Das Leben ist für das adoleszente Mädchen ein einziges großes Fragezeichen. Sieht sie gut genug aus, ist sie dünn genug, klug genug, zu klug, gewitzt genug, beliebt genug und so weiter? Die Eltern ringen die Hände und hoffen, daß ihre Töchter, sobald erst auf dem College, von all diesen selbstbezogenen Problemen abgelenkt werden und – zum Teil durch die Abwesenheit von zu Hause – in realistischere Bahnen kommen.

Bei vielen sind solche adoleszenten Zwangsvorstellungen jedoch nicht »altersgemäß«, sondern symptomatisch. Stimmungen und Verhaltensweisen von Teenagern erfordern intensive Aufmerksamkeit. Viele sind depressiv, ein ernstes Problem – für die Mädchen selbst ebenso wie für die Gesellschaft. Schließlich sind junge Frauen die künftigen Berufstätigen und Mütter. Das depressive Kind wird (wie wir in Kapitel 6 sehen werden) zum depressiven Erwachsenen, es sei denn, das Kind wird behandelt und der depressive Zirkel aufgehalten. In einer Untersuchung an dreizehnjährigen Jugendlichen *gaben 57 Prozent der Mädchen mäßige bis schwere Depressionen an!*[4] Nur 23 Prozent der Jungen stuften sich entsprechend ein.

In einer anderen Untersuchung an 150 Fünfzehn- bis Sechzehnjährigen berichteten 29 Prozent der Mädchen von zumindest leichten Depressionen, im Vergleich zu zehn Prozent der Jungen.[5]

Junge Leute übertreiben nicht, wenn sie sich selbst als depressiv einstufen. Untersuchungen haben gezeigt, daß die kindlichen Beschreibungen von Gemütszuständen stark den klinischen Beurteilungen dieser Kinder durch Psychiater und nur dürftig denen durch

Eltern und Lehrer entsprechen![6] Häufig glauben die Eltern nicht, daß ihre Kinder depressiv sind, auch wenn die Kinder *wissen,* daß sie es sind.

Depression und mißbrauchte Mädchen

Unter bestimmten Belastungen leiden Frauen weit mehr als Männer. Unter sexuellem Mißbrauch zum Beispiel. »Die Zahlen über den sexuellen Mißbrauch von Mädchen steigen in der frühen Adoleszenz erheblich, und viele Mißbrauchsopfer werden die ganze Adoleszenz hindurch weiter mißbraucht«, schreibt Susan Nolen-Hoeksema.

Nach einer kürzlich erhobenen Zufallsstichprobe von 930 erwachsenen Frauen hatten 12 Prozent vor ihrem siebzehnten Lebensjahr irgendeine Form schweren sexuellen Mißbrauchs von seiten eines Familienangehörigen und 26 Prozent schweren Mißbrauch von seiten einer nicht zur Familie gehörigen Person erfahren.[7] *Mißbrauch von Mädchen nimmt im Alter zwischen zehn und vierzehn Jahren am stärksten zu.*

Andere Untersuchungen haben ergeben, daß Mädchen zwischen vierzehn und fünfzehn Jahren von allen Altersgruppen das höchste Risiko einer Vergewaltigung haben. Man kann sich vorstellen, wie sich solche Erlebnisse auf die sexuelle und emotionale Entwicklung auswirken, und auch auf die intellektuelle. Wie wir bereits gesehen haben, beeinflussen Depressionen die kognitiven Funktionen. Viele Mädchen sprechen niemals über ihre Vergewaltigung und haben daher geringe Heilungschancen. Sie tragen die Wunde in ihrem Innern mit sich herum, und die Depression verschlimmert sich.

Für Mädchen in der Adoleszenz wird die Situation kaum besser. Einem Bericht der *American Psychological Association* über Frauen und Depression zufolge *erleben 37 Prozent der Frauen mit weniger als 21 Jahren signifikanten körperlichen oder sexuellen Mißbrauch.*[8]

12 bis 14 Prozent aller Frauen sind von Ehemännern oder Bekannten vergewaltigt worden. Vergewaltigung bei Verabredungen und auf Parties – eine vornehme Form der alten Bandenvergewaltigung – sind auf dem Campus der renommiertesten Universitäten bekanntlich weit verbreitet. Im Herbst 1990 erhielten die Studentin-

nen der *Brown University* Beifall von Frauen aus der ganzen Welt, als sie gegen die Campus-Vergewaltigungen protestierten und die Namen der Täter an die Toilettenwände schrieben.

Körperliche Gewalt ist die Hauptursache von Verletzungen bei Frauen. Nach einer FBI-Statistik wird in den Vereinigten Staaten alle fünfzehn Sekunden eine Frau von ihrem Intimpartner geschlagen. Die Zahl der geschlagenen Frauen beträgt derzeit sechs Millionen pro Jahr.

Die Erforschung des Zusammenhangs zwischen Viktimisierung und Depressionen hat erst kürzlich eingesetzt, aber die bisher vorliegenden Untersuchungen sind aufschlußreich. Zwei Studien zeigen hohe Depressionszahlen bei adoleszenten wie auch bei erwachsenen Frauen, die als Kinder sexuell mißbraucht worden sind. Art und Schwere der psychiatrischen Symptome variieren nach Alter, in dem die Frauen zum erstenmal mißbraucht wurden, und der Dauer des Mißbrauchs.

Bei der Atmosphäre von Gewalt, in der wir leben, überrascht es nicht, daß Mädchen und Frauen das Gefühl haben, wenig Kontrolle über ihr Leben zu haben. Gewalt erzeugt das als »erlernte Hilflosigkeit« bekannte Syndrom, von dem manche glauben, es führe zur Anfälligkeit für Depressionen.

Nach Ansicht von Biopsychiatern kann *Streß* Depressionen auslösen, wenn auch nur bei Menschen, die biologisch anfällig sind. Frauen haben jedenfalls mit besonderen Streßfaktoren zu kämpfen.

Mißbrauchte Frauen leiden häufig an Gemütserkrankungen, die über lange Zeit anhalten können und die durchaus medikamentöse Behandlung erfordern. Feministische Therapeutinnen mögen das skeptisch beurteilen. Nach Auffassung der *American Psychological Association* könnten »bessere Therapeuten« es mißhandelten Frauen gestatten, »sich weniger auf Medikamente zu verlassen«.[9] Solch eine Warnung impliziert, es sei ein Zeichen von Schwäche oder eines Charakterfehlers, sich auf Medikamente zu »verlassen«, Antidepressiva sollten gemieden werden und Psychotherapie sei irgendwie »gesünder« oder besser als Medikamente.

Natürlich gibt es Gründe für die Besorgnis von Feministinnen. Vor einigen Jahren stellte sich heraus, daß Tranquilizer wie Librium Frauen viel häufiger verschrieben werden als Männern. Anzeigen pharmazeutischer Unternehmen in medizinischen Zeitschriften stellen die angstvolle oder depressive Patientin mit ihren Klagen als Belastung für den Arzt dar. »So können Sie sie ein für allemal zum Schweigen bringen«, legte der Anzeigentext nahe. Mit Recht zornig, meinten feministische Autorinnen, Frauen würden mit Medikamenten vollgepumpt, aber nicht angehört. Wieder einmal würden sie nur beschwichtigt und abgeschoben.

Die Pharmakotherapie hat jedoch in den letzten dreißig Jahren Fortschritte gemacht. Antidepressiva sind nicht jene Sorte von »Ruhigstellern«. Sie betäuben die Gefühle nicht und untergraben in keiner Weise die Denkfähigkeit der Patientin. Im Gegenteil, sie machen es physisch möglich, Gefühle zu *empfinden* und sie auszudrücken. Sie lassen dumpfes, verwirrtes Denken verschwinden.

Depressive Frauen können nicht im eigenen Interesse handeln, weil sie nicht viel empfinden und keine Energie haben. Womöglich suchen sie unkundige Therapeuten auf, die ihnen Medikamente vorenthalten und sie in Gemütszuständen belassen, die ihr Leben gravierend beeinträchtigen. Während der Arbeit an ihren »inneren Konflikten« geben depressive Frauen die Ausbildung auf, lehnen berufliche Förderungen ab, führen ein eingeschränktes Gesellschaftsleben und bleiben in jeder nur erdenklichen Weise von Wachstum und Entwicklung ausgeschlossen. Sie lassen sich mit brutalen Männern ein, werden abhängig von Rauschmitteln, sind ihren Kindern keine adäquaten Mütter – in vielen Fällen deshalb, weil man ihnen nicht die Medikamente verschrieben hat, die ihr chemisches Ungleichgewicht korrigieren und in überraschend kurzer Zeit dazu führen würden, daß sie sich voller Energie und Tatkraft fühlen.

Dieser Energieschub kommt nicht »von außen«, wie es manche Therapeuten gern hätten und mit solchen Vorstellungen nur bewirken, daß Frauen sich noch mehr als Opfer fühlen. Es ist vielmehr genau der gleiche Energieschub, den jeder Kranke verspürt, wenn seine Gesundheit wiederhergestellt ist. Die depressiven Frauen empfinden Erleichterung und Freude, aber sie empfinden *nicht:* »Das habe ich mir wirklich selbst zuzuschreiben«, sofern falsch informierte Freunde oder Familienangehörige die depressive Frau nicht mit solchen Vorstellungen eindecken. Es ist sehr schlimm, wenn das geschieht, denn die depressive Frau neigt ohnehin zur Selbstkritik und akzeptiert nur zu gern alle Vorwürfe, mit denen andere sie behelligen.

»Hat sie oder hat sie nicht?«: die große PMS-Debatte

Wenige Themen erregen feministische Wissenschaftler mehr als die prämenstruelle Depression (PMS). Bücher wurden geschrieben, um gewissenhaft zu dokumentieren, wie viele Untersuchungen ihre Existenz bestätigen und wie viele sie bestreiten. Feministische Autorinnen mißtrauen jenen, die sich für die Existenz des Syndroms aussprechen, und fragen sich, welchen (implizit verborgenen) Plan solche Befürworter hegen. Einige Feministinnen scheinen sich mehr mit der Frage zu beschäftigen, ob wir erklären, das Syndrom existiere, als mit der Frage, ob die Frauen tatsächlich darunter leiden und, wenn ja, wie ihnen geholfen werden könnte.

Der Grund für die zunehmende Aufmerksamkeit, welche die prämenstruelle Depression auf dem Gebiet der seelischen Gesundheit erfährt, sind auffällige Gemütsstörungen bei den meisten Frauen, die so gravierende Symptome im Zusammenhang mit der Menstruation haben, daß sie eine ärztliche Praxis aufsuchen müssen. »Zahlreiche Frauen im Land suchen Hilfe in den psychiatrischen Abteilungen von Kliniken, die sich auf die Erforschung und Behandlung dieser Störungen spezialisiert haben«, schreiben Sally Severino und Margaret Moline. Severino, Psychiatrie-Professorin, und Moline, Professorin für Psychiatrie und Physiologie, sind die Autorinnen des Buches *Premenstrual Syndrome*, das alle bis heute vorliegenden Forschungsarbeiten über das prämenstruelle Syndrom auswertet.

Stimmungsstörungen scheinen bei derart vielen Frauen zum Bild des Syndroms zu gehören, daß die *American Psychiatric Association* (APA) beschloß, sich intensiv mit der Frage der Klassifizierung dieser Störungen zu beschäftigen, das heißt mit der Frage, ob das PMS als psychiatrische Krankheit zu gelten hat oder nicht. Die bloße Vorstellung einer Klärung dieser Frage versetzte die feministischen Psychiaterinnen des APA-Frauenkomitees in Angst und Schrecken.

Die Ärzte, die für die Aktualisierung des *Diagnostic and Statistic Manual of Mental Disorders* (DSM) der *American Psychiatric Association* verantwortlich sind, beriefen 1985 ein Expertenkomitee ein, das die Aufnahme des Syndroms in die überarbeitete dritte Auflage prüfen sollte. Als erstes entwickelte das Beraterkomitee diagnostische Kriterien für die Störung und dachte über Namen nach. Weil die mit dem Syndrom verbundenen Symptome auch bei Frauen auftreten können, die nicht menstruieren (das heißt bei Frauen, deren Eierstöcke nach einer Hysteroktomie intakt geblieben sind*), beschloß das Komitee, das Adjektiv »prämenstruell« fallenzulassen, und wählte schließlich die windige Bezeichnung »Late Luteal Phase Dysphoric Disorder« (LLPDD). Das APA-Frauenkomitee brachte gegen die Aufnahme dieser Störung in das DSM-Handbuch entschiedene Einwände vor, doch das Beraterkomitee befürwortete mit Ausnahme zweier Mitglieder die Aufnahme der LLPDD und machte damit das Syndrom zu einer offiziell anerkannten Krankheit. Die Folge war ein heftiger Streit, in dessen Verlauf die feministischen Opponenten eine Briefaktion und eine Medienkampagne gegen die Aufnahme ins Leben riefen. Am Ende nahm die *American Psychiatric Association* die LLPDD (alias PMS) nur im Anhang des DSM-Handbuchs auf – »Beruhigungspille« für das Frauenkomitee. »Bis heute«, so Severino und Moline, »stemmen sich die Gegner der LLPDD-Kategorie gegen die Diagnose, aufgrund ihrer Ansicht, sie gereiche den Frauen zum Schaden. Wir glauben das nicht.«

»PMS ist als zweischneidiges Schwert charakterisiert worden«, heißt es in einem Beitrag des *Women's Rights Law Reporter.* »Wird es verleugnet oder leichthin behandelt, werden die Forscher es ignorieren, und Frauen, deren Symptome behandelt werden könnten, werden weiter leiden. Da auf der anderen Seite der Menstruationszyklus einer der wenigen wirklichen biologischen Unterschiede zwischen Frauen und Männern ist, werden Menstruationsprobleme, sofern wir sie als solche anerkennen, als Beweis für unsere biologische Minderwertigkeit hingestellt.«

»Uns scheint«, schreiben Severino und Moline, »daß das Thema der Stigmatisierung in Wirklichkeit die fortbestehende Stigmatisierung psychischer Krankheiten widerspiegelt und nicht die Stigmatisierung der Frauen.« Außerdem bedeutet die Tatsache, daß *manche* Frauen im Zusammenhang mit ihrem Menstruationszyklus wiederkehrende Störungen haben, »gewiß nicht, daß *alle* Frauen, die menstruieren, krank sind«.

Tatsächlich hat sich gezeigt, daß die meisten Frauen keine auf

* Oder auch bei Frauen, deren Eierstöcke entfernt wurden, jedoch nicht vollständig – das heißt, ein Teil des Gewebes ist erhalten geblieben.

den Menstruationszyklus zurückgehende Stimmungsschwankungen haben. Haben Frauen aber eine besondere Anfälligkeit dafür? »Ja«, erklären Severino und Moline. »Genau wie Männer anfällig für bestimmte Störungen sind, so auch Frauen. Es ist nicht ›Anti-Frau‹, das LLPDD anzuerkennen, genausowenig wie es ›Anti-Mann‹ ist anzuerkennen, daß zahlreiche Krankheiten bei Männern häufiger sind.«

Es ist sicher richtig, daß ein Arbeitgeber sich weigern dürfte, eine Frau einzustellen, die zugibt, sie leide an LLPDD. Aber, so die Wissenschaftlerinnen mit unbestechlicher Logik weiter, »ein Arbeitgeber würde sich auch weigern, eine Frau einzustellen, die *irgendeine* geistige oder körperliche Störung, die ihre Arbeit beeinträchtigen könnte, einräumen würde. Wenn die Frau wirklich in ihrer Arbeit beeinträchtigt ist, bedeutet die Ablehnung durch den Arbeitgeber keine unfaire Diskriminierung. Ist die Frau hingegen in ihrer Arbeit nicht beeinträchtigt, liegt die Lösung für das Problem unfairer Diskriminierung am Arbeitsplatz gewiß nicht in der Behauptung, es existiere nicht.«

Warum manche leiden, manche nicht

Jede von uns hat sich sicher schon das eine oder andere Mal gefragt, warum der Menstruationszyklus für manche Frauen so unangenehm ist, für andere hingegen nicht. Nach Ansicht von Forschern können die Eierstockhormone Östrogen und Progesteron dafür verantwortlich sein: »Hormone sind per Definition Stoffe, die für bestimmte Zielorgane als Boten dienen«, schreiben Severino und Moline.

Die »Zielorgane« bei PMS sind Gehirn, Brüste und Uterus, wobei Nebenwirkungen an Schilddrüse und Nebennierenrinde auftreten. Das Gehirn steht im Fokus der neueren Forschung. Der Regulierung des Menstruationszyklus dienen komplexe Interaktionen zwischen Neurotransmittern des Gehirns, Hypophysenhormonen und den weiblichen Eierstockhormonen. Mithin führen nicht einfach die Eierstöcke der Frau zu Menstruationsbeschwerden. Serotonin, Dopamin und Noradrenalin sind ebenfalls an den Vorgängen beteiligt. Irgendwie interagieren die Eierstockhormone mit den Neurotransmittern des Gehirns, und das Endergebnis ist ein Stimmungswandel. Wie das geschieht – und warum und wann und bei wem –, ist noch Gegenstand genauerer Untersuchungen, wenn nicht Auseinandersetzungen. Die Erforschung des Menstruationszyklus ist verhältnismäßig jung. Nach Ansicht von Severino und Moline müßten wir dem *Gehirn* mehr Beachtung widmen, einem Organ, das auf Eierstocksteroide reagiert und folglich bei der Produktion prämenstrueller Symptome eine Rolle spielt«.

Erst seit kurzem beschäftigen sich Wissenschaftler mit der Wirkung weiblicher Hirnsubstanzen auf menstruelle Stimmungsschwankungen. Sie wissen zum Beispiel, daß Östrogen die Produktion des Enzyms Thyrosin hemmt, das seinerseits die Menge an Dopamin im Hypothalamus des Gehirns drastisch verringert. Dopamin im Hypothalamus reguliert den Eisprung. Unbekannt ist noch, *wie* die sich ändernden Eierstockhormone tatsächlich die weiblichen Neuronen so beeinflussen, daß sie Neurotransmitter freisetzen. Wenn wir das verstehen, werden wir uns genauer vorstellen können, warum Betty während ihrer Periode unmäßig ißt und Helen das Gefühl hat, ihre Periode – und besonders die Zeit davor – mache sie launisch und gereizt. Warum wird die eine Frau nur eine Woche in jedem Monat von der PMS-Störung behelligt, die andere drei Wochen? Warum haben manche nur ein leichtes Gefühl der Niedergeschlagenheit, andere dagegen massive, lebenserschütternde Stimmungstiefs? Und warum bewegt sich eine Minderheit so leicht durch den ganzen Zyklus, so frei und unbekümmert wie eine Frau in einer speziellen Arzneimittelwerbung?

Wie wir in Kapitel 2 gesehen haben, wird die Fähigkeit des Gehirns zur Regulierung der Neurotransmitter stark von genetischen Faktoren beeinflußt. Auch die Eierstockhormone unterliegen dem Einfluß genetischer Faktoren. Also müssen wir nicht nur verstehen, wie das Östrogen die Serotoninproduktion bei Frauen im allgemeinen beeinflußt, sondern darüber hinaus, wie das Östrogen bei einer bestimmten Frau ihre besondere Fähigkeit der Serotoninregulierung beeinflußt. Ist ihr eine Abnormität im Serotoninstoffwechsel vererbt worden, wird dies sicher ein Faktor in der Gleichung sein, welche die von der Periode ausgelösten Symptome und Gemütszustände festlegt.

Auch stellt sich die Frage der weiblichen Hormone selbst. Spielen sie bei den prämenstruellen Stimmungsschwankungen eine Rolle? Wenn ja, welcher Zusammenhang besteht zwischen weiblichen Hormonen und stimmungsregulierenden Neurotransmittern im Gehirn?

»Erst in den letzten zwanzig Jahren haben wir uns klargemacht«, so Severino und Moline, »daß Östrogen und Progesteron direkt auf die Funktionen der Nervenzellen einwirken und damit tiefgehenden Einfluß auf Verhalten, Stimmung und Verarbeitung sensorischer Informationen ausüben – also auf alles, was nach unserem Wissen während des normalen Menstruationszyklus fluktuiert.« Einer der Wege, auf denen dies geschieht, ist die Steuerung der Neurotransmitteraktivität.

Die erste Untersuchung über den Zusammenhang von PMS-Symptom und Serotoninmangel erschien in den späten achtziger Jahren. Zwei weitere Studien besagen, daß Frauen mit einer PMS-Störung in der Woche vor der Menstruation niedrigere Serotoninwerte hatten.[10] Eine andere Untersuchung wies nach, daß Frauen mit PMS-Störungen *vor* der Periode, aber nicht danach niedrigere Serotoninwerte hatten und daß sie niedriger waren als die bei Frauen ohne PMS-Störungen.[11] Für Severino und Moline sind die Implikationen eindrucksvoll. *Es sieht so aus, als würden Frauen, die an prämenstruellen Symptomen leiden, sich von den Frauen, die nicht darunter leiden, insofern unterscheiden, als sie weniger Serotonin aufweisen.*

Nach der jüngeren Forschung sind Eierstockhormone bei weiblichen Stimmungsschwankungen nur ein Faktor – vielleicht nicht bedeutender als die fluktuierenden Neurotransmitter, die bei jedem Gemütswechsel am Werk sind – ob bei Mann, Frau oder Kind. Und doch hat jede Frau, die unter menstruellen Stimmungsschwankungen leidet, sich irgendwann geschämt, sich hilflos und ohne Selbstkontrolle gefühlt. Sie empfindet diese Erfahrung womöglich zutiefst befremdend. Vor der Menstruation habe sie nicht ihr »wirkliches« Selbst. Vielleicht streitet sie mit ihrem Mann. Vielleicht sagt sie schreckliche Dinge zu ihren Kindern. Sie hat keine Geduld mit dem Kassierer in der Bank und schimpft mit dem Schülerlotsen herum. Außerdem *weiß* sie, daß ihr Verhalten irrational ist, und haßt sich selbst dafür. Wahrscheinlich fühlt sie sich schuldig, wenn ihr Mann sie negativ beurteilt, denn sie weiß, daß sie sich irrational verhält. Seine Reaktionen auf ihr Verhalten während dieser Zeit lassen ihr Selbstwertgefühl noch weiter absinken. Das alles ist ein elender, sich selbst erhaltender Kreislauf.

Obgleich körperlichen Ursprungs, können die Stimmungsschwankungen und seltsamen Verhaltensweisen, die viele Frauen mit PMS-Störungen assoziieren, von psychiatrischer Hilfe profitieren. Schon eine Diagnose der Symptome kann Erleichterung verschaffen. Das war bei Ellen der Fall, die an einer Fülle von Gefühlen, Verhaltensweisen und Gedankenverzerrungen litt, die laut Severino und Moline typisch sind für PMS-Störungen, auch wenn sie ihr selbst sonderbar und zuweilen sogar erschreckend erschienen.

Dreißig Jahre alt, geschieden und mit drei kleinen Kindern, suchte Ellen schließlich einen Psychiater auf, weil sie meistens wütend war, die Kinder anfuhr und sich deswegen schuldig fühlte. Sie neigte auch zu Unfällen. Manchmal hatte sie Wutanfälle, die so irrational waren, daß sie kaum an sich halten konnte. Einmal, als sie Gäste erwartete und ein Essen für sie vorbereitete, war sie so wütend darüber, daß niemand ihr half, daß sie das Kochen einstellte, in ihr Auto stieg, und, ohne zu wissen, was sie tat, durch das geschlossene Garagentor krachte.[12]

Was spielte sich zu jener Zeit in Ellens Leben noch ab? Da sie sich zu Hause langweilte und ihren Mann beneidete, weil er keine häusliche Verantwortung übernahm, hatte sie kurz zuvor wieder zu arbeiten begonnen. Nun fühlte sie sich die meiste Zeit müde, und wie ihre Mutter vor ihr hatte sie ihrem ältesten Kind, einer Tochter, einen großen Teil der Sorge für die Jüngeren übertragen.

Nach einigen Monaten Therapie stellte sich etwas Interessantes heraus. Ellens Symptome traten nur vor ihrer Menstruation auf. Zu dieser Zeit entwickelte sie das, was sie eine »Verschiebung« in ihrem Denken nannte, und sie hatte das Gefühl, keine Kontrolle darüber zu haben. Sie erklärte ihrem Therapeuten, sie fühle sich »verrückt«, wie »eine Hexe, die auf einem Besen reitet«. Im Sprechzimmer des Psychiaters begann sie zu erkennen, daß die Schwierigkeiten mit ihrem Mann nicht dauernd bestanden, sondern nur vor ihrer Menstruation. Sie fragte sich, warum dies noch nie zuvor bemerkt worden war – weder von ihr, von ihrem Mann noch von ihren Freundinnen.

Bevor sich herausstellte, daß Ellens Stimmungsschwankungen monatlich auftraten, war ihr die Diagnose gestellt worden, sie habe ein neurotisches Problem – »ungelöste ödipale Konflikte«. Zu jenem Zeitpunkt hatte der Psychiater eine auf Einsicht zielende Therapie empfohlen, aber als deutlich wurde, daß ihre Verhaltens- und Stimmungsschwankungen *nur* prämenstruell auftraten, wurde die Diagnose in PMS-Störung geändert. Anstatt sich auf »Ödipus« zu konzentrieren, wandte sich die Therapie ihrem beschädigten Selbstwertgefühl zu.

Unglücklicherweise haben viele Frauen mit Symptomen wie denen Ellens Angst, sie könnten verrückt werden, und geben es auf, Hilfe zu suchen, damit ihre Angst nicht bestätigt werde.

Depressiv oder prämenstruell – wo ist der Unterschied?

Einer der hinterhältigen Aspekte der PMS-Störung ist ihre Ähnlichkeit mit einer schweren Gemütserkrankung. Wie kann eine Frau wissen, ob sie an PMS, Depression oder gar Hypothyreosie (Schilddrüsenunterfunktion) leidet, deren Symptome ganz ähnlich sind wie die der Depression?

Diagnostik ist eine Kunst. Diejenigen, die sie beherrschen, wissen eine Menge über viele verschiedene Möglichkeiten. Wenn Gemütsänderungen gravierend genug sind, um das Leben einer Frau zu beeinträchtigen, sind sie auch ernsthaft genug für das diagnostische Geschick eines Psychiaters.

Marge war sicher, daß ihre Probleme prämenstrueller Art waren, seit ihr jemand erklärt hatte, wenn sie wenigstens »eine gute Woche im Monat« habe, sei sie der PMS-Kategorie zuzurechnen. Marge hatte mindestens diese eine gute Woche. Sie hatte sich immer darauf verlassen können, daß ihr Befinden während ihrer Periode in Ordnung war. Aber nun verschwand selbst diese eine Woche. Während der letzten sechs Monate hatte sich ihr Zyklus von 28 auf 23 Tage verkürzt, so daß nun überhaupt jede Zeit, in der sie sich gut fühlen konnte, dahin zu sein schien.

Marge suchte seit langer Zeit ihren Pfarrer zur Beratung auf. Nun war sie so bedrückt, daß er ihr vorschlug, sich an jemanden zu wenden, der ihren Gemütszustand beurteilen könne. Der Psychiater, den sie konsultierte, fand heraus, daß Marge ein Jahr nach dem Tod ihrer Mutter an einer schweren Depression gelitten hatte. Sie hatte Schlafstörungen, konnte kaum essen, und sogar ihre Sprechweise hatte sich verlangsamt. Ihre Depression hatte sich etwas gebessert, als sie mit ihrem Pfarrer zu sprechen begann, aber sie hatte so lange mit diesen Stimmungsschwankungen gelebt, daß sie sie als die ihren empfand, als Teil ihrer »Persönlichkeit«. Im Lauf der Jahre wird es immer schwerer, zu erkennen, wo unsere Stimmungsschwankungen aufhören und wir anfangen.

Um eine zyklisch auftretende Gemütserkrankung zu erkennen, ist es hilfreich, sein Leben rückblickend zu betrachten und nach früheren Phasen Ausschau zu halten. Marge zum Beispiel hatte eine mäßig schwere Wochenbettdepression gehabt, als ihre Tochter geboren worden war. Danach litt sie in der Woche vor ihrer Menstruation immer an Übelkeit, und ihre Stimmungsschwankungen fingen an, heftiger zu werden. Im Lauf der Zeit wurden *alle* Symptome, die sie immer mit »PMS« bezeichnet hatte, schlimmer – depressive Stimmungen, Reizbarkeit, Schlafstörungen. Glücklicherweise hatte Marges pastoraler Berater bei ihr Symptome erkannt, die eine psychiatrische Begutachtung erforderten.

Der Psychiater fand einen wichtigen Hinweis in Marges Familiengeschichte. Eine Großmutter mütterlicherseits und eine Tante hatten beide schwere depressive Störungen gehabt. Diese Information deutete zusammen mit Marges Wochenbettdepression auf eine schwere Gemütserkrankung hin. Da sie schnell zwischen Euphorie und dem Gefühl, »am Ende der Welt« zu sein, hin und herwechselte, kam der Psychiater zu dem Schluß, sie habe eine Form bipolarer Störung, und behandelte sie mit entsprechenden Medikamenten.

Werden Gemütserkrankungen behandelt, hören die prämenstruellen Stimmungsschwankungen auf. Viele Frauen haben milde Depressionen, die unbemerkt bleiben, außer wenn sie sich prämenstruell verschlimmern. Nach Meinung von Severino und Moline hat *jede* Form psychiatrischer Störungen die Tendenz, sich in Einklang mit dem Menstruationszyklus zu verstärken und abzuschwächen. Frauen mit Panikgefühlen haben in der Woche vor ihrer Periode ohne Pause Anfälle. Obsessiv-zwanghafte Frauen reiben sich noch mehr als üblich bei der Hausarbeit auf. Bulimische Frauen schlingen noch mehr Essen in sich hinein. (Laut einer Untersuchung stieg die Eßmenge vom 15. bis zum 30. Tag an. Nach Ansicht von Forschern könnte dies damit zu tun haben, daß Reproduktionshormone bei *allen* Frauen einen biologisch verankerten Drang auslösen, in der Zeit vor der Menstruation mehr zu essen.)

Frauen wie Marge mit einer bipolaren Störung erleben nicht selten, daß ihre Symptome vor der Periode gleichsam durchdrehen. Bipolare Störungen erfordern eine medikamentöse Behandlung; sie müssen also von der PMS-Störung unterschieden werden. Nach Severino und Moline ist die Behandlung der Wahl bei Frauen mit Stimmungsschwankungen vor allem vor der Periode eine Tagesdosis Lithium[13] (s. Kapitel 8). Mittlerweile mag man sich denken: Und was kann man gegen das gute alte PMS tun?

Dr. Christiane Siewers, Psychiaterin in Pittsburgh, erzielt nach eigenen Worten gute Ergebnisse, indem sie Frauen mit PMS-Symptomen mittels Diät, Körperübungen und Vitamingaben behandelt. Aber das Programm ist nicht leicht einzuhalten: »Sie haben eine Diät mit relativ wenig Salz, ohne Zucker, Koffein und Alkohol einzuhalten.« Und wenn sie auch eine Menge an komplexen Kohlehydraten zu sich nehmen können, so müssen sie doch ganz auf Zucker verzichten. »Den Betroffenen fällt das schwer, weil man bei PMS Heißhunger auf Süßigkeiten, Schokolade, Gebäck und so weiter hat.« Die meisten Patientinnen, die sich an den Diätplan halten, bekommen ihre Symptome innerhalb von drei Monatszyklen in den Griff, meint Siewers, aber eine Menge Leute steigen aus. »Was ich von ihnen verlange, ist schwer, aber ich habe noch keinen Weg entdeckt, es ihnen zu erleichtern.«

Die häufigsten Symptome bei PMS sind Reizbarkeit, Depressionen, Empfindlichkeit der Brust und Blähungen. »Heißhunger auf Kohlehydrate und Müdigkeit gehören auch dazu«, meint Siewers. Die Symptome können verwirrend sein. Sie fordert von jeder Frau, welche die Krankheit zu haben glaubt, sie solle alle Symptome Tag für Tag von 0 bis 5 einstufen. Um die Kriterien für PMS zu erfüllen, muß eine Frau mindestens eine symptomfreie Woche im Monat haben; sonst leidet sie wahrscheinlich an einer Gemütserkrankung.

Frauen mit leichten bis mäßigen PMS-Symptomen sprechen möglicherweise auf Dr. Siewers' basalen Ernährungsplan an, auch wenn er eine größere Änderung des Lebensstils erfordern könnte. Die Patientinnen werden aufgefordert, nahezu jeden Tag kräftiges Aerobic-Training zu absolvieren. »Sie müssen fünf Tage die Woche Übungen machen, die einer Stunde Spazierengehen entsprechen. Wenn sie mehr machen, gut, aber weniger darf es nicht sein. Das würde nicht genügend Endorphine produzieren, als daß ein Unterschied zu spüren wäre.«

Es besteht kein Zweifel, daß Endorphine den Schmerz mildern. Nach Severino und Moline sind unsere natürlichen Körperendorphine fünf- bis zehnmal so stark wie Morphium. Es gilt also, so viel zu trainieren, daß diese Endorphinproduktion andauert.

Wenn die PMS-Symptome gravierend sind – und in solchen Fällen sind immer auch andere psychiatrische Störungen beteiligt –, ist Medikation unumgänglich.

Es ist festzuhalten, daß viele Psychiater und Gynäkologen die PMS-Behandlung mit Vitaminen und Kräutern ablehnen mit der Begründung, nur wenige Untersuchungen belegten ihre Wirksamkeit. Wir haben jedoch eine anekdotische Evidenz, und die vorliegenden Untersuchungen zeigen, daß Vitamin B_6 bei den depressiven PMS-Symptomen hilft. Höhere Konzentrationen von B_6 verstärken vermutlich im Gehirn die Umwandlung von Tryptophan in Serotonin, das seinerseits Depressionen lindert. Sehr hohe Dosen von B_6 können jedoch toxisch wirken.[14]

Die Serotonin-Connection: neue Hoffnung bei PMS

Dr. Richard J. Wurtman, Professor für Neurologie und Spezialist für Hirnchemie, und seine Frau Dr. Judith Wurtman, Zellbiologin und Ernährungswissenschaftlerin, haben in ihren Untersuchungen faszinierendes Datenmaterial zum »Warum« des prämenstruellen Heißhungers auf Kohlehydrate herausgefunden und einen neuen Heilungsweg entdeckt. Nach ihrer Forschungsarbeit lassen sich Depressionen, Heißhunger auf Kohlehydrate und einige andere PMS-Symptome offensichtlich mit einem Medikament signifikant reduzieren, das – heute keine Überraschung mehr – die Serotonin-Produktion beeinflußt. D-Fenfluramin befindet sich in den Vereinigten Staaten noch im Erprobungsstadium, wird aber in Europa seit zwanzig Jahren bei Kohlehydrat-Heißhunger verwandt.*

Gabrielle und ich haben Judith Wurtman im Büro neben ihrem Labor interviewt. Sie ist eine kleine, energische Frau, eine Wissenschaftlerin, die einen großen Beitrag zur Linderung der menstruellen Beschwerden leisten dürfte, von denen so viele Frauen heimgesucht werden. Dr. Wurtman ist nach eigenen Worten der Gedanke zu dem Projekt aufgrund der Geschichten von Frauen über verän-

* Dieses Medikament unterscheidet sich von dem auf dem Markt befindlichen Fenfluramin.

derte Eßgewohnheiten während der Menstruation gekommen. »Genau vor dem Einsetzen ihrer Periode haben viele ein unwiderstehliches Verlangen nach Süßigkeiten und stärkehaltigen Speisen. Dann erklären sie: ›Ich könnte jemanden für ein Stück Schokolade umbringen.‹ Wir wollten wissen, ob Frauen tatsächlich ihre Nahrungsaufnahme steigern – besonders von süßen und stärkehaltigen Speisen –, oder ob sie einfach *glauben*, daß sie es tun, weil ihr Verlangen so stark ist.«

Das Forschungsteam der Wurtmans testete eine Gruppe von Frauen mit PMS-Symptomen und eine Gruppe ohne solche Symptome. Man ließ beide Gruppen aus einer Vielzahl von Nahrungsmitteln auswählen – einige davon mit großem Anteil an Kohlehydraten (Kartoffeln, Reis, Kekse, Bonbons, Brezeln) und andere mit großem Anteil an Eiweiß (Huhn, Käse, Thunfischsalat). »Nach unserer Feststellung«, so Judith, »nahmen die Frauen mit PMS-Symptomen große Mengen an kohlehydrathaltigen Speisen zu sich, aber nur etwa drei oder vier Tage vor ihrer Periode. Die Kontrollgruppe – die Frauen *ohne* PMS-Symptome – zeigte überhaupt keine erhöhte Nahrungsaufnahme.«

Die an PMS Leidenden, alle mit Normalgewicht, steigerten die Aufnahme von Kohlehydraten vor der Periode um etwa 500 Kalorien. Die Kontrollgruppe – diejenigen ohne PMS-Symptome – zeigte keine Änderung. Die Frage der Wurtmans lautete: Warum?

Sie ließen dieselben Frauen zu Beginn und am Ende des Menstruationszyklus ein kohlehydratreiches Mittagessen einnehmen. Die Mahlzeit bestand aus einer großen Schüssel Cornflakes – »ein neutrales, kohlehydratreiches Nahrungsmittel«, so Wurtman. Vor der Mahlzeit wurde die Stimmung der Frauen getestet – fühlten sie sich glücklich, traurig, reizbar? – und noch einmal eine Stunde danach. Eine große kohlehydratreiche Mahlzeit erhöht die Serotoninwerte im Gehirn. »Und wenn das Serotonin im Gehirn ansteigt, zeigt sich bei bestimmten Arten von Gemütszuständen eine Besserung. Die Betroffenen fühlen sich weniger deprimiert, ruhiger, weniger reizbar, konzentrierter, weniger verwirrt, weniger ablenkbar, gelassener. Wir wußten: Wenn die Kohlehydrate – in diesem Fall die Cornflakes – etwas bewirken, dann wahrscheinlich durch Erhöhung der Serotoninwerte.«

Nach der Mahlzeit gaben die Frauen an, daß sie in der Tat weniger deprimiert seien. »Sie waren wesentlich ruhiger, wesentlich weniger müde und lebhafter«, erklärt Wurtman. »Das war ein wunderbarer Befund, denn er bedeutet: Wenn Frauen gegen Ende ihres Menstruationszyklus Kohlehydrate essen wollen, dann tun sie dies, damit sie sich besser fühlen. Und es bestätigte uns auch, daß diese Hirnsubstanz, das Serotonin, bei manchen Stimmungsschwankungen des prämenstruellen Syndroms beteiligt sein kann.«

Es ist noch nicht bekannt, welche Rolle das Serotonin tatsächlich spielt oder *wie* seine Menge durch Kohlehydrataufnahme verändert wird. Aber einstweilen, so Wurtman, sollten Frauen, bevor sie ihre Periode bekommen, sich an »kohlehydratreiche Nahrungsmittel« halten. Das gilt nicht generell, denn die Periode hat naturgemäß Anfang, Mitte und Ende. Und natürlich gehören zu einer solchen Ernährungsweise keine Fette. Wurtman schlägt vor, Frauen vor der Menstruation sollten komplexe Kohlehydrate wie in Reis, Kartoffeln, Nudeln, Linsen und Bohnen zu sich nehmen – »und vielleicht auch einige süße Kohlehydrate, wenn sie danach ein starkes Verlangen haben«.

Ein neues Medikament, noch nicht auf dem Markt, soll die Serotonin-Produktion im Gehirn ähnlich beeinflussen, aber potenter sein als die Kohlehydrataufnahme. D-Fenfluramin ist, wie die Wurtmans in einer Voruntersuchung festgestellt haben (siehe Kapitel 5), hilfreich bei der Behandlung von Übergewicht aufgrund übermäßiger Kohlehydrataufnahme. Dieses und gleichartige Medikamente werden vielleicht bald zur Linderung prämenstrueller Depressionen auf den Markt kommen. Künftige PMS-Forschung wird die Entwicklung solcher Medikamente anstreben, meint Wurtman. »Statt Hormone wie Östrogen und Progesteron zu manipulieren, wie man es viele Jahre ohne allzu großen Erfolg getan hat, sollte jetzt untersucht werden, *was im Gehirn die Veränderung emotionaler Zustände verursacht«* (meine Hervorhebung).

Ein bereits auf dem Markt befindliches Antidepressivum hat sich bei PMS-Depressionen als wohltuend erwiesen. Die erste Untersuchung, 1989 veröffentlicht, kam zu dem Ergebnis, daß Frauen nach Einnahme des trizyklischen Antidepressivums Nortriptylin sich als »stark oder sehr stark« gebessert einstuften. Wenn auch weitere Forschung notwendig ist, so benutzen doch bereits viele Psychiater Antidepressiva zur Behandlung mäßiger bis schwerer PMS-Symptome. Jede Frau, die in drei von vier Wochen unter

Stimmungsschwankungen und/oder Depressionen leidet, sollte diese Form der Therapie in Erwägung ziehen.

Lithium ist ebenfalls bei der Behandlung bestimmter Formen der PMS-Depression wirksam. Anfang der achtziger Jahre begegnete ich in Dallas einer Geschäftsfrau, die nach eigenen Worten ein Jahr lang gegen PMS-Symptome Lithium eingenommen hatte und nun erklärte, das habe ihr Leben verändert. »Davor«, erklärte sie, »war ich zwei von vier Wochen völlig fertig. Ich hatte keine Ahnung, was mit mir nicht stimmte, und meine Familie ebensowenig, aber ich war in jenen zwei Wochen deprimiert und reizbar, in den anderen zwei Wochen dagegen wohlauf. Das war kein Leben, sage ich Ihnen.« Untersuchungen über die Lithium-Anwendung zur PMS-Behandlung setzten Mitte der sechziger Jahre ein, und Erfolgsberichte über die klinische Behandlung wurden jüngst veröffentlicht.[16]

Ein anderer Forschungsansatz, der den Zusammenhang zwischen Serotonin und prämenstrueller Depression erhärtet, stammt von der *University of California* in San Diego. Barbara L. Parry fand heraus, daß die Menge an Melatonin, einem Hormon, das nachts von der Zirbeldrüse abgesondert wird, bei Frauen mit prämenstruellen Depressionen signifikant reduziert ist.[17] Melatonin ist ein Derivat des Serotonins, dessen Absonderung mit dem Wechsel von Hell und Dunkel rhythmisch variiert. Dr. Parry zufolge zeigt der niedrige Melatoninspiegel bei Frauen mit PMS-Symptomen an, daß Störungen im zirkadianen Rhythmus oder unregelmäßiger Gang der biologischen Uhr des Körpers zur prämenstruellen Depression beitragen können.

In Zukunft dürfte PMS mit Licht behandelt werden, wie es derzeit bei Menschen mit jahreszeitlich bedingten Affektstörungen (SAD = *seasonal affective disorder*) geschieht.

Gebären und Depression

Die Geburt eines Kindes, üblicherweise als freudiges Ereignis begrüßt, bringt paradoxerweise für die Mutter ein erhöhtes Risiko emotionaler Störungen mit sich. Wie schon erwähnt, macht eine von zehn Frauen nach der Kindsgeburt eine Phase schwerer Depression durch. Spezialisten für Depressionen *post partum* kennen drei Stufen der Störung. Die mildeste ist eine kurzfristige Depression;

sie befällt 50 bis 70 Prozent der Mütter. Zur leichten Post-partum-Depression gehören Weinanfälle, Ruhelosigkeit, Gefühle von Unwirklichkeit und Verwirrung – und, weniger häufig, Gefühle von Depersonalisierung, von Schuld und Negativität gegenüber Mann und Kind. Diese Symptome verlieren sich meistens innerhalb einer Woche.[18]

Es ist nicht klar, ob die milde Form von äußeren Ereignissen im Leben der Frau oder von endokrinen oder metabolischen Veränderungen oder von beidem verursacht wird. Daß Hormone zumindest eine Rolle spielen, ist jedoch ziemlich klar. Fünf Tage nach der Entbindung kommt es zu einem dramatischen Abfall von Östrogen und Progesteron und zu einem starken Anstieg von Prolaktin. Untersuchungen über den Zusammenhang von Hormonspiegel und Gemütszuständen vor und nach Geburten sind zu dem Ergebnis gekommen, daß die junge Mutter um so schlechter schläft, je mehr das Östrogen absinkt.[19] Abfallendes Progesteron kündigt ebenfalls Probleme an. *Je stärker das Progesteron absinkt, um so wahrscheinlicher ist es, daß die junge Mutter innerhalb der ersten zehn Tage nach der Geburt depressiv wird.*[20] Dann stellt sich die Frage, ob diese Depressionen vorbeugend behandelt werden können oder sollten. Denn selbst kurzzeitige Depressionen wirken sich auf die Mutter-Kind-Beziehung aus.

Zehn bis zwanzig Prozent der Frauen erleben nach der Geburt eine mäßig schwere Depression, die von sechs Wochen bis zu einem Jahr oder länger dauert. Die spezifischen Inhalte oder Wochenbettsorgen scheinen sie von Gemütserkrankungen zu anderen Zeiten zu unterscheiden. Frauen mit Post-partum-Depressionen haben extreme Angst um das Wohlergehen ihres Neugeborenen, und sie zweifeln an ihrer Fähigkeit zu normalen mütterlichen Gefühlen gegenüber dem Kind.

Eine geringe Zahl von Frauen – 0,01 bis 0,02 Prozent – erleiden eine Wochenbettpsychose, eine bemerkenswerte Krankheit, die zwischen dem dritten und vierzehnten Tag nach der Geburt des Kindes auftritt. (Es sind praktisch *keine* Fälle bekannt, in denen sie in den ersten zwei Tagen nach der Entbindung aufgetreten wäre.) Wenngleich diese dramatische, erschreckende Gemütserkrankung nicht häufig auftritt, ist sie von großem Interesse für Wissenschaftler, von denen viele sie heute für ein einzigartiges psychiatrisches Ereignis halten.

Wenn es geschieht, dann schnell. Was zuerst wie eine mild depressive Verstimmung aussieht, kann sich rasch zu einem völlig anderen Phänomen auswachsen. Krankenschwestern auf Entbindungsstationen wissen, daß sie jede depressive junge Mutter scharf im Auge behalten sollten, denn es kann sein, daß Schlaflosigkeit, Erschöpfung, Erregung und Reizbarkeit zu einer vollen Psychose mit alternierenden Zuständen von Hochstimmung und Depression, Wahnvorstellungen und Halluzinationen eskalieren.

Die Post-partum-Psychose bildet sich nicht nur schneller aus, mit Symptomen, die innerhalb von Tagen oder gar Stunden ernste Formen annehmen; in den meisten Fällen gibt es auch keine Vorwarnung. In 70 Prozent der Fälle ist nicht einmal eine psychiatrische Vorgeschichte vorhanden.[21] Häufig zeigt sich bei dieser Psychose keine offenkundige Beziehung zu irgendwelchen Ereignissen im Leben der betroffenen Frau – außer dem Ereignis der Geburt. Daß diese seltsame Krankheit überhaupt auftritt, wenn auch selten, verleiht der biologischen Auffassung der Gemütserkrankungen allgemein weiteres Gewicht.

Der emotionale Zustand der jungen Mutter

Eine 38jährige Frau mit ihrem ersten Baby beschrieb ihren Zustand im ersten Monat nach der Geburt mit den Worten: »Alles entgleitet mir.« Sie erklärte: »Ich wache jeden Tag mit Grauen auf. Jeder neue Tag mit Füttern, Windelnwechseln und kleinen Ausflügen in den benachbarten Park erscheint mir unerträglich. Am meisten freue ich mich noch darauf, das Baby anzuziehen und zum Supermarkt zu gehen. Ich fühle mich aus dem Gleichgewicht geraten. Ich habe das Gefühl, daß ich einen furchtbaren Fehler gemacht habe.«

Um jungen Müttern wie dieser zu helfen, richtete Ruth Nemtzow, Sozialarbeiterin der *Jewish Community Services* auf Long Island, Selbsthilfegruppen ein, die zwölf Wochen lang einmal wöchentlich zusammenkamen. Nach ihren Worten litten die Frauen in ihren Gruppen unter Angst, Rollenkonflikten und »leichter bis mäßiger depressiver Verstimmung, die an Post-partum-Depressionen erinnert«. Eine der Frauen befürchtete, daß sie enden würde »wie meine Mutter. Meine Mutter machte sich über alles Sorgen«. Nichts an ihrem Familienleben war unbeschwert. »Mutter dachte immer an Katastrophen. Ich durfte nicht schwimmen gehen, ich durfte nicht Rollschuhlaufen, ich durfte nicht einmal im Schulbus auf Klassenfahrt gehen. In all meinen Kindheitserinnerungen sehe ich meine Mutter herumgeistern. Ich gab mir selbst das Versprechen, anders zu werden. Nun fürchte ich, daß ich genauso bin wie sie. Eine Stunde lang frage ich mich besorgt, ob das Baby einen Pullover braucht. Ich will so nicht sein. All diese Sorgen ermüden mich.«

Die Gruppe, schreibt Nemtzow,[22] half Linda, »sich selbst als getrennt von ihrer Mutter zu sehen«, und unterstützte sie in dem Glauben, daß sie ihren Lebensweg selbst bestimmen könne.

Obgleich kaum jemand bestreiten würde, daß Beistand für junge Mütter hilfreich ist, springen einem aus Lindas kurzen Äußerungen doch Anzeichen einer klinischen Depression ins Auge, einer Depression, die erblich zu sein scheint und sich leicht auf ihr Kind auswirken könnte. Ein biologisch orientierter Therapeut würde an Lindas Bericht wohl bemerkenswert finden, daß ihre Mutter phobisch war (»Ich durfte nicht einmal im Schulbus auf Klassenfahrt gehen«), negative Gedanken über die Zukunft hatte, sich zwanghaft Sorgen machte und schwermütig war. Wahrscheinlich litt ihre Mutter unter Depressionen und hatte womöglich noch andere psychiatrische Störungen. Linda sieht sich selbst den gleichen Weg nehmen und will dagegen angehen. Sie berichtet, sie sei unentschlossen (sie braucht eine Stunde, um zu entscheiden, ob das Baby einen Pullover braucht), zwanghaft, ängstlich und erschöpft – alles Anzeichen einer mäßigen bis schweren Depression. Im Lichte der Symptome ihrer Mutter erhält Lindas Bericht eine deutlich biologische Tönung. Wenn Nemtzow es auch nicht ausspricht, so hat ihre »Linda« doch die Art von Symptomen, denen eine medikamentöse Intervention zugute käme.

Wenn auch Therapeuten für die Ereignisse im Leben der Frauen offensichtlich sensibel sein müssen, so kann es andererseits bei der Behandlung zu nutzlosen Versuchen führen, wenn sie den sozialen Belastungen zuviel Bedeutung beimessen. Therapeuten mögen zum Beispiel Ehestreitigkeiten als Ursache für die Depression einer jungen Mutter überbewerten. Weiß Gott, gleichgültige Ehemänner sind keine Hilfe, und Statistiken zeigen, daß Mangel an Unterstützung von seiten des Ehemannes oder das Gefühl, von ihm nicht geliebt zu werden, Hauptvorboten von Depressionen bei Frauen sind, *besonders* nach der Geburt eines Kindes.[23] Aber Therapeuten, welche die biologischen Aspekte der Depression geringschätzen, übersehen die Tatsache, daß viele Frauen in Ehen mit gleichgültigen Männern bleiben, *weil* sie depressiv sind.

In einem solchen Fall kann die Lösung nicht sein, den Ehemann umzuformen oder einen besseren zu finden, sondern sie liegt darin, die Depression zu behandeln, damit die Frau genügend Energie und Selbstwertgefühl gewinnt, um ihr Leben so zu verändern, wie sie es will. Biopsychiater sehen das Problem der »halben« Behandlung mit Sorgen. Therapeuten können Frauen in einer Weise helfen, daß ihre Belastungen zeitweilig gemindert werden, daß sie aber grundlegend depressiv bleiben. Wenn die Post-partum-Depression so verbreitet und häufig so gravierend ist, wie die Forschung nachweist, dann ist in vielen Fällen als Ergänzung zu einer Kurzzeittherapie eine medikamentöse Behandlung vonnöten.

Gemütsschwankungen in der Lebensmitte

Die Frage, ob die Menopause bei den Frauen Depressionen verursacht oder nicht, war über Jahre Gegenstand kontroverser Debatten. In den letzten zehn Jahren haben feministische Forscherinnen versucht, Anhaltspunkte zu finden, die *beweisen* würden, daß Frauen depressionsgefährdet sind, wenn sie keinen Eisprung mehr haben. Was die Forscherinnen vorzuzeigen haben, ist herzlich wenig; manche würden sagen, überhaupt nichts an Beweisen. »Die Verbindung zwischen Menopause und Depression war eine Erfindung«, erklärte Dr. Ruth Formanek, leitende Psychologin der *Jewish Community Services* auf Long Island. Diese Vorstellung der Menopause-Depression als einer frei erfundenen sozialen Konstruktion geistert durch die Köpfe, seit Feministinnen vor etwa 25 Jahren mit ihrer Kritik an der Gynäkologie einsetzten. Ebendiese Vorstellung bedarf jedoch der Revision.[25]

Die Kontroverse dreht sich um die Frage, ob die Menopause Depressionen *verursacht*, und nicht um die Frage, ob Frauen in der Lebensmitte depressiv werden; wir wissen alle, daß dies so ist. Die Frage lautet: Hat ihre Depression mit Ereignissen in ihrem Leben zu tun oder mit dem »Sturm und Drang« der hormonellen Veränderungen zu einer Zeit, da die Eierstöcke ihre Produktion einstellen, oder hat sie mit beidem zu tun?

Zuerst die Mythen. Die Menopause wurde lange Zeit als Ereignis angesehen, welches das Ende des Werts der Frau signalisiert. Teile der Literatur des achtzehnten und neunzehnten Jahrhunderts schildern das traurige Schicksal von Frauen, sobald sie keine Kinder mehr gebären können. Sie werden als dick, schlampig und lustlos hingestellt, als bar jeglicher Fähigkeit zu denken, die zu besitzen sie anfangs vielleicht das Glück gehabt hatten. Geistig verwirrt, apathisch und ohne körperliche Anziehung oder Energie, hätten die Frauen, so glaubte man, kaum eine andere Wahl, als in stiller Duldung – hoffentlich – ihre restlichen Jahre hinter sich zu bringen. Dieser Horror sollte mit dem Verlust an Östrogen zu tun haben, der eintritt, wenn die weiblichen Eierstöcke ihre Funktion einstellen – und ebenso mit der unausweichlichen Erkenntnis der Frau, daß sie mit dem Verlust ihrer Empfängnisfähigkeit auf Erden keine Funktion mehr habe. Männer erlitten natürlich keine solche Machteinbuße in der Lebensmitte, sondern wurden nur reicher, mächtiger und in ihrem Äußeren »interessanter«. Arme Frauen! Wie zu Anfang, so auch am Ende verdammt. Kein Wunder, daß die feministische Bewegung sich diesem destruktiven Stereotyp entgegenstellte und damit den Frauen half, die zweite Hälfte ihres Lebens einzufordern.

Die Frage jedoch, was denn tatsächlich mit den Frauen in der Lebensmitte *geschieht*, bleibt kompliziert und erfordert viel mehr an Forschungsarbeit. Mit Sicherheit unterliegen Frauen großen hormonellen Wandlungen, und manchmal – wie zum Beispiel im Fall der chirurgisch induzierten Menopause (Entfernung der Eierstöcke) – geschieht das mit schockierender Plötzlichkeit. Hysterektomie ist für viele Frauen ein verstörender Eingriff, selbst wenn die Eierstöcke unversehrt bleiben. Wie wir noch sehen werden, zeigt eine neuere Untersuchung aus England, daß viele Frauen in diesem Lebensabschnitt eine Hypothyreose bekommen, einen hormonellen Zustand, der unweigerlich zu Depressionen führt.

Es ist keine Frage, daß einer Frau zahllose Dinge zustoßen können – körperliche Ereignisse in *direktem Zusammenhang mit der Menopause*, die subtile und weniger subtile Veränderungen hinsichtlich Gemütsverfassung, Energie und selbst hinsichtlich der Fähigkeit zum klaren Denken mit sich bringen können.

Je subtiler die Malaise, desto heikler die Diagnose

»Meine Augen weinen, ich aber nicht«, sagte Ruth, wie sie sich erinnert, zu ihrem Mann. In ihrem Fall waren Tränenausbrüche, ohne daß sie wirklich traurig war, ein Hinweis, daß sich etwas abspielte, ein ganzes Syndrom von Symptomen, die, wie sie meinte, nachdem sie ihren Frauenarzt konsultiert hatte, hormonell bedingt waren. Ruth – sie war Anfang fünfzig – entschied sich für eine Östrogen-Ersatz-Therapie. »Für mich«, sagte sie, »sind das Vorher und das Nachher genug des Beweises für die Richtigkeit. Mein Östrogenspiegel war niedrig, das follikelstimulierende Hormon hoch, und ich war in der Menopause, keine Frage. Ich war auch launisch, gereizt und verteufelt müde. Das hat sich alles geändert, seit ich ein Östrogenpflaster trage. Jetzt gehe ich jeden Tag schwimmen, mache Aerobic, schreibe zwei Bücher und habe wieder Gefallen am Sex.«

Weil Stimmungsschwankungen jedoch vor, während und nach der Menopause auftreten, lassen sie sich als durch die Menopause *verursacht* interpretieren. Das kann sein oder auch nicht. Die Menopause ist wahrscheinlich einer der großen unerforschten Bereiche weiblicher Gesundheit. Das zweitausend Seiten umfassende *Comprehensive Textbook of Psychiatry* (amerikanisches Psychiatrie-Lehrbuch) widmet dem Gegenstand gewaltige 21 Zeilen!

Könnte es tatsächlich einen Stimmungswandel geben, der bei manchen Frauen eintritt, wenn ihr Östrogenspiegel sinkt? Viele Forscher halten das für wahrscheinlich, da man ähnliche Formen hormoneller Veränderungen kennt, die in der Pubertät, während der Menstruation und nach Entbindungen auftreten – ebenfalls Zeiten, in denen Frauen Gemütsveränderungen unterworfen zu sein scheinen. »Sexualhormone haben einen starken Einfluß auf bestimmte, in Verbindung zu Neurotransmittern stehende Enzyme und Rezeptoren im Gehirn, einschließlich solcher Rezeptoren, die man für das Areal hält, auf das antidepressive Medikamente einwirken«, schreiben die Forscher Myrna Weissman und Gerald Klerman.[26] Ihrer Ansicht nach haben Sexualhormone einen Einfluß auf das Gemüt, auch wenn die Mechanismen noch unbekannt sind. Weissman und Klerman halten die Beziehung zwischen endokriner Physiologie und Gemüt für einen wichtigen Bereich künftiger Forschung.

Manche Krankheiten, unter denen vor allem Frauen in der Lebensmitte leiden, können Träger von Depressionen sein. Eine vor kurzem in England durchgeführte Untersuchung läßt erkennen, daß niedrige Thyroxinwerte wahrscheinlich dafür verantwortlich sind, wenn bei Frauen in den Wechseljahren die Stimmungslage sich verschlechtert. Für die Studie wurden Hormonprofile aufgestellt, und es wurden mit 85 Frauen im späten vorklimakterischen Stadium psychiatrische Standardinterviews geführt. Von allen untersuchten Hormonen – darunter Sexualhormone, das Follikelhormon, Prolaktin und Cortisol – korrelierten hohe Werte des thyroxinstimulierenden Hormons (TSH) am auffälligsten mit schweren Depressionen. Das genannte Hormon schaltet sich bei einer Unterfunktion der Schilddrüse ein. Die unter Depressionen leidenden Frauen dieser Gruppe hatten *alle* eine Schilddrüsenunterfunktion. Die Forscher waren von diesem Befund so verblüfft, daß sie die Vermutung äußerten, daß Thyroxinmangel die eigentliche Ursache von Gemütsstörungen sein könnte, die in anderen Untersuchungen bei vorklimakterischen Frauen zum Vorschein gekommen waren, deren Thyroxinwerte aber nicht bestimmt worden waren.[27]

Hypothyresie gilt als großer »Nachäffer« der Depression, da so viele Symptome bei beiden identisch sind. Man kann selbst dann Symptome zeigen, wenn die Thyroxinwerte im unteren Normbereich liegen, ein Zustand, der als »subklinisches« Stadium der Krankheit bezeichnet wird. Auf Hypothyresie sollten besonders Frauen achtgeben, da 70 Prozent der davon Betroffenen Frauen sind – und das Problem ist verbreiteter, als allgemein bekannt ist. Bei vielen muß vielleicht allein die Funktion der Schilddrüse korrigiert werden. Depressive Symptome verschwinden innerhalb von Wochen nach Beginn einer Thyroid-Ersatz-Therapie mittels synthetischem Thyroxin.

Sicherlich lösen auch kulturelle Stressoren bei Frauen in der Lebensmitte Depressionen aus – Armut, Verlust von Freunden, Ehemännern und Kindern zum Beispiel. Die drastische Hormonumstellung in der Lebensmitte könnte *zusammen mit sozialem Streß* Frauen ebenfalls in Stimmungstiefs stürzen. Wichtig ist, daß Frauen ihre Stimmungen so ernst nehmen, daß sie um eine Behandlung nachsuchen. Nachdem man ihnen, vielleicht fälschlicherweise, erklärt hat, »Wechseljahre verursachen keine Depressionen«, haben Frauen in der Lebensmitte womöglich Schuldgefühle wegen ihrer Stimmungsschwankungen und vermeiden eine Behandlung.

Oder es widerstrebt ihnen, zum Psychiater zu gehen, und sie sind besonders unsicher bei der Einnahme von Medikamenten. Antidepressiva gelten als sicherer als Östrogen-Ersatz. In den dreißig Jahren oder länger, seit sie in den Vereinigten Staaten verschrieben werden, sind sie nie mit Krebs in Verbindung gebracht worden. Wenn Frauen in der Lebensmitte Probleme haben – die aus vielen anderen Gründen und nicht nur wegen der Wechseljahre an sich auftreten können –, könnten sie sich überlegen, ob sie nicht für einige Monate ein Antidepressivum versuchen sollten, um zu sehen, ob es hilft. Weil Antidepressiva nicht zur Abhängigkeit führen, kann man ohne weiteres mit der Einnahme aufhören, wenn auch einige von ihnen langsam abgesetzt werden sollten (siehe Kapitel 8).

Für Frauen in der Lebensmitte, die herauszufinden versuchen, was sie gegen ihre gedrückte Stimmung tun sollen, ist die Lage so verwirrend, wie sie es nur sein kann. Die gute Nachricht ist, daß endlich Wissenschaftler die Probleme erforschen, die manchmal mit dem Reproduktionssystem von Frauen verbunden sind, und daß sie sich bemühen, Wege zu finden, daß Frauen sich besser fühlen und ihr ganzes Leben lang normal funktionieren. Unterdessen sollten Frauen jede Gemütsveränderung, die sie erleben, ernst nehmen, *wann immer* sie sie erleben, und sich um eine Behandlung bemühen.

Aussteigen aus der Stimmungsachterbahn

Hannah rief mich vier Monate nach unserem Gespräch an, um mich über den neuesten Stand der Ereignisse in ihrem Leben zu unterrichten. Sie hatte mit dem Mann gebrochen, wegen dem sie so hochgestimmt – und so aufgeregt – gewesen war. Und nachdem sie wieder eine unerträglich oberflächliche Beziehung eingegangen war, hatte sie beschlossen, einen Psychopharmakologen zu konsultieren. Sie hatte etwa einen Monat lang einen MAO-Hemmer eingenommen, als sie dieses Gespräch mit mir führte.

»Als der Arzt mir die Diagnose stellte, bezeichnete er die Art von Depression, die ich habe, als ›reaktiv‹. Im wesentlichen überreagiere ich auf alles, was um mich herum vor sich geht. Wenn jemand mir Komplimente macht, mir schmeichelt oder mir ein Geschenk macht, fühle ich mich großartig, aber genauso schnell kann ich abstürzen, wenn ich mich abgelehnt oder kritisiert fühle.«

Hannah erinnerte sich an die Reizbarkeit, die es ihr immer schwer gemacht hatte, andere zu tolerieren. »Wenn ich in der Bank, im Supermarkt oder sonstwo in einer langen Schlange stehe und jemand tut irgend etwas, das meiner Ansicht nach nicht ganz in Ordnung ist, kann ich es mir nicht verkneifen, dazu irgendeinen Kommentar abzugeben. Oder meinem Nachbarn gegenüber oder sonstwas, einfach, um ein bißchen zu meckern. Diese Dinge stimmten bei mir nie so ganz. Ich dachte immer, ich sollte imstande sein, wenigstens manchmal ein wenig Frustration zu ertragen, ohne agieren zu müssen, aber häufig war ich nicht dazu imstande.«

Nachdem der Arzt Hannahs körperliche Symptome, ihre Gefühle, die Art ihres Umgangs mit anderen eruiert hatte, nahm er in allen Details die Geschichte ihrer Familie auf. »Er fragte mich, ob irgendeiner meiner Blutsverwandten irgendeine Art von seelischer Störung habe, oder suizidal sei, solche Sachen. Irgendwelche Süchte, irgendwelche Formen von Gemütserkrankung. Es hatte keine Süchte bei meinen unmittelbaren Familienangehörigen gegeben, aber es gab zweifellos Gemütserkrankungen. Mein Vater war unbeherrscht, impulsiv. Er war sehr, sehr erregbar, sehr sprunghaft. Jede Menge Wut, die er nicht beherrschen konnte. Und meine Mutter war sehr depressiv und ängstlich, ganz extrem sogar. Und tatsächlich, ich hatte das sichere Gefühl, vor allem vor der Einnahme dieses Medikaments, daß ich immer mehr wie sie werde.«

Der Arzt kam zu dem Schluß, bevor er Hannah das Medikament verschrieb, bei ihr läge eine Störung des biochemischen Gleichgewichts vor, für die in ihrer Familie eine erbliche Anfälligkeit bestehe. Ich fragte mich, wie sie diese Nachricht aufnahm. »Ich war erleichtert«, sagte sie. »Ich habe mein ganzes Leben lang so verzweifelt versucht, mich zu beherrschen. 23 Jahre lang habe ich wirklich versucht, in meinem Leben irgendeine Art von Gleichgewicht und Erfüllung zuwege zu bringen, und obgleich ich glaube, daß ich mit Hilfe mancher Techniken der Streßminderung, durch Diäthalten und durch gedankliche Klärung vieler Dinge Fortschritte gemacht habe, fühle ich mich eigentlich immer noch so, als hätte ich mich nicht in der Gewalt. Und besonders, wenn ich eine intime Beziehung eingehe. Ich dreh dann einfach durch. Und dabei schien es keine Rolle zu spielen, wieviel Therapie oder wieviel ...«

»Einsicht?«

»Genau. Oder wie sehr ich meine Diät einhielt oder wie sehr ich meditierte oder wieviel Yoga ich machte. Ich reagierte dann immer noch unangemessen, hatte ich das Gefühl, mit Überreaktionen. Wie diese letzte Beziehung. Ich frage mich wirklich, ob ich mich gleich darauf eingelassen hätte, wenn ich nicht emotional außer Kontrolle gewesen wäre.«

»Können Sie das ein wenig genauer erklären?«

»Da ist so eine Beeinflußbarkeit. Als gäbe es keine Begrenzungen. Wie eine Amöbe, und du berührst sie und – so irgendwie fühlte ich mich. Wie einer dieser einzelligen Organismen. Du machst etwas, und er reagiert sofort, und dann machst du etwas anderes, und er reagiert wieder. Und es gab keine – ich hatte nicht das Gefühl von Distanz ...«

»Was hieß das für Ihr Leben?«

Hannah hatte sich nach eigenen Worten immer außerstande gefühlt zu entscheiden, ob sie reagieren sollte oder nicht. »Jetzt fange ich an, etwas mehr Wahlfreiheit gegenüber meinen Reaktionen zu spüren.«

Ich interessierte mich für Hannahs Erfahrungen mit der Arbeit und ihrem Denken – vor allem dafür, ob Einstellungen, Gefühle oder Arbeitsgewohnheiten sich verändert haben, seit sie das Medikament einnimmt.

»Ich habe immer schreckliche Schwierigkeiten gehabt, mich auf meine Arbeit zu konzentrieren«, sagte sie. »Ich nahm gewöhnlich Gras, um mich zum Malen anzuregen. Zumindest hielt ich es so an einem Platz aus.«

»Weil es die Angst verringerte?«

»Ja, ich benutzte es fürs Malen, für den Sex. Nach einer Weile für alles. Aber ohne Gras, und selbst mit Gras, bin ich oft eingeschlafen, wenn ich zu malen versucht habe. Und dabei spielte es keine Rolle, wieviel ich geschlafen hatte oder wie müde ich war. Ich wurde einfach bewußtlos. Meiner Ansicht nach geht es um das Aushalten von Frustrationen. Meine Gefühle beherrschen, in einer Schlange stehen können, all dies. Also, festgestellt habe ich, daß ich nach etwa zweieinhalb Wochen, nachdem ich dieses Präparat eingenommen hatte, viel mehr geistige Klarheit und Konzentrationsfähigkeit verspürte. Das zeigte sich auf unterschiedliche Weise. Eines Morgens hatte ich ein Erlebnis, als ich beschloß, etwas Neues auszuprobieren, eine Maltechnik, die ich noch nie benutzt hatte. Und so setzte ich mich hin, und in einer Stunde tat ich etwas, das mich wirklich erregte. Ehrlich, der Gedanke, dieses Medikament könne tatsächlich meinen schöpferischen Prozeß erleichtern, ist für mich noch erregender als der Gedanke, daß es eine Beziehung möglich machen könnte. Ich bin 51 Jahre alt, und ich will nicht meine restlichen Jahre damit zubringen, ein emotionales Kleinkind zu sein, wirklich, die ganze Zeit dieses Durcheinander aufzuräumen und kein so produktives und erwachsenes Mitglied der Gesellschaft zu sein, wie ich es sein könnte.«

Ich fragte Hannah, was sie von den feministischen Bedenken angesichts von Frauen halte, die Medikamente einnehmen, um ihren Gemütszustand zu stabilisieren. »Ich sehe darin keine feministische Frage«, erwiderte sie. »Es geht um ein Gefühl der Kontrolle. Ich bin in Therapie gewesen, alle Arten von Therapien, alle Arten von Wachstums-Gruppen. Kodependenz, Tiefenpsychologie, Zwölf-Schritt-Programme. Ich meine, ich habe jede psychologisch oder spirituell orientierte Art von Therapie erprobt. Ich habe mich selbst und mein Verhalten im Lauf der Jahre genau geprüft. Und ich dachte immer, daß ich meine Emotionen und mein Verhalten gegenüber anderen irgendwie stabilisieren kann. Wenn ich nur genug weinte oder genug wütete oder genug betete oder die richtigen Konzepte lernte oder sonstwas, dann könnte ich diesen Kram in den Griff kriegen. Ich meine, ich habe wirklich das Gefühl, ich bin eine *Kämpferin* gewesen, was das betrifft. Regelmäßiges Training. Fast jeden Tag wandern. Mehrmals in der Woche Yoga. Ich habe die Drogen weggelassen. Seit sechs Jahren habe ich keinerlei Drogen mehr genommen. Kein Alkohol, sehr wenig Zucker. Ein Minimum an Koffein. Und trotzdem dauert das Problem an. Jetzt stelle ich eindeutig wesentliche Besserungen fest hinsichtlich der Stabilität meiner Stimmungen. Dennoch möchte ich sagen – und ich glaube, es ist wichtig, daß die Leute das wissen –, daß dieses Medikament mich nicht die ganze Zeit glücklich macht. Ich bin traurig, ich bin wütend. Als ich meine Periode bekam, war ich gereizt.«

»Das Medikament gibt Ihnen also nicht das Gefühl, in einer Stimmung festzusitzen?«

»Meine Stimmung schwankt, aber sie ist nicht – es geschieht in viel engeren Grenzen. Und es ist erträglich. Selbst wenn ich mich den ganzen Tag traurig fühle, weil ich gute Gründe dafür habe, habe ich nicht das Gefühl, ich könnte es nicht ertragen. Ich habe nicht das Gefühl, als müßte ich etwas dagegen tun, als müßte ich meinen früheren Liebhaber anrufen oder alle meine Freundinnen, um ihnen zu erzählen, wie elend und unglücklich ich bin oder daß ich an Selbsttötung denke oder sonstwas. Ich kann einfach traurig sein. Wenn ich das Gefühl hätte, dies Medikament schade mir, würde ich es nicht nehmen. Und ich bin sehr wachsam und aufmerksam. Ich habe jeden Tag Notizen über jede meiner Reaktionen gemacht. Ich bin in regelmäßigem Austausch mit dem Arzt, der es verschrieben hat. Und wenn ich glauben würde, daß mich das zu irgendeiner Art von Zombie macht oder irgendwie mein Erleben oder meine Lebendigkeit einschränkt, würde ich es nicht nehmen. Für mich geht es im Leben darum, meine Lebendigkeit zu erweitern, meine Kreativität zu erweitern, meine Fähigkeit, enge Beziehungen zu haben, zu erweitern.«

Frauen und Medikamente: die Kontroverse

Es ist nicht so überraschend, daß Frauen gegenüber Depressionen unschlüssig sind, wenn unsere hauptsächlichen Lehrer für psychische Gesundheit – unsere Therapeuten – häufig aggressiv die Vorstellung vertreten, ein *Konflikt* oder das soziale System verursachten Stimmungen und Minderwertigkeitsgefühle und nicht die Krankheit. Manche behaupten sogar, diese Medikamente seien schädlich, besonders für Frauen. Solche Vorstellungen sind überholt, und solange sie fortbestehen – aus welchen Gründen auch immer –, erfahren die Frauen eher Behinderung als Hilfe.

Frauen müssen sich dessen bewußt sein, daß viele Therapeuten ohne medizinische Ausbildung die antidepressive Medikation mißverstehen. Einige erklären, sie helfe nur gegen die Symptome, was nicht zutrifft. Einige werden die Medikation als »chemische Stütze« bezeichnen, was bedeutet, daß sie nur ein Zusatz zur Gesprächstherapie sei. Einige erklären ohne hinreichende Beweise, Medikation sei für Frauen gefährlich. Die Psychologin Randy S. Milden räumt ein, Frauen mit Gemütsstörungen – auch mit leichteren – könne häufig mit Medikamenten geholfen werden, aber sie gibt auch zu bedenken, daß Frauen, die Antidepressiva nehmen, »das Gefühl haben, nicht vollständig zu sein und sich selbst nicht in der Gewalt zu haben. Man hat ihnen erklärt, sie würden während einer Episode von ihren

Neurotransmittern beherrscht und sie würden durch die Medikation gerettet«, schreibt sie. »Sie verstehen das als *neurobiologische Unvollständigkeit,* und sie brauchen äußerliche Dinge, um das aufzufüllen, was sie als ihr *defizientes Selbst* wahrnehmen.«[28]

Wer erzählt ihnen so etwas? Es ist klar, daß Ärzte ihren Patientinnen nicht mitteilen, sie seien von Neurotransmittern »beherrscht« und würden durch eine Medikation »gerettet«. Das ist die Sprache der Voreingenommenheit.

Jeder Kranke ist auf Medikamente und auf den verschreibenden Arzt angewiesen. Damit die Patienten den größten Nutzen aus der Einnahme von Antidepressiva ziehen können, brauchen sie Therapeuten, die ihnen dabei helfen, sich von jedem möglichen Gefühl, »mangelhaft« zu sein, zu befreien. Es gibt keinen vollkommenen Organismus, und während der eine Probleme mit den Knien hat und ein anderer schlecht sieht, so hat ein dritter eben einen mangelhaften Serotoninstoffwechsel. Vielleicht ist das der Punkt, auf den vorsichtige Therapeuten wie Dr. Milden hinzuweisen suchen, aber solche schriftlichen Äußerungen vermitteln das Gefühl, jeder, der Antidepressiva nehmen »muß«, solle sich defizient fühlen. Dies einzureden, laufen Therapeuten Gefahr, wenn sie ihre Patientinnen warnen, sie könnten von stimmungsstabilisierenden Medikamenten »abhängig« werden; wenn sie fragen, ob die Stimmung einer Frau »schlimm genug« ist, um eine Medikation zu rechtfertigen, oder wenn sie argumentieren, der Depressive könne seine gedrückte Stimmung bannen, sofern er nur willens sei, sich seinen Ängsten und Schwächen zu »konfrontieren«. Depressive Frauen – genau wie depressive Männer – haben Probleme damit, sich ihren Problemen zu konfrontieren, *weil* sie depressiv sind, nicht umgekehrt.

Medikamente zu nehmen kann schwierig sein, weil es unsere Vorstellung von Unsterblichkeit, unseren narzißtischen Glauben, daß wir »über« dem Krankwerden stehen, in Frage stellt. Wir leugnen, daß wir uns bedrückt fühlen, daß unsere Energie eine Zeitlang unzureichend war, daß wir uns nur schwer auf unsere Arbeit konzentrieren und uns kompetent und in der Gegenwart anderer entspannt fühlen können. Wir mögen die Vorstellung nicht, Medikamente nehmen zu müssen; doch wenn es ein Medikament gegen irgend etwas anderes ist, neigen wir dazu, unseren Ärger herunterzuspielen. Mit der Diagnose Diabetes, chronische Erschöpfung oder Grippe sind wir möglicherweise zuversichtlicher bezüglich unseres

Gebrechens. »Jeder hat *irgend etwas*«, sagen wir uns dann. Aber warum sollten wir diese Einstellung nicht auch gegenüber Gemütserkrankungen einnehmen?

Wir sind über unsere Stimmungen verwirrt, was vielleicht durch die Verwirrung auf seiten unserer Therapeuten noch verstärkt wird. *Sie* mögen eine Medikation als etwas »Äußerliches« ansehen, als etwas, auf das die Patienten nur »gezwungenermaßen angewiesen« sind, oder als etwas, das die Patienten so lange wie möglich von sich fernhalten sollten. Eine von uns interviewte Frau bekam von ihrem Therapeuten zu hören, ihre Depression sei nicht gravierend genug, um eine Medikation zu rechtfertigen. Dann teilte sie ihm eines Tages mit, sie befürchte, sie könne ihr Kind schlagen. Das ließ ihn handeln, und er schickte sie schließlich zu einem Psychopharmakologen. Als sich ihre Stimmung innerhalb von drei Wochen besserte, kam ihr der Gedanke, man hätte ihr viel früher ein antidepressives Medikament verordnen sollen. Sie erklärte ihrem Therapeuten, sie sei wütend, daß er sie überredet habe, so lange ohne Medikamente auszukommen. »Er entschuldigte sich, sagte aber, er habe nicht gemerkt, daß ich in so schlechter Verfassung war. Er sagte: ›Schließlich waren Sie nicht außer Kontrolle, Barbara.‹ Ich fragte ihn: ›Haben Sie darauf gewartet, daß ich außer Kontrolle gerate, ehe Sie mir dieses Medikament verschreiben, durch das ich mich soviel besser fühle?‹«

Nach Dr. Milden können manche Frauen das Angewiesensein auf Medikamente als »Regressionsverschiebung« erleben. Mit ihrem Wunsch nach Problemlösung durch etwas anderes als ihre eigenen Anstrengungen würden sie jedes einmal gewonnene Autonomiegefühl aufgeben.

Ein Spezialbericht der *American Psychological Association* von 1990 mit dem Titel *Women and Depression: Risk Factors and Treatment Issues* kommt zu ähnlichen Warnungen wie Dr. Milden. »Wir müssen wissen, ob Antidepressiva geeignet sind, bei Frauen Abhängigkeit, Passivität und eine Opfermentalität zu fördern, die im Laufe der Zeit die Depression verstärken könnten«, heißt es dort.[29]

Bedenken wie diese scheinen auf einem fundamentalen Mißverständnis zu beruhen. Es gibt keinen Grund, warum eine Frau, die hart daran gearbeitet hat, ihre Konflikte zu lösen und ihr Gefühl der Unabhängigkeit zu stärken, dies preisgeben sollte, wenn sie beschließt, ein Medikament zu nehmen, das hilft, ihre Krankheit zu behandeln, und sie sich besser fühlen läßt. Wenn Frauen Abhängigkeitsprobleme haben – und ich bin sicher, daß es so ist –, brauchen sie Hilfe, um sie zu lösen. Frauen mit Gemütsstörungen mögen feststellen, daß sie diese Hilfe zum Teil von einem nicht süchtigmachenden Medikament bekommen, das ihnen Energie wie ein Gefühl von Stärke zurückgibt. Die von Gabrielle und mir interviewten Frauen, denen Medikamente gegen Depressionen verschrieben worden waren, hatten ein Gefühl der Kontrolle über ihr eigenes Leben, wie sie es seit langem nicht mehr empfunden hatten. Sie nahmen ihr Studium wieder auf, sie machten Fortschritte in ihrem Beruf, sie gewannen neue Freunde und verbesserten ihre Beziehungen zu den alten. Depressionen beeinträchtigen, und wenn sie unterbunden werden, fühlen sich die Betroffenen wieder gesund.

Wenn ihnen stimmungsausgleichende Medikamente nicht verschrieben werden, geschieht mit vielen Frauen folgendes: Sie bleiben über Monate und Jahre in Therapien, die ihnen helfen mögen zu funktionieren, ihre gedrückte Stimmung und Reizbarkeit aber nicht berühren. Sie lernen, sich zu behaupten, ihre Gefühle gegenüber dem Therapeuten zu analysieren, Traumtagebücher zu führen, Prioritäten zu setzen, nett zu sich selbst zu sein, und trotzdem fühlen sie sich nicht wohl. Solche Frauen können sich am Ende defizient und passiv fühlen, aber nicht aufgrund eines verinnerlichten Minderwertigkeitsgefühls, sondern weil sie – es sei noch einmal betont – nicht richtig behandelt worden sind.

KAPITEL 5

Zwanghaftes Essen: eine Störung im Gehirn

»Als ich in der High-School war, wußte tatsächlich niemand etwas von Bulimie«, schreibt Gabrielle und erinnert sich der sozialen Atmosphäre, in der sie ihre unschuldigen Versuche mit einigen Eßgewohnheiten begann, die in einem vollen Krankheitsbild enden sollten. »Aber alle redeten von Anorexie. Die meisten anorektischen Mädchen waren unübersehbar, da ihre Körper unglaublich mager und ihre Haare dünn wurden. Ihre ›psychische Krankheit‹ war Gegenstand von Klatsch und Tratsch, und jedes Mädchen, das besonders viel abnahm, galt als verdächtig. ›Meinst du, Lisa (oder Karen oder Gina) hat . . .‹, flüsterten wir uns in den Schulgängen zu. Insgeheim jedoch waren viele von uns neidisch auf ihre Schlankheit. Während wir mit unserem Gewicht kämpften und uns für jede fehlgeschlagene Diät eine verrückte neue ausdachten, schienen die anorektischen Mädchen mühelos abzunehmen. Nicht daß wir wie Auschwitz-Häftlinge aussehen wollten. Aber könnte man doch nur ›ein kleines bißchen‹ Anorexie haben, wünschten wir uns im stillen.

Als Mary im Mädchenumkleideraum mitteilte, sie habe versucht, sich selbst zum Erbrechen zu bringen, damit sie von all dem Mist, den sie am Abend vorher gegessen hatte, nicht zunähme, hörten einige von uns sehr interessiert zu. *Ich* war interessiert. Mein erster und einziger Gedanke war: Was für eine großartige Idee! Könnte ich mich zum Erbrechen bringen, würde ich alles essen können, was ich wollte, ohne mir deswegen Sorgen machen zu müssen. Keine Diät mehr! Ein paar Tage später unternahm ich einen Versuch und stellte fest, daß es nicht allzu schwierig war. Und je öfter ich es tat, desto leichter wurde es. Es hatte etwas Befreiendes, so viel essen zu können, wie ich wollte, ohne mir wegen meines Gewichts Sorgen machen zu müssen. Ich hatte keine Ahnung, daß ich den Weg zu einer Krankheit beschritten hatte, die mein Leben für die nächsten sechs Jahre beherrschen sollte.«

Bulimie, das wissen Ärzte heute, hat viel mit Depressionen zu tun. Ihre Wurzeln liegen wie die der Depressionen im Stoffwechsel des Gehirns. Als Gabrielle die Krankheit hatte, war diese Entdeckung gerade erst gemacht worden, und die Nachricht davon war noch nicht aus den psychiatrischen Forschungslabors gedrungen. Anfang der achtziger Jahre galten Frauen mit Eßstörungen als psychisch schwer gestört; es hieß, sie hätten schwere Konflikte mit der Sexualität, mit ihrer Selbständigkeit, mit der Beziehung zu ihren Müttern. Die Vorstellung, die Krankheit könne körperlichen Ursprungs sein, war undenkbar. Als dann die Belege für diese Vorstellung aus den Labors kamen, wurden sie von vielen Psychotherapeuten angezweifelt. Hudsons und Popes Buch *New Hope for Binge Eaters*, 1984 erschienen, wurde von bulimischen Frauen begierig, aber von ihren Therapeuten, milde gesagt, mit Skepsis aufgenommen.[1]

Auf mein Drängen hin suchte Gaby einen Therapeuten auf, wenn auch nur kurz. Sie hatte das deutliche Gefühl, all das Reden führe bei ihr zu nichts. Ihr mangelndes Interesse an Psychotherapie deutete ich als Angst, sich ihrem Problem zu stellen. Wem immer ich begegnete, der von sich behauptete, etwas von Eßstörungen zu verstehen, meinte, man könne ohne Therapie über *Jahre* hin nicht gesund werden. »Bei manchen Frauen geht das nie vorbei«, erklärten mir 1981 zwei psychiatrische Krankenschwestern, die in Toronto eine Klinik für Eßstörungen gegründet hatten. »Sie können vierzig, fünfzig sein und immer noch bulimisch.« Ein Therapeut erklärte mir nach einem meiner Vorträge: »Ich habe Patientinnen von über siebzig Jahren, die immer noch erbrechen.«

Trotzdem, und wie durch ein Wunder, endete Gabrielles exzessives Essen und Erbrechen in dem Jahr, als sie 21 Jahre wurde. Wir erkannten schließlich, warum. »Ich dachte immer, es habe aufgehört, weil ich so schwer kämpfte«, meinte Gabrielle, »aber nach der Lektüre der Forschungsberichte erkenne ich, daß ich gegen Ende nicht schwerer mit meiner Bulimie gerungen habe als am Anfang. Das Fressen und Erbrechen hörten auf, als die Bulimie abklang. Es hatte wirklich nichts mit mir zu tun.«

Als Wissenschaftler die Wurzeln dieser seltsamen und behindernden Krankheit aufdeckten, erfuhren wir schließlich, daß Gabrielles hilfloses Fressen und Erbrechen *nicht* von ihrer Persönlichkeit herrührte, nicht von ihrem psychosozialen Hintergrund oder der Stärke oder Schwäche ihres Willens. Das Syndrom exzessiven

Essens und Erbrechens ist störende Folge eines *physischen* Zustands. Änderungen bei bestimmten Neurotransmittern – wie Serotonin – in Gabrielles Gehirn hatten dazu geführt, daß sie sich auf das zwanghaft exzessive Essen und Erbrechen mit seinen auszehrenden Begleiterscheinungen einließ.

Die Verbindung zwischen Gehirn-Chemie und Bulimie verstehen die Biopsychiater noch nicht, aber sie wissen immerhin, daß eine Korrektur dieser chemischen Vorgänge in der großen Mehrzahl der Fälle das exzessive Essen und Erbrechen unterbindet. Sie wissen auch, daß die Krankheit, wenn sie nicht behandelt wird, schließlich von selbst abklingt, ebenso wie Depressionen, und – unbehandelt – durchaus wieder auftreten kann. Sie kann auch durch andere Sucht- oder Stimmungsprobleme ersetzt werden.

Gabrielles Bulimie hörte ohne Behandlung auf. Sechs lange Jahre hielt die Krankheit sie wie in einem Strudel gefangen. Dann, eines Tages, so plötzlich, wie sie zugegriffen hatte, ließ sie sie wieder los. Auf einmal war der Drang zum übermäßigen Essen und Erbrechen nicht mehr da. Aber ihre depressiven Phasen wurden schlimmer.

Frauen und Essen

Wie Untersuchungen zeigen, ist eine erschreckend große Zahl junger Frauen heute obsessiv mit Essen und Diäthalten befaßt. Viele sind auch als erwachsene Frauen zwanghaft mit Diäten beschäftigt – oder mit Essen. Manche kommen von Diätpillen nicht mehr los. Andere scheinen, gefangen im Kreislauf von Abnehmen, Zunehmen und wieder Abnehmen, nie vom Auf und Ab der Diäten loszukommen. Der Kampf ums Gewicht wird zu einer Lebenskonstante. Für viele, wenn nicht die meisten Frauen ist Essen kein erfreulicher Vorgang. Es ist mit Angst und einer Art Getriebenheit belastet.

Lange Zeit hat man den gesellschaftlichen Druck auf Frauen, schlank und schön zu sein, als Ursache ihrer Probleme mit dem Essen angesehen, aber im letzten Jahrzehnt hat die Biologie eine neue Betrachtungsweise vorgeschlagen. Essen beeinflußt dieselben Substanzen im Gehirn – und wird seinerseits von diesen beeinflußt –, die auch Stimmungen regulieren. Die neuen Erkenntnisse der Wissenschaft über die Beziehung zwischen der genannten Krankheit und Stimmungsstörungen sind für *alle* wichtig, die sich bezüglich des Essens »außer Kontrolle« fühlen, und nicht nur für Menschen mit ausgesprochenen Eßstörungen. Gestörtes Eßverhalten ist symptomatisch für einen biologischen Zustand – und glücklicherweise behandelbar.

Von Eßstörungen werden Millionen von Frauen und ein kleiner Prozentsatz von Männern heimgesucht. Mögen die Zahlen auch von Untersuchung zu Untersuchung variieren, so sind sie doch durchweg beunruhigend. Eine Umfrage unter Studentinnen höherer Semester kam auf zwölf Prozent Bulimikerinnen[2]. Nach einer Untersuchung unter High-School-Studentinnen behaupteten 20 Prozent von ihnen, exzessiv zu essen, und weitere 27 Prozent bezeichneten ihr Eßverhalten als »außer Kontrolle«.[3]

Bulimie befällt gewöhnlich Frauen von Anfang zwanzig, wenngleich auch Fälle bekannt sind, in denen sie bereits im Alter von zwölf Jahren auftrat. Im Extremfall kann die Krankheit jahrelang fortbestehen, und sie ist sowohl in psychischer wie physischer Hinsicht verheerend. Bei manchen Frauen führt sie zu schweren Schädigungen des Zahnschmelzes, zu Störungen des Elektrolytgleichgewichts oder – allerdings selten – zur Perforation der Speiseröhre.

Die psychischen Auswirkungen der Bulimie – das zwanghafte Denken an Nahrung und Essen, die Schuldgefühle und die Selbstverachtung – sind nicht weniger brutal. Bulimie geht meistens mit Depressionen und auch mit Drogen- oder Alkoholmißbrauch einher. Natürlich machen die Frauen dabei Schreckliches durch. *Zwanzig Prozent der Bulimikerinnen unternehmen zu irgendeinem Zeitpunkt ihres Lebens einen Suizidversuch.*

Als Gabrielle Ende der siebziger Jahre an Bulimie erkrankte, wußten nur wenige, wie weitverbreitet die Krankheit war. Bulimie ist leicht zu verbergen, da das Erbrechen heimlich geschieht und das Normalgewicht mehr oder weniger gehalten werden kann. Die tiefen Schuld- und Schamgefühle der Frauen wurden durch den Gedanken, sie seien die einzigen, die so etwas tun, noch verstärkt. Schließlich entdeckten sie, daß sie *nicht* die einzigen waren. Eine neue Krankheit war in die Annalen der medizinischen Literatur eingegangen: *Bulimia nervosa*. Die Bulimie, als von der Anorexie separate Krankheit angesehen, war, wie sich zeigte, weit stärker verbreitet. Bald vermarkteten die Medien sie als die bizarre neue Krankheit der achtziger Jahre.

Der Eßzwang

Anfang der achtziger Jahre berichtete Dr. Katherine Halmi über die alarmierenden Ergebnisse einer Untersuchung, die sie an der *State University* von New York durchgeführt hatte. Von 355 befragten Studentinnen entsprachen 13 Prozent den offiziellen »DSM-III«-Kriterien für Bulimie.[4] Ihre Untersuchung zeigte als eine der ersten die Ausbreitung von Eßstörungen. Fasziniert von dieser Studie, wandten James Hudson und Harrison Pope, die in der Nähe von Boston über die Bulimie forschten, Halmis Zahlen auf die allgemeine Bevölkerung an und kamen zu der Schätzung, daß rund fünf Millionen Menschen in den Vereinigten Staaten irgendwann in ihrem Leben an Bulimie gelitten haben.[5]

Hudson und Pope beschlossen, die Oberstufenschülerinnen von zwei Schulen im Raum Boston zu testen. Beim College A, »einem renommierten ländlichen College für Frauen«, stellte sich heraus, daß 14,7 Prozent voll ausgebildete Eßstörungen hatten, und weitere 10 Prozent hatten mindestens einmal pro Woche Freßanfälle. »Noch verblüffendere Befunde zeigten sich am College B, einer städtischen gemischten Universität«, schrieben sie. »102 Befragte mit Bulimie, Anorexie und wöchentlichen Freßanfällen ergaben ein Gesamt an Eßzwängen von alarmierenden 32,5 Prozent.«[6]

Obgleich ihre Befunde mit denen anderer Forscher übereinstimmten, blieben Hudson und Pope skeptisch. Die Zahlen erschienen so hoch, daß die Psychiater meinten, sie könnten nicht korrekt sein. Eine weitere Untersuchung war unbedingt erforderlich. Nachdem Hudson und Pope einen neuen Fragebogen ausgearbeitet und seine Validität getestet hatten, gingen sie damit in die Vorstädte. »Wir standen mitten in einem Einkaufszentrum und boten jeder Käuferin einen Dollar, wenn sie den vertraulichen Fragebogen ausfüllte und in einen versiegelten Kasten warf.« Die Untersuchung setzte an der Basis an. Alles in allem beteiligten sich 300 Frauen. »Als wir den Kasten öffneten und die Ergebnisse auszählten, waren wir überwältigt.«

Mehr als zehn Prozent der von Hudson und Pope angesprochenen Käuferinnen zeigten die »DSM-III«-Kriterien für Bulimie. Aber unter den jüngeren Frauen grassierte die Krankheit offensichtlich. In der Gruppe der 13- bis 20jährigen waren 17,7 Prozent bulimisch oder waren es gewesen. Nachdem sie die Prävalenzraten so angepaßt hatten, daß sie die Unterschiede in der altersmäßigen Verteilung zwischen den Käuferinnen und der amerikanischen weiblichen Bevölkerung widerspiegelten, kamen Hudson und Pope zu dem Ergebnis, daß *etwa zehn Millionen amerikanische Frauen eine Bulimie-Erkrankung haben oder hatten.*

So hoch diese Zahlen auch sind, sie geben noch nicht die ganze Skala der Menschen mit ernsten Essensproblemen wieder. Sie umfassen zum Beispiel nicht diejenigen, die zwar exzessiv essen, aber nicht erbrechen. Mehr als ein Drittel der Collegestudentinnen gab den Untersuchungen Hudsons und Popes zufolge Freßanfälle an. Übergewichtige Menschen sind häufig ebenfalls exzessive Esser, obgleich diejenigen, die nicht erbrechen, nicht den Bulimie-Kriterien entsprechen.[7] Wissenschaftler haben kürzlich festgestellt, daß auch exzessives Essen eine Eßstörung darstellt und daß es durch die gleichen chemischen Defizite im Gehirn verursacht wird wie die Bulimie. Wie wir weiter unten sehen werden, geben Untersuchungen über neue medikamentöse Behandlungen dieser Störung Grund zur Hoffnung. Viele exzessive Esser – mit oder ohne Erbrechen – erleben, daß sie mit einer Pille, die den Gehirn-Stoffwechsel korrigiert, ihr Verhalten einstellen können.

Zwanghafte Frauen

Andere Formen abnormen Eßverhaltens sind fortwährendes Diäthalten und der Gebrauch (und Mißbrauch) von Diätpillen. Die große Mehrheit derjenigen, die Diät halten und Tabletten mißbrauchen, sind Frauen, oft sehr junge. Nach einer Untersuchung der Universität von San Francisco an 500 Mädchen hielten nahezu die Hälfte der Neunjährigen und 80 Prozent der Zehn- und Elfjährigen eine Diät ein. Nur wenige Mädchen hatten Übergewicht!

Im Herbst 1990 äußerten sich Experten gegenüber einem Parlamentsausschuß zur Überprüfung der »Schlankheitsindustrie« besorgt über die Zahl der Mädchen, die in exzessiver Weise Diät halten und über den Ladentisch verkaufte Schlankheitsprodukte mißbrauchen. »Unsere Untersuchung ergab, daß Jugendliche zwanghafter als je zuvor Diät halten und daß viele von ihnen gesundheitliche Schäden davontragen und sogar sterben.«[8]

»Appetitzügler, die das Rauschmittel Phenylpropanolamin oder PPA enthalten, sind ein sehr schweres Gesundheitsrisiko für Jugendliche«, erklärte als Gutachterin die Präsidentin der *National Association of Anorexia Nervosa and Associated Disorders*, Vivian Hanson Meehan. Laut Meehan berichtete der besagte Ausschuß, daß mindestens einer von zehn Teenagern sich auf gefährliche Eßpraktiken einläßt – Hungerkuren, exzessives Essen, Mißbrauch von Abführmitteln und Appetitzüglern. Wenn solche Praktiken auch nicht immer zu regelrechten Eßstörungen führen, so läßt sich doch sagen, daß mit wenigen Ausnahmen *niemand bei Eßstörungen landet, der nicht mit extremen Diätmethoden beginnt.*

Eßzwänge liegen auf einem Spektrum, und viele Menschen halten sich zwanghaft an ungesunde Eßrituale, die zwar weniger gravierend sind als Anorexie oder Bulimie, aber dennoch körperliche und seelische Verwüstungen mit sich bringen. Durch Untersuchung extremer Formen von Eßstörungen haben die Wissenschaftler Einblick in die Mechanismen *aller* Eßzwänge gewonnen.

Die Bulimie wird einer Verhaltenskategorie zugerechnet, die man als »obsessiv-zwanghaft« bezeichnet. Menschen mit einer obsessiv-zwanghaften Störung (OCD = *obsessive-compulsive disorder*) waschen ihre Hände ein dutzendmal und öfter am Tag oder zählen alles wie besessen. Bei allen Zwangskrankheiten scheinen die Verhaltens- und Denkmuster ein eigenes Leben zu haben. Bei der Bulimie besteht die zwanghafte Komponente aus unkontrollierbaren Eßanfällen. Solchen Anfällen folgen Entleerungen, die durch selbstinduziertes Erbrechen, Einnahme großer Mengen an Abführmitteln, Fasten, intensives Körpertraining oder eine Kombination aus allem herbeigeführt werden. Der Freßanfall selbst ist von auffällig zwanghafter, mechanischer Natur. Es sei, als würde »der normale Abstellmechanismus versagen, fast so, als ob im Gehirnkreislauf ein Element falsch geschaltet worden wäre«, erklären Hudson und Pope.

Anders als bei normalem Überessen setzt sich ein echter bulimischer Exzeß unkontrolliert so lange fort, bis irgend etwas Äußerliches ihn beendet: Bauchschmerzen, stuporähnlicher Schlaf, unerwartete Unterbrechung durch andere oder selbst herbeigeführtes Erbrechen. Die Gesamtmenge der verzehrten Nahrung kann außerordentlich sein. Psychiater an der Universität von Minnesota haben ausgerechnet, daß bei einem »durchschnittlichen Freßanfall« von wenig mehr als einer Stunde zwischen drei- und viertausend Kalorien verschlungen werden. Aber die Freßanfälle können auch schlimmer verlaufen. Manche Patienten berichten, daß sie bis zu acht Stunden lang essen und dabei elf- bis zwölftausend Kalorien je Eßsitzung zu sich nehmen. Einige wenige haben sogar angegeben, sie nähmen bis zu 50 000 Kalorien am Tag zu sich, in etwa zehn Eßanfällen zu je 5 000 Kalorien – alles in allem die Menge dessen, was manche Menschen in einem Monat essen![9] Schnell verzehrt, wird das Essen kaum genossen. Patienten haben beschrieben, wie sie gefrorenen Backteig aus dem Tiefkühlfach genommen, ihn zum Auftauen unter heißes Wasser gehalten und ihn halb aufgetaut verschlungen hätten. Das ist nicht unähnlich dem Verhalten des Alkoholikers, der gleich aus der Flasche säuft. Etwas Verrücktes läuft ab, das nicht im geringsten durch Vernunft gefiltert wird. Nach Ansicht von Biopsychiatern läuft da etwas primär *Physisches* ab.

In ihrem Buch *New Hope for Binge Eaters* schildern Hudson und Pope die Entwicklung einer Bulimie bei einer Frau, die sie Sally nennen. Sally besuchte ein College für Frauen in Massachusetts. Ihre Präokkupation mit Essen begann in ihrem zweiten Collegejahr und ging mit Depressionen einher. Nach und nach richteten sich ihre Gedanken immer mehr aufs Essen, während ihre Sorge um ihr Gewicht zunahm. Eine strenge Diät schien angebracht zu sein, und sie freute sich zwar anfangs, als sie abzunehmen begann, aber das dicke Ende kam bald. Eines Abends verschlang sie eine Packung Schokoladenkekse. Voller Verlangen nach mehr Essen holte sie sich vier Liter Eiscreme. Wieder in ihrem Zimmer, machte sie sich daran, direkt aus der Packung zu essen. Bald war die ganze Packung leer. Danach fühlte Sally sich krank; sie ließ sich wie betäubt und voller Abscheu gegen sich selbst auf ihr Bett fallen und schlief zwölf Stunden lang. Am nächsten Morgen stellte sie fest, daß sie fünf Pfund zugenommen hatte.[10]

Im Laufe der nächsten Woche nahm Sally die Pfunde wieder ab, die sie zugenommen hatte, aber dann wuchs in ihrem Innern ein seltsames, unbehagliches Gefühl. Am achten Abend aß sie wieder übermäßig. Ihre Anfälle pendelten sich bald zu einer regelmäßigen Abfolge ein, das heißt, sie traten jeden vierten oder fünften Abend auf. Sally begann die sich aufbauende Spannung als Ankündigung eines neuen Anfalls zu deuten, und sie stellte ausgeklügelte Pläne dafür zusammen, legte im voraus Essensvorräte an und traf alle Vorkehrungen, damit sie nicht gestört würde. Als dieser Kreislauf eine eigene Dynamik entwickelte, versuchte Sally, sich daraus zu befreien, aber welche Methoden sie auch ersann, der Zwang hielt an.

Wer nie unter Bulimie gelitten hat, dürfte die Krankheit nur schwer verstehen. Freunde und Verwandte, selbst Therapeuten drängen Frauen wie Sally häufig, »einfach damit aufzuhören«, ohne zu wissen, daß Bulimikerinnen nicht mehr freien Willen besitzen als Menschen mit Leukämie. »Ganz zu schweigen von der Tatsache«, meint Gabrielle, »daß die Frauen, wenn sie einfach *wählen* könnten aufzuhören, es sicher nicht nötig hätten, daß andere sie dazu auffordern.«

Die Zwangsnatur von Eßstörungen ist anfangs nur schwer zu erkennen, zum Teil weil bei Frauen die intensive Beschäftigung mit Figur und Gewicht so verbreitet ist, daß man sie für normal hält. Aber solche Gedanken können so allumfassend werden, daß sie das tägliche Leben stören. »Wir haben Patientinnen gehabt, die vierzigmal am Tag auf die Waage stiegen«, berichten Hudson und Pope. »Nach jedem Wiegen plagte sie die Sorge, die Waage könnte nicht ganz richtig anzeigen oder eine nicht ganz normale Feuchtigkeit könnte bewirkt haben, daß die Waage einen Hauch weniger als das tatsächliche Gewicht anzeige, oder ein bestimmter Lichteinfall führe dazu, daß die Anzeige nur fehlerhaft abzulesen sei.«[11]

Eine Eßstörung läßt für die betroffene Frau nahezu keinen Aspekt ihres Lebens unberührt. Sie spürt, daß sie einer beängstigenden Sucht ausgeliefert ist. Freunde und Liebhaber wenden sich ab, je mehr ihre Beschäftigung mit Essen und Diäten zunimmt. Aktivitäten, die einst Freude bereiteten, geraten in Vergessenheit, da die Stunden des Wachseins von Freßanfällen, den Vorbereitungen auf diese Anfälle und deren Auswirkungen beherrscht werden.

Gail, eine Frau, die zwölf Jahre lang bulimisch gewesen war, erzählte Gabrielle von einem Tagebuch, das sie während ihrer Krankheit geführt hatte. In ihm waren detaillierte Pläne für ihre Anfälle aufgezeichnet – die Restaurants, die sie aufsuchen, das Essen, das sie bestellen würde. Gail erklärte, sie habe sich den Anfällen fern von zu Hause hingegeben, aus Angst, daß Leute, die sie kannte, es entdecken könnten. Was spielt sich hier ab? fragen wir uns, wenn wir diesen erschreckenden Verhaltenskreislauf bei Menschen, die wir kennen – oder bei uns selbst –, beobachten. Mit Sicherheit kann etwas so Machtvolles, etwas so Überwältigendes nicht einfach ein Fehlverhalten sein. Die Frage ist: Wie wird die gewöhnliche, wenn auch neurotische Beschäftigung mit der eigenen Figur zu einer unkontrollierbaren Krankheit, die Jahre andauern kann?

Der Depressions-Anteil

Wissenschaftler haben festgestellt, daß Frauen mit einer Bulimie wahrscheinlich auch an anderen psychiatrischen Störungen leiden, am häufigsten an schweren Depressionen. Sie kommen bei Bulimikerinnen viel häufiger vor als in der allgemeinen Bevölkerung, und sie haben auch bestimmte Merkmale mit der Eßstörung gemein – vor allem die charakteristischen Schlaf-, Energie- und Stimmungsprobleme. Und bei beiden nimmt häufig das sexuelle Verlangen drastisch ab.

Obgleich einige Forscher Depressionen für Reaktionen auf die Freßanfälle halten, legen viele Untersuchungen nahe, daß Depressionen zuerst auftreten. Die Hälfte aller bulimischen Frauen hat ein Jahr oder mehr vor Ausbruch der Bulimie eine depressive Phase erlebt. Achtzig Prozent von ihnen machen eine solche Phase wenigstens einmal im Leben durch.[12]

Die faszinierendste Verbindung zwischen den beiden Krankheiten besteht darin, daß beide auf Antidepressiva ansprechen. Werden bulimische Frauen mit Antidepressiva behandelt, bessert sich auch jede Depression. Interessanterweise *sprechen auch nichtdepressive Bulimikerinnen auf Antidepressiva an.* Mit anderen Worten, es sind nicht die depressiven Symptome der Bulimie, die mit der Medikation behandelt werden. Die Bulimie *in toto* wird behandelt – das anfallartige Essen und Erbrechen, das Zwangsdenken an Gewicht, Essen und Figur sowie alle Gemütsstörungen, die diese Symptome begleiten mögen.

Biopsychiater sind beeindruckt von der zyklischen Natur der Freß- und Brech-Krankheit, der nahezu automatischen Vorhersagbarkeit des Verhaltens. Nach einem Freßrausch begeben sich die Frauen in die Hungerphase des Kreislaufs und halten extreme Diät, um die gefürchteten Pfunde zum Verschwinden zu bringen. Wenn sie wieder ihr Normalgewicht erreichen, verspüren sie erneut bis zur Unerträglichkeit wachsendes Unbehagen und Verlangen nach Essen. An diesem Punkt wird ein neuer Freßanfall ausgelöst, und der Kreislauf beginnt von vorn. Wie Hudson und Pope anmerken, werden die Freßanfälle häufig von einem depressiven Zyklus begleitet, als kämen die beiden Krankheiten im Zweiergespann daher.

Bulimie und schwere Depression scheinen beide spontan aufzutreten und zu verschwinden. Bei der Depression können die düstere Stimmung und die verzerrten Gedanken ohne besondere Provokation auftreten – wie ein Virus, das durchs Fenster hereinfliegt. Bei der Bulimie scheinen das exzessive Essen und/oder das Erbrechen eines Tages einfach einzusetzen und bald außer Kontrolle zu geraten. Auch die Bulimie endet augenscheinlich spontan. Viele genesene Bulimikerinnen behaupten, sie seien in der Lage gewesen, ihre Krankheit durch Willenskraft zu besiegen, aber Wissenschaftler bezweifeln, daß ein so unkontrollierbarer Zustand wie die Bulimie einfach durch einen Willensakt plötzlich beherrschbar wird.

Es ist immer verlockend zu glauben, daß eine Krankheit sich als Folge unserer Bemühungen gebessert hat. Wir wollen das glauben. Es tröstet uns zu denken, daß wir alles Schlechte, das uns widerfährt, kontrollieren können. Was die Patienten jedoch tatsächlich erleben, wenn ihre Eßanfälle zu Ende gehen, ist nach Meinung von Hudson und Pope eine spontane Remission.[13] Das heißt, die Krankheit hört auf, weil sie aufhört. Bisher weiß man weder, warum sie einen bestimmten biologischen Augenblick wählt, um aufzuhören, noch, warum sie einen bestimmten biologischen Zeitpunkt aussucht, um anzufangen.

Fressen, Saufen, Stehlen: ein Syndrom zwanghaften Verhaltens

Wie Therapeuten herausgefunden haben, treiben bulimische Frauen häufig Mißbrauch mit Drogen und Alkohol. Nach Hudson und Pope waren 25 Prozent der von ihnen behandelten Frauen Alkoholikerinnen. Manche haben tatsächlich als Alkoholikerinnen angefangen und, kurz nachdem sie trocken waren, eine Bulimie entwickelt. »Sie besiegten die Sucht mit Hilfe der Anonymen Alkoholiker, professioneller Beratung oder reiner Selbstdisziplin, und fast sofort danach sahen sie sich als Opfer einer neuen Heimsuchung wieder: zwanghafter Esserei«, berichten die Wissenschaftler.[14]

Sowohl Alkohol wie Kokain erhöhen die Neurotransmitterwerte im Gehirn. Hudson und Pope zufolge nehmen Bulimikerinnen, wie auch Depressive, möglicherweise Drogen und Alkohol zur »Selbstmedikation« – das heißt zur Kompensation niedriger Neurotransmitterwerte. Unglücklicherweise ist der durch Alkohol erzeugte Stimmungsaufschwung nur von kurzer Dauer, und chronischer Mißbrauch führt, wie Kapitel 7 ausführlich erläutert, am Ende dazu, daß die Versorgung des Körpers mit natürlichen Opioiden, mit morphiumähnlichen Substanzen, die im menschlichen Gehirn entdeckt wurden, eingestellt wird. Wenn die Menge dieser Stoffe reduziert wird, stellt sich erneut der Drang ein, künstliche Opioide zu konsumieren, und ein *Circulus vitiosus* setzt ein. Dr. Jeffrey Jonas hat den Gedanken vertreten, daß Opioide »möglicherweise allgemein bei den meisten Sucht- oder Zwangsverhaltensweisen beteiligt sind«.[15] Auf einer Tagung der *Society for Neuroscience* 1988 in Toronto wurde in einer Reihe von Vorträgen, so auch in dem von Jonas, die Auffassung vertreten, Bulimie und Alkoholismus seien in neurobiologischer Hinsicht verwandt.[16]

Neben Depression und Alkoholismus treten bei Bulimikerinnen mindestens sechs weitere psychiatrische Störungen häufiger auf als in der Bevölkerung allgemein: *Anorexia nervosa,* bipolare und obsessiv-zwanghafte Störungen, Panikanfälle, Agoraphobie und Kleptomanie. »Die Leute sind stets schockiert, wenn wir erklären, daß etwa ein Drittel unserer bulimischen Patientinnen – viele von ihnen wohlhabende, gesetzestreue Bürgerinnen mit tadellosem Ruf in ihren Gemeinden – regelmäßig zwanghafte Ladendiebstähle im Wert von Tausenden von Dollar begehen«, schreiben Hudson und Pope.

In der oben erwähnten Untersuchung bulimischer Studentinnen an der Universität von Minnesota räumten zwei Drittel der Befragten Diebstahlsverhalten ein. Die meisten Gegenstände, die sie stahlen, waren Dinge, die sie weder haben wollten noch brauchten, und dennoch fühlten sie sich von einem unwiderstehlichen Drang getrieben. Hudson und Pope beschreiben dieses Verhalten als »Zusammenbruch der willentlichen Kontrollmechanismen«. Die meisten von uns zügeln dutzende Male am Tag den Drang, Dinge zu tun, die unangemessen oder schädlich sind. »Der Vorgang geschieht so schnell und so mechanisch, daß wir seiner kaum gewahr werden – die willentliche Impulskontrolle ist uns selbstverständlich.«

Die willentliche Impulskontrolle, erläutern Hudson und Pope, »hat ihren Sitz in einem Netz gewöhnlicher Nervenzellen irgendwo im Gehirn, und sie sind so anfällig für Krankheiten wie jedes andere Organ unseres Körpers auch«. Genau wie Menschen mit Epilepsie ihre Anfälle nicht kontrollieren können, so sind Menschen mit Bulimie und Kleptomanie möglicherweise außerstande, den Drang zum unmäßigen Essen oder zum Stehlen zu zügeln.

Hudson und Pope erproben derzeit den Gebrauch von Antidepressiva zur Behandlung von Kleptomanie. Zu ihrer Verblüffung hörten kleptomanische Bulimikerinnen, als sie mit Antidepressiva behandelt wurden, sowohl mit dem Stehlen wie mit dem unmäßigen Essen auf. Außerdem überprüften sie zehn umfangreiche Untersuchungen über Ladendiebe und stellten fest, daß in acht von ihnen die untersuchten Personen ein erhöhtes Depressionsniveau aufwiesen. Erste Erfolge bei der Kleptomanie-Behandlung mit Antidepressiva haben sie bereits erzielt. Es sei bemerkenswert, schrieben sie im *Journal of Clinical Psychopharmacology,* daß diese Frauen »auf Medikamente ansprachen, welche die Serotonin-Neurotransmission beeinflussen, und Serotonin ist mit Auswirkungen auf Stimmung, Appetit und Impulsivität in Verbindung gebracht worden«.[17]

Die alten Theorien

Eine bedeutende Theorie über Eßstörungen ist in den späten siebziger Jahren von Hilde Bruch entwickelt worden. Danach werden junge Frauen, die in übermäßig kontrollierenden Familien aufgewachsen sind, von ihnen betroffen.[18] In solchen Familien hinderten die Eltern ihre Kinder daran, sich auf ihre körperlichen Bedürfnisse einzustellen, meinte Hilde Bruch. Die Eßgewohnheiten würden nach den Bedürfnissen der Mutter und nicht nach denen des Kindes organisiert. Die Neigung der Mutter, sich übermäßig mit ihrer Tochter zu beschäftigen, verschlimmere die Sache noch. Bruch verstand Bulimie und Anorexie als Teil der Bemühungen des jungen Mädchens, Kontrolle über sich selbst und seine Umwelt zu gewinnen. Aber seit dem Tode Hilde Bruchs in den späten siebziger Jahren vermochten Untersuchungen an Eltern von eßgestörten Personen die Theorie nicht zu erhärten, daß diese Krankheiten von kontrollierenden Müttern verursacht würden.[19]

Kind der Gesellschaft

Vorstellungen des Inhalts, daß die Familie Eßstörungen verursache, wurden alsbald von feministischen Psychologinnen angegriffen, die hofften, den Brennpunkt der Debatte von der Mutter auf die Gesellschaft verlagern zu können. Aufsätze wurden veröffentlicht, in denen es hieß, der Stellenwert, den unsere Kultur der Schlankheit einräume, verstärke die Probleme mancher Frauen mit ihrem Selbstwertgefühl und wirke sich verheerend auf ihre Eßgewohnheiten aus. Diese Auffassung von Bulimie und Anorexie war zum Teil eine Folge des politischen Klimas jener Zeit. In einer stark feministisch geprägten Campus-Atmosphäre hatte man nur Verachtung übrig für psychologische Ideen, die als männlich konstruiert und frauenfeindlich galten.

In den späten siebziger Jahren brachten Marlene Boskind-White und ihr Mann William White (sie ist Therapeutin, er klinischer Psychologe) in Erfahrung, daß eine überraschend große Zahl von Frauen an der Cornell-Universität an Eßstörungen litt, darunter auch an schwerer Bulimie. White und Boskind-White interpretierten das gestörte Eßverhalten der Studentinnen als »Zudecken« tieferer Gefühle von Unzulänglichkeit. »Infolge ihres geringen Selbstwertgefühls glauben diese Frauen, sie seien es nicht wert, geliebt zu werden, und sie können dieses Gefühl dem zeitweiligen Selbstekel vor ihrem unmäßigen Essen oder ihrem leichten Übergewicht zuordnen«, schrieben sie 1978 in ihrem Buch *Bulimarexia.* Darauf konditioniert, sich selbst zu entwerten, seien diese Frauen »reif« für Erkrankungen wie Bulimie, so die Autoren.

Das Buch *Bulimarexia* wurde begrüßt von Therapeuten und Beratern, die sich mit einem vertrackten neuen Syndrom konfrontiert sahen und Behandlungsanleitungen suchten. Unmäßiges Essen erlaube es, »sich vollzufüllen, ohne auf andere angewiesen zu sein«, stellten die Autoren fest. Es sei eine Methode, »andere mit einer Mauer aus (empfundenem) Fett abzuwehren«. Eine bulimische Frau sei vermutlich »in einem Kampf zwischen zwei Teilen ihrer selbst gefangen« – zwischen dem Wunsch nach totaler Kontrolle und dem Wunsch, außer Kontrolle zu sein. Da sie sich selbst für nicht liebenswert halte, werde sie überempfindlich gegenüber den Reaktionen anderer. Schließlich »wird die allergeringste oder unbedeutendste Kränkung übertrieben und verzerrt, und sie erzeugt massiven Selbstekel, der die Frau zu weiterem Überessen treibt«. Den Whites zufolge besteht die Lösung für diese Frauen darin, Einsicht in ihre negative soziale Konditionierung zu gewinnen. »Wenn die Frauen schließlich realisieren, daß sie das Erbe an Hilflosigkeit und Hoffnungslosigkeit angetreten haben, das ihre Mütter vorgelebt hatten, können sie sich befreien und sich für eine andere Art zu leben entscheiden.«

Die Whites schreiben weiter: »Wir sind überzeugt, daß die Frauen, mit denen wir arbeiten, nicht ›krank‹ oder ›psychisch krank‹ sind, wie zahlreiche Kliniker behaupten.« Was aber könnten bulimische Frauen sonst sein, wenn nicht krank?

Diese Therapeuten haben sich für die Auffassung entschieden, daß Bulimie »erlerntes Verhalten« sei und daß sie als solches »verlernt werden kann«. Dieses Verlernen ist der Schwerpunkt des Whiteschen Behandlungsmodells. Sie versuchen sich auf »fehladaptive Verhaltensmuster« einzuschießen, an die sich ihre Patientinnen vermutlich aufgrund »ihrer Sozialisation als Frauen« zu halten gelernt haben.[21]

Die »psychosoziale« Auffassung der Bulimie beeinflußt weiterhin viele Therapeuten. Leider nimmt sie keine neuen, wichtigen Informationen über die biologische Komponente der Eßstörungen auf. Behandlungspläne, die nur die psychodynamischen Aspekte der Bulimie ansprechen, können Frauen lange Zeit in der Therapie festhalten, ohne sie von ihrem Drang zu befreien, riesige Mengen an Kohlehydraten zu konsumieren. Wie wir sehen werden, gibt es einen besseren Weg. Aber viele Therapeuten in den USA stellen sich seltsam blind. Im Frühjahr 1991 besuchten Gabrielle und ich eine eintägige Konferenz der *American Association of Anorexia and Bulimia* in New York. Wir waren besonders daran interessiert zu beobachten, wie die 123 teilnehmenden Therapeuten auf die zwei anberaumten Vorträge über den Beitrag der Biopsychiatrie zu Verständnis und Behandlung der Bulimie reagieren würden. Als wir am Tag der Veranstaltung eintrafen, mußten wir hören, daß die beiden Vorträge abgesagt worden waren. Nur zwei Leute hatten sich für die Gespräche angemeldet. Offenbar waren die Therapeuten nicht daran interessiert zu erfahren, was die Wissenschaft über Eßstörungen herausgefunden hatte!

Die meisten Therapeuten versuchen heute immer noch, ihre bulimischen Patientinnen durch das langsame Aufdecken »innerer Konflikte« zu behandeln. Häufig kann eine solche Therapie das exzessive Essen und Erbrechen nicht abstellen. »Ich habe jahrelang Gruppen- und Einzeltherapie gehabt, und wenn mir auch beide Therapien eine Menge Einsichten in zwischenmenschliche Probleme vermittelt haben, so haben sie das unmäßige Essen doch nicht beeinflußt«, sagte mir eine Frau aus Los Angeles. Sie war 38 Jahre alt und leitete ein erfolgreiches Unternehmen, das Prominente von außerhalb der Stadt zu Pressegesprächen und Medienveranstaltungen begleitete. Aber während sie das Unternehmen organisieren und führen und auch noch eine Familie versorgen konnte, war sie *nicht* imstande, die Freßanfälle zu beherrschen, die ihrem Erfolg Hohn zu sprechen schienen. Sie erzählte mir traurig: »Ich habe mich seit meiner Teenager-Zeit vollgefressen und übergeben. Nichts von alledem, was ich dagegen unternommen habe, hat jemals auch nur das geringste bewirkt!«

Hudson und Pope, die in Belmont, Massachusetts, Patienten mit vielerlei psychiatrischen Störungen behandelt haben, waren beeindruckt von dem mit Eßstörungen verbundenen Leid. »Wir haben wenige andere Patienten mit so manifestem Leid gesehen und mit einem so verzweifelten Wunsch nach Befreiung von ihrer Krankheit.«[22]

Medizinische Hilfe bei Bulimie

Die Geschichte der Behandlung von Eßstörungen war nicht gerade vielversprechend gewesen, als Hudson und Pope erstmals mit Medikamenten experimentierten, um das Freß-Brech-Syndrom zu beseitigen. »Natürlich wäre eine schnelle, zuverlässige und unaufwendige Behandlung willkommen, die bei Bulimie wie auch bei den Begleitsymptomen, besonders der Depression, wirksam wäre«, schrieben sie in *New Hope for Binge Eaters.* »Jetzt haben wir vielleicht eine: antidepressive Medikamente.«

Der Gebrauch von Antidepressiva bei der Bulimie-Behandlung hatte in den späten siebziger Jahren eingesetzt. Daniel Moore von Yale berichtete 1977 über den ersten Erfolg. Moore verwandte Amitryptilin bei der Behandlung einer Frau, die an Anorexie und Bulimie litt. Vier Monate lang hatte sie keine Freßanfälle mehr. Die Medikation wurde eingestellt, und innerhalb von zwei Wochen, so

Moores Schilderung im *American Journal of Psychiatry*, war die Frau »so sehr mit Nahrungsmitteln, Kalorien, Essen und Erbrechen beschäftigt, daß therapeutische Themen, bei denen sie in den letzten vier Monaten so gut mitgearbeitet hatte, ausgeschlossen waren. In der folgenden Woche rief sie unter Tränen an und erklärte, daß sie fortwährend gegessen und erbrochen habe und daß sie wieder Amitryptilin nehmen möchte.« Die Bulimie hörte innerhalb von zwei Tagen auf, und die Beschäftigung mit ihrem Gewicht trat in den Hintergrund.

1982 veröffentlichten Hudson und Pope die erste Studie über eine Gruppe bulimischer Patientinnen. Obgleich es sich um eine kleine Untersuchungsgruppe handelte und keine Kontrollgruppe herangezogen wurde, waren ihre Ergebnisse eindeutig ermutigend. Sechs von acht Patientinnen zeigten innerhalb von Wochen nach Aufnahme der Antidepressiva-Behandlung eine Besserung, »obwohl sie vorher bis zu vier Jahre lang kontinuierlich im Übermaß gegessen hatten«.[23]

Eine 21jährige Frau mit schwerem Eßzwang hatte eine besonders quälende Geschichte. Vor der Behandlung mit Imipramin pflegte sie sich zweimal am Tag vollzuessen. Jedesmal konsumierte sie pfundweise Eiscreme mit reichlich Ahornsirup, dazu verschiedene Bonbons, Krapfen und andere Süßigkeiten. Um sich zu entleeren, nahm sie täglich 20 Abführtabletten und 500 ml Magnesialösung ein. Auch übergab sie sich. Ihr emotionaler Zustand war schlecht, wie man sich leicht vorstellen kann – depressiv, schlaflos und von intensiven Suizidgedanken erfüllt, besonders nach den Freßanfällen. Hudson und Pope behandelten sie mit Imipramin, untersuchten ihr Blutserum, um zu sehen, wie ihr Stoffwechsel das Medikament verarbeitete, und erhöhten die Dosis mehrere Male. Als die Dosierung 300 mg pro Tag erreicht hatte, gingen ihre Freßanfälle auf einen je Woche zurück, und sie berichtete von besserer Stimmung und vom Verschwinden ihrer Suizidgedanken.

Timothy Walsh von der *Columbia University* schilderte den Fall einer 37jährigen Krankenschwester, die zehn Jahre lang bulimisch gewesen war und Zeiten gehabt hatte, in denen sie sich drei- und viermal am Tag vollstopfte und anschließend übergab. Lebensmittel kosteten sie Hunderte von Dollar in der Woche. Sie hatte sechs Jahre lang Therapie gehabt, auch ein wenig Verhaltenstherapie, und kleine Mengen von Beruhigungsmitteln und trizyklischen

Antidepressiva eingenommen – alles ohne Erfolg. Drei Wochen, nachdem sie eine Behandlung mit Phenelzin (Nardil), einem MAO-Hemmer, aufgenommen hatte, berichtete die Frau, sie fühle sich nicht mehr deprimiert und verspüre keinen Drang mehr, exzessiv zu essen und zu erbrechen. Während der nächsten zehn Monate der Behandlung hatte sie nur drei Freßanfälle, alle in Zeiten mit starkem Streß.[24]

In den frühen achtziger Jahren durchgeführte Untersuchungen waren umfassender und trugen wesentlich zur Verläßlichkeit der Behandlung mit Antidepressiva bei. An der Mayo-Klinik erreichte Patrick Hughes bei 15 von 22 Personen eine vollständige Remission der Bulimie innerhalb von zehn Wochen Behandlung.[25] Depressionen und andere Begleitsymptome zeigten eine auffällige Besserung. Dr. Hughes hatte die Blutwerte geprüft, um sicherzugehen, daß die von ihm verschriebene Dosis angemessen war. In einigen Fällen war sie es nicht, und als er die Dosis erhöhte, klangen die Symptome ab. *Diese Untersuchung zeigte als erste die Bedeutung von Blutuntersuchung und richtiger Dosierung.*

Therapie versus Antidepressiva

Die meisten Untersuchungen, die Zweifel an der Verwendung von Antidepressiva zur Bulimie-Behandlung zu nähren scheinen, haben ernsthafte Mängel, jedenfalls laut Hudson und Pope. Entweder war die eingesetzte Dosis zu niedrig oder die Untersuchungen wurden über einen zu kurzen Zeitraum durchgeführt, als daß die Wirkung der Medikation vollständig zu messen gewesen wäre, oder den Patientinnen wurde (anders als in der klinischen Praxis) kein anderes Antidepressivum angeboten, wenn das erste nicht wirkte. Leider geben Therapeuten diese mangelhaften Studien häufig als Grund dafür an, daß sie ihre bulimischen Patientinnen *nicht* an einen Psychopharmakologen überweisen.

Eine weithin zitierte Untersuchung von James Mitchell, im Februar 1990 publiziert[26], kam zu dem Schluß, eine Behandlungskombination aus Antidepressiva und Psychotherapie sei nur unwesentlich effektiver als Psychotherapie allein und eine Antidepressiva-Behandlung allein sei signifikant weniger effektiv als Psychotherapie allein. Die Untersuchung hatte jedoch irreführende Mängel. In den

Fällen, wo das Medikament nicht wirkte, wurde kein anderes Medikament angeboten. *Das ist der entscheidende Punkt.* Viele Untersuchungen haben inzwischen gezeigt, daß drei oder vier Versuche notwendig sein können, um gute Resultate zu erhalten. »Jede vergleichende Untersuchung von Antidepressiva-Behandlung und Psychotherapie, die keine zusätzlichen Versuche mit anderen Antidepressiva zuläßt, ist letztlich überhaupt kein Vergleich«, erklärte uns Harrison Pope.[27] In der Tat stellte Dr. Mitchells eigene Gruppe fest, daß viele der Patientinnen, bei denen ein erster Versuch mit Imipramin gescheitert war, »recht gut auf einen anschließenden Versuch mit einem alternativen Medikament ansprachen« – häufig einem MAO-Hemmer, Fluoxetin oder Desipramin. Aber aufgrund eines sonderbaren Versehens im akademischen Verlagswesen wurden die Ergebnisse des zweiten Versuchs 1989 veröffentlicht, *vor* den Ergebnissen des ersten Versuchs. Das wurde jedoch 1990, als schließlich die ursprüngliche Untersuchung publiziert wurde, nicht zur Kenntnis genommen.[28]

1989 wurde nur eine einzige Untersuchung – die von Hudson und Pope – durchgeführt, bei der Patientinnen ohne Reaktion auf das erste Antidepressivum ein oder mehrere weitere Versuche mit Medikamenten aus anderen Gruppen angeboten wurde.[29] *Bei dieser Untersuchung erreichten 73 Prozent von 65 Patientinnen entweder einen deutlichen Rückgang (von mehr als 75 Prozent) oder ein völliges Abklingen ihrer bulimischen Symptome.*[30]

1991 zeigten mindestens 14 blind durchgeführte und gut kontrollierte Untersuchungen, daß Antidepressiva wirksam sind und daß Beweise sich mehren dafür, daß ihre guten Wirkungen auf lange Sicht erhalten bleiben oder sogar besser werden. »Antidepressiva haben ihre Wirksamkeit hinsichtlich einer Abschwächung des Freß-Brech-Kreislaufs bewiesen«, schrieb Michael Gitlin in *The Psychotherapist's Guide to Psychopharmacology.* Die Abnahme der Freßanfälle betrug – *bei allen Untersuchungen* – etwa 75 Prozent.[31] »Es wurde eine Reihe verschiedener Antidepressiva eingesetzt, wobei der größte Teil positive Ergebnisse zeigte«, berichtet Dr. Gitlin. Er betont: »Wenn ein Antidepressivum unwirksam ist, wird ein anderes wirksam sein, so daß bei einem Patienten, der auf ein Medikament nicht anspricht, mehrere Versuche angebracht sind.«

Hudsons und Popes Methode der Bulimie-Behandlung mit Antidepressiva ist in Anhang B im einzelnen dargelegt. Bulimische

Frauen können diese Methode mit der Behandlung vergleichen, die sie selbst derzeit erhalten.

Eßstörungen und Neurotransmitter

Ende der achtziger Jahre kamen Informationen zur Frage, *warum* Antidepressiva bei Bulimie wirken, aus dem Bereich der Neurophysiologie. Veränderungen in der Gehirn-Chemie scheinen sowohl die Symptome exzessiven Essens und Entleerens wie zwanghafte Gedanken an Nahrungsmittel, Gewicht und Essen auszulösen. Ein Beitrag im *American Journal of Psychiatry* beschrieb, wie das von Anorektikern sich selbst auferlegte Hungern ihre Versorgung mit Noradrenalin *absenkt.* »Anorektiker können ihre Angst durch Senkung ihres Noradrenalinspiegels verringern«, beobachtet Maurizio Fava, Psychiater für klinische Pharmakologie im *Massachusetts General Hospital* in Boston. »Angstminderung durch Hungern kann die von Anorektikern eingehaltenen rigorosen Diäten noch verschärfen und sie dazu ermuntern, den Vorgang zu wiederholen, sobald sich ihre Angst wieder einstellt.«[32]

Euphorie, die sich nach Vermehrung der Opioide oder Endorphine im Gehirn einstellt, kann zur Aufrechterhaltung der Hungerdiäten beitragen. Extreme Diät »hebt den Opioidspiegel und erzeugt eine Art Hochgefühl, das auch das Verhalten verstärken kann«, meint Dr. Fava.

Auch die Serotoninwerte sind, wie früher gesagt, bei Menschen mit Eßstörungen verändert. Bulimische Patientinnen haben niedrigere Serotoninwerte als normal. Wie wir gesehen haben, geht Serotoninmangel mit Depressionen und Ängsten einher. Er beeinträchtigt auch das Gefühl, genug gegessen zu haben – was zum Teil erklären kann, warum Bulimikerinnen sich gezwungen fühlen, exzessiv zu essen.

Heißhunger auf Kohlehydrate

Judith Wurtman entdeckte einen wichtigen Grund, warum Diäten so häufig fehlschlagen: Viele Menschen geraten in eine destruktive Pendelbewegung, das heißt, sie pendeln hin und her zwischen Überfressen und Fasten. Zunächst befürchten sie, die begehrten Kohlehydrate nicht unter Kontrolle halten zu können, und so streichen sie sie erst einmal vollständig. Nach kurzer Zeit aber kommt es in ihrem Gehirn zu einem »Serotonin-Defizit«. An diesem Punkt »können sie die Diät nicht mehr ertragen«, erklärt Wurtman, »und so beginnen sie erneut, unmäßig zu essen.« Wer auf solche Weise Diät hält, nimmt unweigerlich zu. Emotional sind die Betroffenen in einem negativen Zirkel gefangen; ohne Kohlehydrate fühlen sie sich frustriert, und wenn sie sich damit vollstopfen, haben sie ein schlechtes Gewissen.

Wie Dr. Wurtman erkannte, liegt die Lösung des Problems darin, die Serotonin-Versorgung zu verstehen und in einem bestimmten Maße zu manipulieren. Das heißt, Kohlehydrate zu manipulieren, nicht sie zu vermeiden. Sie vollständig zu streichen ist das Schlechteste, was man tun kann, weil so die Serotoninwerte gesenkt werden, und das wiederum treibt den Fastenden zu rasendem Verzehr von Kohlehydraten. Der Trick liegt zum Teil in der zeitlichen Abstimmung. Um das zu verdeutlichen, berichtet Dr. Wurtman von einer Collegeprofessorin, die Rat bei ihr suchte, weil sie sich gestreßt fühlte und sich deshalb während des Semesters zu überessen pflegte. »Einen Sommer suchte sie mich auf in der Hoffnung, im bevorstehenden Semester ohne ihr übliches Verhaltensmuster auszukommen. Sie meinte, die Ärzte hätten ihr immer gesagt, sie solle keine Kohlehydrate essen, obwohl sie gerade die gern essen *wollte.* Zu hören, das sei schlecht für sie, gab ihr das Gefühl, keine Kontrolle über sich zu haben. Wenn sie sich jedoch gestattete, Kohlehydrate zu essen – ›sich gehenlassen‹ nannte sie es –, fühlte sie sich jedesmal ruhiger.«

Die Frau hatte den schlimmsten Heißhunger zwischen spätem Nachmittag und Schlafenszeit, und das ist typisch. Nach Dr. Wurtmans Feststellung hilft es eher, sich auf den Heißhunger einzustellen, als ihn zu ignorieren. »Ich setzte sie von vier Uhr nachmittags bis zur Schlafenszeit auf eine Kohlehydrate-Diät. Sie sollte Gemüse, Obst und einige Molkereiprodukte essen, größtenteils jedoch komplexe Kohlehydrate wie Getreideflocken, Brot und Nudeln.« Der neue Speiseplan bewirkte bei der Professorin einen Stimmungswandel. »Der Streß verlor sich, und sie hielt ihr Gewicht. Sie konnte gar nicht glauben, daß es so einfach war.«

Da Streß Serotonin verbraucht, empfand die Professorin während der hektischen Semesterzeit ein stärkeres Verlangen nach Kohlehydraten als im Sommer, wenn sie entspannter war. Im Kampf mit ihrem Heißhunger versuchte sie immer, Kohlehydrate vollständig zu streichen. Das verbrauchte dann nur noch mehr Serotonin. An diesem Punkt, so Wurtman, wurde der Extremverzehr von Kohlehydraten praktisch unvermeidlich, als müßte sie sie konsumieren. Ihr Gehirn *verlangte* sie. Da sie die rein physiologische Grundlage ihres Bedürfnisses nach Kohlehydraten nicht verstand, hatte sie Schuldgefühle. Sie war »außer Kontrolle«. Ein Circulus vitiosus setzte ein.

Dr. Wurtman erlöste ihre Patientin aus diesem Kreislauf, indem sie ihr erklärte, wie sie essen sollte, um die chemischen Prozesse in ihrem Gehirn zu verändern. »Die Einnahme von Kohlehydraten, die sie eindeutig haben wollte, befriedigte das Bedürfnis ihres Gehirns, mehr Serotonin zu produzieren«, erklärt Wurtman. »Das führte dazu, daß sie sich gut fühlte und ihre Eßgewohnheiten wieder in den Griff bekam.«

Die Untersuchungen von Judith Wurtman und ihrem Mann Richard Wurtman führten zu dem Schluß, daß Diäten mit wenig Kohlehydraten fehlschlagen müssen. »Die Menschen müssen die Möglichkeit haben, Kohlehydrate ohne zusätzliches Protein zu sich zu nehmen. Deshalb bewirken Diäten mit Proteinlösungen so dramatische Änderungen«, meint Wurtman. Zuerst die große Gewichtsabnahme, dann der Zusammenbruch, anschließend die Gewichtszunahme. »Wenn man zwei Shakes pro Tag und ein Abendessen aus Proteinen zu sich nimmt, kann man eine Menge abnehmen, aber wie wir in Tierversuchen gezeigt haben, wirkt sich das auch nachteilig auf den Serotoninspiegel im Gehirn aus. Infolgedessen kommt es – wie wir bei Tieren gesehen haben – zu einer Phase exzessiven Verzehrs von Kohlehydraten, um den Serotoninspiegel wieder anzuheben. Das Tier tut dies vielleicht einen Tag lang oder zwei, und dann sind seine Serotoninwerte wieder normal. Das Tier hat natürlich keine emotionalen Reste, denkt nicht: ›Ich habe solche Schuldgefühle, weil ich soviel Mist gegessen habe‹.« Es wird sich also wahrscheinlich selbst wieder ins Gleichgewicht bringen. Bei Menschen jedoch können Schuldgefühle einen neuerlichen Anfall von Kohlehydrateentzug auslösen. Als Oprah Winfrey mit Hilfe einer Flüssigkeitsdiät 27 Kilo abnahm, versetzten diese Ergebnisse, die sie einem bewundernden Publikum Pfund für Pfund präsentierte, sie in Verzücken. Das Endergebnis – das sich in nur wenigen Monaten einstellte – waren Jeans der Größe 34. Dann kam der Zusammenbruch. Der Kartoffelbrei, von dem Oprah sagt, sie habe jeden Tag Heißhunger darauf, kam wieder ins Bild, und Oprahs Gewicht begann ebenso dramatisch anzusteigen, wie es zuvor gesunken war.

Vom Zeichenbrett: ein Medikament zur Verhinderung der Gewichtszunahme

Auf der Suche nach einer direkteren Methode zur Linderung des Heißhungers auf Kohlehydrate haben die Wurtmans Versuche mit dem Medikament D-Fenfluramin durchgeführt. Zuerst erprobten sie das Medikament bei Frauen, die sich vor der Menstruation überaßen (siehe voriges Kapitel). »Wir stellten fest, daß D-Fenfluramin bei den meisten an PMS leidenden Frauen die Stimmungssymptome milderte und hundertprozentige Wirksamkeit bei der Normalisierung der Nahrungsaufnahme bewies.«

Das Medikament verbessert die Abgabe von Serotonin in die Gehirnzellen und verlangsamt seinen Abbau. Interessanterweise verminderte es nicht die Einnahme von Kohlehydraten, wenn die Frauen zu Beginn des Menstruationszyklus normal aßen. Prämenstruell reduzierte es die Nahrungsaufnahme nur auf die Menge zu Beginn der Periode. Also sei D-Fenfluramin ungeeignet für den Mißbrauch, so meinen jedenfalls die Wurtmans. Normalgewichtige Frauen könnten es nicht benutzen, um krankhaft dünn zu werden.

Wie Depressionen und Panikanfälle – und selbst einige Süchte – tritt Kohlehydrat-Überessen episodisch auf. Nach Dr. Wurtman müssen die Kliniker lernen, daß es bei jeder Patientin wieder zur Übergewichtigkeit kommen kann und daß sie behandelt werden sollte, wenn dies der Fall sei. »Man wartet ja auch nicht, bis jemand suizidgefährdet ist, bevor man ihm oder ihr Antidepressiva verordnet«, meint sie. Wenn die Medikamente erst vorhanden sind, »werden die Ärzte nicht warten müssen, bis jemand 35 Kilo zugenommen hat, ehe sie die Mittel einsetzen«.

Weil Phasen exzessiven Essens häufig vorhersagbar sind, erscheinen die Bemühungen um Gewichtskontrolle in einem neuen Licht. »Nehmen wir an, eine Frau kommt allmählich in die Wechseljahre, und die Lutealphase ihres Menstruationszyklus dauert jeden

Monat 21 Tage. Das ist eine furchtbar lange Zeit, um sich zu überessen. Man kann sich vorstellen, daß eine Frau in dieser Lage beträchtlich an Gewicht zunehmen kann. Das läßt sich *vorhersagen.* Es läßt sich auch vorhersagen, daß jemand, der längere Zeit unter Streß steht, sehr wahrscheinlich zunehmen wird, da die Aufnahme von Kohlehydraten den vom Streß hervorgerufenen Serotonin-Entzug mildert. Eine auffällige Änderung der sportlichen Leistung *kündigt* eine Gewichtszunahme *an*, ebenso, wenn jemand das Rauchen aufgibt.«

Nach dem Verlauf der Medikamentenversuche zu urteilen, so die Wurtmans, könnte man D-Fenfluramin vielleicht zeitweise zur Gewichtskontrolle einsetzen, und zwar so ähnlich, wie man Antidepressiva verwendet. »Man behandelt eine Person wegen ihrer Depressionen, und nach einer Weile setzt man das Antidepressivum ab. Es können Jahre vergehen, ehe die Person wieder depressiv wird, aber es können auch sechs Monate sein. Kein Psychiater würde jemals erklären: ›Ich habe Sie 1987 wegen Depressionen behandelt. Sie haben kein Recht, erneut depressiv zu werden.‹«

Übermäßige Einnahme von Kohlehydraten hat ihre Wurzeln also in der Physiologie des Gehirns. Die Arbeit der Wurtmans erschließt insofern Neuland, als sie die episodischen Eßanfälle direkt dem Bereich der Medizin zuordnen. Die Gier nach Kohlehydraten ist real – ein körperliches Bedürfnis, das von unangemessenen, die Stimmung beeinflussenden chemischen Vorgängen im Gehirn herrührt. Ich fragte Judith Wurtman, ob sie sich zutraue zu schätzen, wie groß die Zahl übergewichtiger Menschen ist, die unter chemisch induziertem Heißhunger auf Kohlehydrate leiden. »Bei Frauen sind es vermutlich 80 Prozent«, sagte sie. »Viele Frauen und Mädchen haben diesen Heißhunger auf Kohlehydrate – wenn nicht chronisch, dann sicher vor der Menstruation.«

Heißhunger auf Kohlehydrate ist bei Männern weniger verbreitet. Dr. Wurtman vermutet, die Übergewichtigkeit bei Männern habe häufig mit ihrem Alkoholkonsum zu tun. »Und Alkohol hat mit Sicherheit Einfluß auf das Serotonin. Man könnte sagen, Männer konsumieren eher Alkohol als Kohlehydrate.«

Dazu fiel mir ein, wie oft Männer nach dem Essen einen Schnaps bestellen. Ihre Frauen hingegen bestellen Nachtisch.

KAPITEL 6

Kinder in Not

Einmal . . . schrieb er ein Gedicht.
Und er nannte es »Koteletts«,
Weil das der Name seines Hundes war, und
darum ging es.
Und der Lehrer gab ihm eine »Eins«
Und einen Goldstern,
Und seine Mutter hängte es an die Küchentür
Und las es all seinen Tanten vor . . .

Einmal . . . schrieb er noch ein Gedicht.
Und er nannte es »Unschuld mit Fragezeichen«,
Weil das der Name seines Kummers war, und
darum ging es.
Und der Professor gab ihm eine »Eins«
Und einen sonderbaren, festen Blick.
Und seine Mutter hängte es niemals an die Küchentür,
weil er es sie niemals sehen ließ . . .

Einmal, um drei Uhr morgens . . . versuchte er noch ein
Gedicht . . .
Und er nannte es absolut nichts, denn
darum ging es.
Und er gab sich selbst eine »Eins«
Und einen Schnitt in jedes feuchte Handgelenk
Und hängte es an die Badezimmertür,
weil er es bis zur Küche nicht mehr schaffte.

Geschrieben von einem 15jährigen Jungen, zwei Jahre, bevor er sich das Leben nahm.[1]

Kann ein Kind tatsächlich unter Depressionen leiden? Bis vor zehn Jahren wurde die Frage verneint. Traditionelle Psychiater glaubten, vorpubertären Kindern fehle die emotionale und kognitive »Tiefe«, um an echten Depressionen zu leiden. »Man kann nicht um einen Verlust trauern, wenn man nicht weiß, daß man etwas verloren hat«, lautete die Vorstellung. Grob gesagt hieß das, Kinder wüßten nicht genug, um depressiv zu werden.

Als neue biochemische Erkenntnisse über die Depression das Verständnis von Gemütsstörungen in der Psychiatrie veränderten, fragten sich die Forscher, ob auch Kinder, genau wie Erwachsene, diese Krankheiten haben könnten. In den letzten zehn Jahren haben Untersuchungen gezeigt, daß kleine Kinder und Jugendliche nicht nur depressiv werden, sondern auch an sämtlichen Formen von Gemütsstörungen leiden können. Beunruhigenderweise sind Depressionen bei Kindern tatsächlich sehr verbreitet, und sie bleiben weitgehend unerkannt.

Manche Wissenschaftler meinen heute, daß wir in den Kindern möglicherweise das Endergebnis von Generationen unbehandelter Gemütsstörungen und von Problemen mit Substanzenmißbrauch vor uns sehen. Leider haben sehr wenige Kliniker die notwendigen Kenntnisse für eine gründliche Beurteilung von Kindern. »Es ist kompliziert geworden«, meint Virginia Hamilton, Suchtberaterin für das *New York Hospital,* die auf ambulanter Basis hauptsächlich Abhängige aus der Mittelschicht behandelt, von denen viele Kinder sind. »Diese Kinder kommen hierher wegen aller Arten von Straßendrogen. Sie haben der Abhängigkeit zugrunde liegende psychiatrische Störungen, die sehr kompliziert sind – atypische Depressionen, bipolare Störungen, atypische bipolare Störungen.«

Gewöhnlich hat man gedacht, Kinder wären gelangweilt, unreif, und da gäbe es Straßendrogen, also würden sie süchtig, und *dann* drehten sie durch. Neue Untersuchungen lassen erkennen, daß das Gegenteil der Wahrheit näherkommt. Wie wir in diesem Kapitel sehen werden, zeigen Forschungsarbeiten von Yale und des *New York Hospital* sowie Erkenntnisse praktischer Klinikerinnen wie Virginia Hamilton deutlich, daß in den meisten Fällen – laut Virginia Hamilton derzeit 70 bis 80 Prozent – die Kinder zuerst krank sind. Sie geraten mit neun, zehn und elf an Alkohol und Drogen, *weil* sie krank sind. »Es ist eine Selbstmedikation«, sagt Hamilton.

Und dann werden sie süchtig. Einmal süchtig, werden sie als Süchtige behandelt. Ihre Krankheiten werden fast immer übersehen.

Aufgrund dummer psychiatrischer Vorurteile gegenüber Kindern – die Vorstellung, sie seien zu unreif, um depressiv zu werden – sind viele, wenn nicht die meisten Kinder mit schweren Gemütsstörungen als schizophren diagnostiziert worden. Die Ärzte neigen nach wie vor dazu, alle bizarren Wahnvorstellungen, Größenideen und Gedankenfluchten in den »Schizophrenie«-Topf zu werfen. Die Eltern, entsetzt darüber, was mit ihrem Kind geschieht, haben meistens das Gefühl, keinen anderen Ausweg zu haben, als die Diagnose zu akzeptieren. Das ist tragisch, weil ein Kind mit Stimmungsstörungen nicht mit Medikamenten gesund werden kann, die zur Behandlung der Schizophrenie verwendet werden. Auch sprechen Gemütsstörungen viel stärker auf Behandlungen an als die Schizophrenie. Die Kinder werden folglich in Krankenhäuser und Behandlungsprogramme abgeschoben, die sie zwangsläufig in ihrer Krankheit festhalten, weil sie nicht richtig diagnostiziert wurde.

Bei Steven, den seine Mutter zu einem New Yorker Psychiater schickte, wurde die Depression wenigstens erkannt. Aber seine Geschichte, von dem Jungen und von seiner Mutter in getrennten Interviews erzählt, illustriert die vielen Probleme, denen ein Kind in einer Gesellschaft gegenübersteht, die nicht darauf vorbereitet ist, Kindern mit psychiatrischen Störungen eine Diagnose zu stellen und eine wirksame Therapie zu bieten.

Stevens Geschichte

Stevens Depression hatte im Herbst seines Oberstufenjahres an der High-School begonnen. Er war im Vergleich zu seinem Bruder der brave Junge gewesen, derjenige, der in der Schule immer erfolgreich gewesen war, derjenige, über den es nie etwas Besorgniserregendes zu berichten gab. Aber jetzt konnte er sich nicht mehr konzentrieren und hatte seine Schularbeiten eingestellt. Eines Abends rief er seine Mutter Esther an – sie und sein Vater lebten schon seit einigen Jahren getrennt, und er hatte entschieden, bei seinem Vater in der Stadt zu leben – und erklärte: »Ich möchte, daß du jemanden anrufst und herausfindest, warum ich immerzu an den Tod denken muß. Ich habe das Gefühl, ich kann an nichts anderes denken. Ich bin zu jung, um solche Gedanken zu haben.«

Esther war Schulpsychologin. Sie war bestürzt, denn Stevens

Mitteilung traf sie aus heiterem Himmel. Er war immer glücklich und wohlangepaßt gewesen. Aber sie wußte, daß Gedanken an Tod und Sterben ernst zu nehmen sind – mit denen sich zu beschäftigen sie als Mutter überfordert war. »Steven, ich glaube, du solltest selbst mit jemandem darüber sprechen, um so herauszufinden, warum du diese Gedanken hast«, sagte sie. »Ich werde einen Therapeuten für dich finden.«

Steven war einverstanden und wurde zu einem Psychiater geschickt, einem Freund eines Freundes eines Familienangehörigen. Der Psychiater meinte, Steven sei eindeutig depressiv. Seine Gedanken an Tod und Sterben hätten auch suizidale Komponenten. Der Arzt war der Ansicht, der Junge solle sofort mit einer antidepressiven Medikation beginnen, gab jedoch zu bedenken, daß trizyklische Antidepressiva zuweilen manische Episoden auslösen. Bei einem jungen Menschen ist es unter Umständen schwer festzustellen, ob die Depression unipolar oder bipolar ist: ist sie bipolar, können Trizyklika Manie auslösen. Auch andere Stoffe können manische Episoden auslösen – Kokain, Amphetamine und Halluzinogene zum Beispiel. Wenn Straßendrogen diesen Effekt hervorrufen, dann gewöhnlich deshalb, weil der biochemische Stimulus eine zugrundeliegende bipolare Störung auslöst.

Steven hatte vor seiner psychiatrischen Konsultation noch nie etwas von Manie gehört, aber er war ein ernsthafter junger Mann, und er hatte aufmerksam zugehört. Der Arzt hatte ihm gesagt, er solle sofort anrufen, wenn er das Gefühl habe, »abzuheben«. Dabei werde er sich nicht nur gut fühlen, hatte der Arzt gesagt. »Du wirst eine nervöse Energie verspüren, zunehmend hastiges Denken, das Gefühl, außer Kontrolle zu sein. Bei Manie kann man sich zuerst ganz gut fühlen, aber sie wird bald sehr ungemütlich.«

Das Antidepressivum schien nicht besonders zu helfen, aber Steven nahm es einige Monate lang. Und dann erhielt Esther eines Abends wieder einen Anruf. Stevens Vater war auf Geschäftsreise, und Steven fühlte sich sehr ängstlich. »Ich glaube, ich werde manisch«, meinte er. »Ich laufe hin und her, und ich kann nicht stillsitzen.«

Esther sagte ihm, er solle sich zur Wohnung ihrer Mutter am anderen Ende der Stadt begeben und sich nicht von der Stelle rühren, bis sie da sei. Dann fuhr sie mit dem Auto zwei Stunden bis in die Stadt. Steven schlief, als sie ankam, doch am nächsten Morgen sollte ein Familiendrama anheben, ein Drama mit einem Machtkampf zwischen den geschiedenen Eltern – dem sehr wohl medizinische Fahrlässigkeit zugrunde gelegen haben mag, wenn auch deswegen kein Gerichtsverfahren angestrengt wurde – und mit Stimmungsausbrüchen von erschreckenden Ausmaßen. Steven, der gute Sohn, der gute Schüler, gescheit, wißbegierig, aufmerksam und fürsorglich, würde bald – innerhalb weniger Tage – seine Welt auf dem Kopf stehen sehen.

Stevens Eindruck von dem, was mit ihm vor sich ging, war richtig gewesen. Er *war* dabei, manisch zu werden. Ihm wurde sofort Lithium verordnet, um zu verhindern, daß die Manie eskalierte. Das Medikament wirkte, und innerhalb einer Woche fühlte sich Steven wieder besser. Ihm wurde jedoch geraten, die Medikation noch beizubehalten.

Steven behagte die Einnahme des Medikaments nie sonderlich. Ihm gefiel die Vorstellung nicht, daß er Medikamente nehmen müsse, um sich wohlzufühlen, und er war ohnehin nicht überzeugt, daß er es wirklich müsse. Schließlich hatte er nur ein wenig unter Schlaflosigkeit gelitten, unter ein paar rasenden Gedanken. Er war nie richtig manisch geworden.

Aber seine Stimmung war unter dem Einfluß des Lithiums tatsächlich ausgeglichener geworden. Er wurde nicht länger von Depressionen gepeinigt, seine Verfassung schwankte nicht auf und ab, und er fühlte sich nicht außer Kontrolle. Unter der Anleitung seines Psychiaters und auf Drängen seiner Eltern erklärte sich Steven einverstanden, das Medikament weiter zu nehmen. Im Sommer war er mehr oder weniger stabil, wenngleich die Stimmungsschwankungen im Winter und Frühjahr ihren Tribut gefordert hatten.

Jugendlichen fällt es besonders schwer, sich mit dem Stigma irgendwelcher medizinischer Probleme abzufinden, und das gilt für psychiatrische Störungen in noch stärkerem Maß. Steven hatte keine Psychotherapie durchlaufen, die ihm geholfen hätte, mit seiner Krankheit zurechtzukommen, und so fühlte er sich niedergedrückt. In jenem Herbst jedoch ging er aufs College und erhoffte sich alles Gute. Er schloß sich den Jungen dort an und begann sein erstes Fernsein von Zuhause zu genießen. Seine wöchentlichen Besuche bei dem Psychiater, den der Gesundheitsdienst der Hochschule ihm zugewiesen hatte, erschienen ihm jedoch merkwürdig. Er fand keine Beziehung zu dem Psychiater und wußte nicht, worüber er sprechen sollte. Bald hatten sich seine wöchentlichen Sitzungen auf Untersuchungen von Minuten Dauer und auf einen gelegentlichen Test des Blutdrucks reduziert.

Da er seine Tabletten vor den Mahlzeiten und vor dem Schlafengehen einnehmen mußte, bereitete ihm das Ganze ein unheimliches Gefühl, als wäre er anders als die anderen. Er hatte seine Erfahrungen einigen Freunden gegenüber erwähnt, und wenn sie sich darüber auch nicht besonders aufregten, schienen sie es ebensowenig zu *verstehen*. Wie konnte er das auch von ihnen erwarten? Er verstand es ja selbst nicht. Steven hatte auch Probleme mit dem obligaten Trinken am Freitagabend, denn nach einigen Bieren begann er zu lallen und benahm sich, als hätte er keine Kontrolle über sich. Steven glaubte langsam, sein Hauptproblem sei Lithium. Im November suchte er den Gesundheitsdienst auf und teilte dem Arzt mit, er wolle mit dem Medikament aufhören.

Der Psychiater, dem die Idee mit dem Lithium von Anfang an nicht gefallen hatte – der Junge hatte nie eine richtige manische Episode gehabt, warum also hatte man ihm dieses Medikament überhaupt verordnet? –, war einverstanden. Steven könne mit dem Lithium aufhören, solange er sich alle paar Wochen melde, damit er, der Psychiater, sehen könne, wie es ihm gehe.

Steven meldete sich nicht. Er stürzte sich in das College-Leben und hoffte, die ganze Depressionsgeschichte hinter sich zu haben. Das schien auch der Fall zu sein. Eines Tages im März begann er sich überdreht zu fühlen. Die Erregtheit wuchs, bis er nicht mehr richtig schlafen konnte. An diesem Punkt suchte Steven den Psychiater wieder auf und sagte: »Ich fühle mich wirklich seltsam. Ich glaube, ich sollte wieder mit dem Lithium anfangen.« Der Psychiater meinte: »Warum warten wir nicht noch ein paar Tage? Kommen Sie am Montag wieder, dann untersuche ich Sie noch einmal.«

Steven studierte in Kanada, wo die Psychiater psychotropen Medikamenten gegenüber zurückhaltender sind als in den Vereinigten Staaten. Als Steven einige Tage später wieder auftauchte, war er ganz zufrieden mit sich. »Alles ist anders geworden«, erklärte er. »Ich brauche das Lithium jetzt nicht mehr. Ich fühle mich großartig, einfach großartig.«

»Großartig«, meinte der Psychiater. Und Steven war schon auf und davon – und flog nur so. Innerhalb weniger Tage war er völlig außer Kontrolle geraten, lief barfuß umher, brachte Bier mit in Prüfungen und stolzierte singend durch die Straßen von Montreal. »Ich fühlte mich großartig«, meinte er in Erinnerung an die ersten Tage seiner Hochstimmung. »Ich fühlte mich wie ein Gott.« Ein Gott, kaum 18 Jahre alt, einem Psychiater ausgeliefert, der nicht wußte, wie eine bipolare Depression zu behandeln ist.

Schließlich nahm einer der Erwachsenen in Stevens Studentenwohnheim die Sache in die Hand und brachte ihn ins Krankenhaus. Als sie am nächsten Tag eintraf, berichtete Esther, »erkannte [ich] ihn kaum wieder. Das war nicht mein Sohn. Steven schrie laut, er war feindselig und äußerst gewalttätig. Sie mußten ihn in eine Zwangsjacke stecken. Es war entsetzlich. Was war mit ihm geschehen? Heute noch, wenn ich daran denke . . .«

Steven befand sich nach den Worten des Klinikpsychiaters mitten in einer vollausgebildeten manischen Episode – in einer Psychose. »Die Krankenschwestern meinten: ›Machen Sie sich keine Sorgen‹«, erinnerte sich Esther. »›Wir erleben das nicht zum erstenmal. Ihr Sohn wird in wenigen Wochen wieder auf dem Posten sein.‹ Ich weiß nicht, was ich getan hätte, wenn sie mir das nicht gesagt hätten.«

Der leitende Stationsarzt verordnete Steven Tegretol, ein krampflösendes Mittel, das häufig als Ergänzung zu Lithium verwendet wird, um bipolare Störungen mit schnellen Zyklen zu behandeln. Innerhalb einer Woche klangen Stevens Symptome allmählich ab, aber die Prüfung hatte einen schrecklichen Tribut gefordert. »Ich denke nicht, daß ich mich schon ganz erholt habe«, sagte er uns sechs Monate nach der manischen Episode. »Ich bin wohl immer noch nicht darüber hinweg.«

Wie viele junge Menschen leiden?

Seit 1980 wird die kindliche Depression als klinisches Bild akzeptiert, obgleich noch immer Experten argumentieren, Kinder könnten unmöglich depressiv werden. Die vorliegenden Beweise widersprechen dieser Auffassung. Nach einer neueren Untersuchung zeigen acht Prozent der Kinder im Vorschulalter Anzeichen klinisch relevanter Depressionen.

Mit zunehmendem Alter steigt für Kinder das Risiko, depressiv zu werden. Eine 1982 durchgeführte Untersuchung an nahezu 3 000

Kindern von der dritten bis zur neunten Schulklasse ermittelte niederdrückende 15 Prozent mit Depressionssymptomen. Ebendiese Untersuchung befand auch, daß von fünf Kindern im Alter von 15 Jahren eines depressiv ist.

Depressionen bei Kindern sind keine vorübergehende Phase. Ein durchschnittlicher Anfall schwerer Depression dauert sieben Monate – und bei manchen Kindern viel länger. Je jünger das Kind, desto länger die Phase, so Maria Kovacs, eine der führenden amerikanischen Forscherinnen zum Thema der kindlichen Depression. Ein früher Ausbruch der Depression impliziert nach ihren Worten auch eine weniger günstige Prognose, vor allem wenn die Depression nicht erkannt und behandelt wird.[2]

Hat ein Kind einmal eine Phase schwerer Depression durchgemacht, besteht eine große Wahrscheinlichkeit, daß es eine weitere bekommen wird. 72 Prozent der Kinder, die Dr. Kovacs untersucht hat, erlitten innerhalb von fünf Jahren einen Rückfall schwerer Depression.

Wenn es auch eine schreckliche Sache ist, ein Kind mit einer akuten schweren Depression zu sehen, so ist diese doch leichter zu behandeln als die leichtere dysthyme Depression. Dysthymie, meint Dr. Kovacs, ist bei Kindern »die am stärksten chronische und die komplizierteste« Art der Depression. Die Krankheit dauert viel länger – im Durchschnitt *drei Jahre*. Aus irgendeinem Grund gehen mit dysthymen Depressionen fast immer noch andere psychiatrische Erkrankungen einher.

Kinder und Jugendliche leiden an allen Formen von Gemütsstörungen und können daran genauso erkranken wie Erwachsene. Bleibt eine Gemütserkrankung unbehandelt, verschlimmert sie sich. Der klinische Einsatz von Antidepressiva und von Lithium bei Kindern und Jugendlichen hat sich in den letzten zehn Jahren wesentlich stärker durchgesetzt, da die gravierenden Auswirkungen von Gemütsstörungen auf die kindliche Entwicklung nunmehr besser verstanden werden.

Eine Depression ist bei Jugendlichen nicht immer leicht zu diagnostizieren. Wie Fred Goodwin und Kay Jamison, Autoren eines Lehrbuchs über manische Depressionen, betonen, werden depressive Störungen häufig verkannt. Energiemangel und Lethargie können besonders bei normal aktiven Jugendlichen leicht als eine andere Krankheit angesehen werden. »Außerdem ist die Stimmung nicht immer betroffen. Das Kind kann altersspezifische Probleme damit haben, Stimmungen und andere subjektive Zustände mitzuteilen, und Ärzte neigen dazu, Depressionen und manische Depressionen als Krankheiten des Erwachsenenalters anzusehen«, schreiben die Wissenschaftler.[3]

Hypomanie ist eine Form der Depression, die bei Kindern leicht mit Hyperaktivität verwechselt werden kann. Einige Merkmale sind unverkennbar. Sie ist charakterisiert durch Stimmungsschwankungen, Gemütsstörungen in der Familiengeschichte und Hyperaktivität, die eher episodisch denn Tag für Tag auftritt. Vergleicht man Kinder mit einer bipolaren Störung und Kinder mit Aufmerksamkeitsdefiziten, so fallen bei den manischen Kindern eine stärkere allgemeine Verhaltenspathologie und Fehlanpassung auf. Eine bipolare Erkrankung bei Jugendlichen kann mit asozialen Persönlichkeitsstörungen verwechselt werden, da beide von impulsiven Verhaltensweisen wie Ladendiebstahl, Substanzenmißbrauch, Aggressivität und Konflikten mit dem Gesetz gekennzeichnet sind. Nützliche Faktoren zur Identifizierung einer bipolaren Erkrankung bei Kindern sind eine Legierung asozialen Verhaltens mit gehobener oder gereizter Stimmung, das Fehlen von Mängeln im Betragen und ein relatives Defizit an Verhaltensweisen, die durch Gleichaltrige induziert sind.

Nach Goodwin und Jamison ist Alkoholmißbrauch bei vorpubertären Kindern sehr eng mit Gemütserkrankungen verknüpft. Einer Untersuchung zufolge waren unter zehn Fällen von Alkoholmißbrauch oder -abhängigkeit bei Jugendlichen sieben bipolaren oder zyklothymen Ursprungs, und die übrigen drei hatten eng verwandte depressive Störungen.

Daß manische Phasen für Menschen, die darunter leiden, etwas qualvoll Zerrüttendes haben, trifft besonders für junge Menschen zu, die ihre Identität noch nicht voll entwickelt haben. »Zum Glück«, schrieb ein Psychiater in einer medizinischen Zeitschrift, »kann sich der Patient an vieles, was in einer manischen Phase geschieht, nicht erinnern.«

Aber ebendiese fehlende Erinnerung im Verein mit seltsamer Behandlung seitens der Ärzte und Krankenschwestern kann äußerst enervierend sein.

Medikation allein ist nicht genug

Steven verbrachte eine Woche bewegungsunfähig im Krankenhaus in Montreal. »Ich habe nie herausfinden können, warum sie mich in eine Zwangsjacke stecken mußten«, meint er. »Es war entsetzlich. Mein Körper wurde ganz steif. Ich hatte diese religiösen Erlebnisse, über die sich die Krankenschwestern lustig machten. Ich merkte genau, daß sie mich nicht ernst nahmen.«

Esther wollte, daß Steven so lange im Krankenhaus bleiben sollte, bis er sich vollständig erholt hatte, aber Edgar, Stevens Vater, ein erfolgreicher New Yorker Restaurateur, flog nach Montreal und bestand darauf, daß der Junge so schnell wie möglich nach Hause kommen sollte. »Ich werde mich darum kümmern«, erklärte er. Ihm gefiel nicht, was sich da abspielte. Die Dinge seien außer Kontrolle geraten, nachdem der Junge jenen ersten Psychiater in New York aufgesucht und diese ganze Medikamentengeschichte angefangen habe. »Aber er ist offensichtlich krank«, meinte Esther.

»Jetzt ist er krank«, sagte Edgar. »Wer weiß, wie krank er wäre, wenn er dieses Zeug nie angefaßt hätte.«

Edgar nahm Steven mit nach New York, und Esther fuhr zu ihrem Wohnort nördlich von New York. Es dauerte jedoch nicht lange, bis Steven wieder im Krankenhaus war. Die Mühe, mit allem zurechtzukommen – mit seinem Vater, der seine Krankheit nicht ernst nahm, und mit seiner Mutter, die jeden Tag mit seinem Vater am Telefon stritt –, war eine zu große Belastung. Er rutschte erneut in eine manische Phase. Obgleich sie innerhalb weniger Wochen unter Kontrolle gebracht wurde, blieb er diesmal eineinhalb Monate im Krankenhaus.

Mitgenommen von dem, was ihm widerfahren war, kehrte Steven dennoch im Herbst ans College zurück. Seine Mutter hatte geschwankt, ob er ein Semester lang zu Hause bleiben sollte, um sich zu erholen, oder ob er so schnell wie möglich wieder ins frühere Leben zurückkehren sollte. Heute ist Steven froh, daß er zurückgekehrt ist, aber damals war er keineswegs sicher, ob er es schaffen würde. Er hatte etwas Übermächtiges und Erschreckendes durchgemacht, und er war sich nicht einmal sicher, was es war.

Steven war unglücklicherweise keine Therapie angeboten worden. Ein Psychopharmakologe in New York hatte ihn instruiert, wie er das Medikament einnehmen sollte, und er hatte erklärt, er werde sich, falls notwendig, mit dem kanadischen Psychiater am Telefon beraten. Esther hatte das in die Wege geleitet. Sie war sich schmerzlich bewußt, daß das Gesundheitssystem bei ihrem Sohn versagt hatte – und im besonderen der Psychiater am College. Hätte dieser Arzt nicht eine so leichtfertige Einstellung gegenüber medikamentöser Behandlung gehabt, wäre Steven vielleicht gar nicht in eine vollentwickelte manische Phase geraten. Und doch wußte Esther, daß sie innerhalb des Systems vorgehen mußte. Was sonst konnte sie tun?

Bevor Steven die Reise zurück nach Montreal antrat, telefonierte Esther mit dem Schulpsychiater, in der Hoffnung, daß sie ihn veranlassen könnte, mehr Verantwortung zu übernehmen. »Steven *muß* dieses Medikament weiter einnehmen«, erklärte sie. »Er darf nicht damit aufhören wie im letzten Jahr.« Sie erzählte dem Arzt, was mit Steven geschehen war, und der Arzt entschuldigte sich tatsächlich. Er schwor, daß er diesmal »aufpassen« werde. Esther fühlte sich ein wenig erleichtert.

In Sorge, weil Steven am Telefon so matt klang, rief Esther einen Monat später den Psychiater an. Ob die Dosis vielleicht erhöht werden müsse, war ihre Frage. Der Arzt erklärte: »Ich habe hier das Sagen.«

Nach einigen Wochen rief Esther den Psychiater erneut an, um ihm zu sagen, sie sei nun wirklich besorgt. Steven hatte erklärt, er fühle sich noch immer matt, und geklagt, daß er nicht viele Freunde habe. Es kostete ihn offensichtlich viel Mühe, nach den Erfahrungen des Sommers dort wiederanzufangen, wo er aufgehört hatte. Esther fragte den Psychiater: »Gibt es dort nicht irgendeine Gruppe, der er sich anschließen kann, in der andere sind, die ebensolche Erfahrungen gemacht haben wie er?« Der Psychiater erwiderte: »Wenn er eine Beziehung zu mir herstellt, braucht er keine Gruppe.«

Esther wußte nicht, was sie tun sollte. Sie hatte bisher keine Erfahrungen mit einem gemütskranken Kind gemacht. Sollte der Psychiater es nicht am besten wissen?

Dieser offensichtlich nicht. Steven schaffte ein weiteres Collegejahr und konnte, da er sein Lithium einnahm, eine weitere manische Phase vermeiden. Sein Identitätsgefühl war jedoch von dem, was mit ihm geschehen war, schwer erschüttert. Er brauchte eine Therapie, aber was er vom Schulpsychiater bekam, war kaum mehr als Überwachung – ist er zu euphorisch, ist er zu matt, ist er mehr oder weniger stabil? »Können Sie ihn nicht zu einem anderen Psychiater schicken?« fragte ich Esther, als sie mir davon erzählte. »Für diesen bezahlt die College-Versicherung«, erklärte sie. »Ich bezweifle, daß sein Vater für einen externen Psychiater zahlen würde. Er hat die Tatsache, daß Steven krank ist, nicht akzeptiert.«

Esther hatte kein Geld, und Edgar benutzte seines, um eine Situation zu kontrollieren, die ihn zutiefst verstörte. Er hatte selbst Anfälle von Depressionen gehabt, und wenn er auch nie im Krankenhaus gewesen war, so hatte er doch Erfahrungen gemacht, von denen sein Sohn vermutete, daß sie manisch waren. »Ich habe gesehen, wie er schrie und mit den Armen fuchtelte«, erzählte uns Steven. »Er ist sehr reizbar und hektisch, aber er merkt es nicht. So trifft ihn mein Kranksein besonders.«

Steven hatte das Gefühl, er müsse selbst, so gut er konnte, mit allem fertig werden. Er hatte mit einer Reihe von Problemen zu kämpfen, von denen viele mit seinem Gefühl, »anders« zu sein, zu tun hatten. Zum Beispiel behagte ihm die Vorstellung nicht, seine Tabletten vor den Augen seiner Freunde einzunehmen, und er versuchte immer daran zu denken, sie vor der Essenszeit in seinem Zimmer zu sich zu nehmen. Kurz, er schämte sich.

Jugendliche empfinden im Zusammenhang mit einer psychiatrischen Störung das Gefühl der Stigmatisierung besonders stark. So meinte Steven: »Es ist schwer, mit Freunden darüber zu sprechen, und ich mag es nicht, wenn meine Mutter in meinem Beisein darüber spricht. Ich habe das Gefühl, als wäre mein Umgang mit anderen ein wenig verquer. Vermutlich habe ich im Hinterkopf, daß das, was ich durchgemacht habe, mich ausgrenzt.«

Im alltäglichen Leben dieses 19jährigen gibt es vieles, das ihn daran erinnert, daß er »draußen« ist. »Manche Dinge kann ich nicht tun, wenn ich Lithium genommen habe. Ich kann keinen Alkohol trinken, kann nicht auf Schlaf verzichten. Wenn ich eine Nacht nicht genug schlafe, kann das den manischen Zustand verschlimmern. Die ganze Sache schränkt meine Erfahrungen ein. Tatsächlich versuche ich, vielem aus dem Weg zu gehen. Trinken, zum Beispiel. Das tun wir fast jedes Wochenende. Das ist hart, denn wenn ich zuviel getrunken habe, führt das zu einer Art synergistischer Reaktion, in der ich einfach völlig verwirrt werde und mich ganz unsinnig verhalte, Worte durcheinanderbringe und so'n Zeug. Zu Silvester bin ich in New York auf eine Party gegangen, und da ist es passiert.

Ich geriet durcheinander, wußte einfach nicht, was los war, und so bin ich in ein Taxi gestiegen und nach Hause gefahren.«

Steven hat sich ein kleines Programm zurechtgelegt, mit dem er versucht, das Problem zu meistern. »Sagen wir, ein großer Abend steht bevor, wenn ich meine Prüfungen hinter mir habe oder so, und wir wollen ausgehen, und alle wollen sich eine schöne Zeit machen. Ich habe festgestellt, wenn ich das Medikament zwei Tage aussetze, kann ich ein oder zwei Zehntel meines Spiegels beibehalten, und irgendwie dämpft es die Wirkung des Alkohols. Das sollte ich eigentlich nicht tun, aber . . .«

Steven spielt mit dem Feuer, und im Grunde weiß er das auch, aber er will unbedingt mit seinen Freunden mithalten. Möglicherweise verspürt er nicht genügend Linderung von seiner Depression, so daß er zum Zweck der Selbstmedikation Alkohol trinkt. Jedenfalls sollte Steven Hilfe von einem Therapeuten erhalten und nicht versuchen, die Situation auf eigene Faust zu meistern. Tatsächlich ist er sich dessen wohl bewußt, daß er mehr auf seinen Schultern hat, als er tragen kann, aber er kann nicht um Hilfe bitten. »Es gefällt mir nicht, meinen Eltern zu sagen, daß ich einige Dinge mit einem Arzt besprechen muß«, meint er. »Mein Vater würde denken, daß etwas mit mir nicht in Ordnung ist, daß vielleicht irgend etwas nicht stimmt, wenn ich einen Psychiater aufsuche. Irgendwie faßt er das als persönliche Beleidigung auf.«

Ich warf ein, daß das vielleicht seines Vaters Problem sei. »Sicher ist das sein Problem«, erwiderte Steven, »aber ich habe kein gutes Gefühl dabei. Und meine Mutter müßte es bezahlen, und ich weiß, daß sie es sich nicht leisten kann.«

Weniger offenkundig ist für Steven, daß seine Krankheit, wenn er einen Therapeuten aufsuchte, für ihn zu etwas Realem würde, zu etwas, mit dem er sich auf bewußtere Weise auseinanderzusetzen und das er zu akzeptieren hätte. Wie die Dinge liegen, leugnet er viel von dem Druck, den seine Krankheit ihm aufbürdet, und versucht, sie in die Vergangenheit zu verlegen. »Ich möchte das Gefühl haben, unabhängig zu sein, nicht krank, geistig unabhängig«, meint er.

Bei diesem zerbrechlichen Gefühl von Unabhängigkeit sollte ihm jemand zur Seite stehen. Wenngleich an Stimmungsstörungen leidende junge Menschen mit psychotropen Medikamenten erfolgreich behandelt werden können, bedürfen sie doch in stärkerem Maß als Erwachsene einer begleitenden Psychotherapie. Bei jungen Menschen hat die Erfahrung einer psychiatrischen Störung fast zwangsläufig eine Beeinträchtigung des Selbstwertgefühls zur Folge. Außerdem können seine Beziehungen zu Familienangehörigen – zu ebenjenen Personen, auf deren Hilfe er angewiesen ist – erschüttert werden. Wie in Stevens Fall können Eltern eine psychiatrische Störung bei ihren Kindern als bedrohlich empfinden. Häufig haben die Eltern eines gemütskranken Kindes die eigenen Stimmungsstörungen nicht bewältigt, und so wird alles unter der Decke gehalten.

Frühkindliche Depression

Depressionen haben schwerwiegende und weitreichende Folgen für das Leben eines Kindes. Joaquim Puig-Antich, der erste Psychiater, der sich der Untersuchung von Depressionen bei Kindern widmete, berichtete 1985, daß sich zwar *alle* psychiatrischen Störungen auf die sozialen Beziehungen von Kindern auswirken, daß Depressionen jedoch bei weitem den größten Schaden anrichten.[4] Sie beeinträchtigen die schulischen Leistungen und den Umgang mit Freunden und der Familie. Besonders die Beziehung zur Mutter ist gefährdet und droht, distanziert zu werden. Puig-Antich zufolge dürften die Beziehungen der Kinder auch nach der Behandlung ihrer Depression mit Medikamenten beeinträchtigt bleiben. Gegenüber der Mutter könne sich die Beziehung ein wenig verbessern, aber es werde ihr an »Tiefe« fehlen, meint der Autor. Die schulischen Leistungen scheinen sich schneller zu bessern als die sozialen Beziehungen des depressiven Kindes.

Die Situation mit Gleichaltrigen ist häufig auch nicht erhebend. Depressive Kinder zeigen die Tendenz, weniger enge Freunde zu haben, und ihre Freundschaften dauern nicht so lange wie die von nicht-depressiven Kindern. Puig-Antich meint, depressive Kinder seien nicht nur schüchterner als andere, sie würden vermutlich auch eher gehänselt. Das beeinflußt natürlich das Selbstwertgefühl, und so wird die Depression verstärkt.

Wie beim Erwachsenen beeinträchtigt die Gemütsstörung auch beim Kind die kognitiven Fähigkeiten. In der Schule können depressive Kinder einem Niveau unterhalb ihrer intellektuellen Fähigkeiten zugeordnet werden. Oft fällt es ihnen schwer, sich zu konzentrieren, was zu einem Mangel an Interesse und Motivation führt.

Sie werden leicht abgelenkt und ermüden leicht, was ihre Fähigkeit zur Mitarbeit in der Schule herabsetzt. Depressive Kinder sind beim Lesen, Schreiben und Rechnen deutlich schlechter als nicht-depressive Kinder. Mangelhafte schulische Leistungen verschlechtern das Selbstwertgefühl noch mehr. Wenn die zugrunde liegende Gemütsstörung nicht behandelt wird, können akademische Probleme und ihre Auswirkungen auf das Selbstwertgefühl sich bis ins Erwachsenenalter fortsetzen.

Die kindliche Depression hat viele Merkmale mit der von Erwachsenen gemein, aber einige bei Erwachsenen zu beobachtenden Symptome mögen bei Kindern nicht in Erscheinung treten. Bei der Evaluation kindlicher Depressionen ist es wichtig, sich klarzumachen, daß sich mit der jeweiligen Phase kindlicher Entwicklung die Symptome ändern.

Bei Kindern lassen sich Depressionssymptome als mehr oder weniger »normales« Verhalten ansehen – was oft auch geschieht. Die Weigerung, zur Schule zu gehen, zum Beispiel, kann ein Symptom kindlicher Depression sein, und Eltern und Lehrer erkennen dies häufig nicht. Schlechte akademische Leistungen sind ebenfalls ein Hinweis, wenngleich Kinder in der Schule ausgezeichnet und dennoch im klinischen Sinn depressiv sein können.

Eltern sind meistens nicht imstande, Gemütsstörungen bei ihren Kindern zu erkennen. Bei den meisten Kindern, die in Behandlung kommen, werden die Probleme in der Schule bemerkt. Eine von uns interviewte Frau erklärte, sie sei als Kind so »feindselig« gewesen, daß der private Kindergarten, für den sie vorgemerkt war, sie nicht aufnehmen wollte.

Bei gemütskranken Kindern zeigten sich verstärkt, so Familientherapeutin Karen Gainer in einem Interview, »Konzentrationsschwierigkeiten, schlechte schulische Leistungen oder ein Mangel an Aufmerksamkeit, den die Lehrer für ›Hyperaktivität‹ halten. Oder die Kinder haben irgendeine Art von Verhaltensauffälligkeit oder -störung. Oder sie sind anfällig für Unfälle.« Wird also ein depressives Kind zur Untersuchung gebracht, dann meistens, weil es überreagiert. Sein Verhalten ist für irgend jemanden ein Ärgernis.

Kinder, deren Verhalten *kein* Ärgernis ist, bleiben häufig unbehandelt – bis sie in ernsthaften Schwierigkeiten stecken. Wenn jedoch nach ihrer Entwicklung gefragt wird, »so bekommt man von den Eltern zu hören: ›Du meine Güte, ja. Er oder sie war schon immer so. Er war schon *immer* sehr launisch, er macht *immer* viel Wirbel um jede Kleinigkeit und kann sich nur schwer wieder beruhigen.‹ Oder man bekommt zu hören: ›Sie hatte schon *immer* diese Phasen, in denen sie ganz flatterig und albern ist und ohne besonderen Grund lacht. In der einen Minute ist sie so, in der nächsten kommt es zu Wutanfällen und Gereiztheiten.‹ Kliniker nennen das ›agitierte Depression‹. Sie zeigt sich in der Tat bei Kindern deutlicher als bei Erwachsenen.«

Wenn freilich Eltern Wutanfälle und Gereiztheiten erleben, denken sie kaum: agitierte Depression. Sie denken vielmehr: Was kann ich tun, um dieses Kind loszuwerden?

Anzeichen und Symptome

Das stille, »gute« Kind leidet vielleicht innerlich. Besonders Mädchen scheinen stille Dulderinnen zu sein. Die Psychologin Anita Gurian betont, daß »Eltern und Lehrer das fügsame oder in sich gekehrte Mädchen gesellschaftlich angemessener finden als den fügsamen oder in sich gekehrten Jungen«.[5] Aus diesem Grund suchen Eltern eher Hilfe für einen in sich gekehrten Sohn als für eine ruhige, gefügige Tochter.

Das Alter spielt eine wichtige Rolle dabei, wie ein Kind erkennen läßt, daß es depressiv ist. Dr. Gurian, erfahrene Psychologin und Expertin für kindliche Entwicklung am *Jewish Medical Center* von Long Island, erläutert: »Es kann sein, daß der Säugling körperlich nicht wächst, daß das Kleinkind ständig Wutanfälle hat, daß das Grundschulkind übermäßig aggressiv oder in sich gekehrt ist, daß der Heranwachsende nicht gehorcht.«[6] Leider pflegt man sich bei der Diagnose von Kindern auf Symptome zu konzentrieren, die für Depressionen bei *Erwachsenen* typisch sind – nämlich Erschöpfung, Suizidgedanken, geringes Selbstwertgefühl oder sozialer Rückzug. Das sei ein Fehler, so Dr. Gurian, weil depressive Kinder möglicherweise diese Symptome nicht haben oder andere haben, die sich lebhafter darstellen.

Ein Baby von neun Monaten kann zum Beispiel nicht gedeihen. Vielleicht hat seine sehr junge Mutter häufig Tränenausbrüche und Suizidgedanken. Das Baby ist nicht reaktionsfreudig, scheint mehr zu schlafen als üblich, »sieht in sich gekehrt und entrückt aus«, bemerkt Gurian, und es wächst zu langsam. Einem Kinderarzt sollte angesichts dieses Syndroms »Depression« einfallen.

Die siebenjährige »Celia« kann sich nicht aufraffen, morgens zur Schule zu gehen. Sie hat Angst, gehänselt zu werden und ihre Schularbeiten nicht machen zu können. (Als Celia zwei Jahre alt war, wurde ihre Mutter depressiv und wurde hospitalisiert.)

Eine Zehnjährige hängt in der Schule ihren Tagträumen nach, vollendet nie ihre Hausaufgaben und konsumiert Fernsehen und Kekse im Übermaß. Oft liegt sie am späten Nachmittag noch im Bett, steht zum Abendessen auf und geht dann wieder ins Bett.

Eine Elfjährige ist sehr gut in der Schule, klagt sich aber fortwährend dafür an, wie sie etwas tut. Jeden Abend brütet sie über ihren Hausaufgaben, und vor einer Prüfung liegt sie die halbe Nacht wach und macht sich Sorgen.

Im allgemeinen, so Dr. Gurian, sind die Depressionssymptome bei sehr kleinen Kindern diffuser. Schuldgefühle scheinen erst später in der Adoleszenz einzusetzen. Manche Therapeuten meinen, Hoffnungslosigkeit zeige sich erst in der Adoleszenz, obwohl dies der Tatsache des kindlichen Suizids zu widersprechen scheint.

Richtig ist, daß kleinere Kinder Gefühle von Traurigkeit häufig nicht offen äußern, aber sie erscheinen traurig und gelangweilt, verlieren das Interesse an Beschäftigungen, die sie zuvor mochten, und können ihr Aufmerksamkeit heischendes Verhalten verstärken, um ihre Nöte mitzuteilen und/oder um sich aus ihrer Niedergeschlagenheit zu befreien. Wenn ein kleiner Junge oder ein kleines Mädchen, außerstande stillzusitzen, im Haus herumtobt, die Unterhaltung der Erwachsenen stört, den Hund am Schwanz zieht und sich überhaupt wie eine Nervensäge benimmt, wird man vielleicht in diesem Haus auch eine gemütskranke Mutter oder einen gemütskranken Vater – oder beides – antreffen.

Direkt befragt, können Kinder, so Dr. Gurian, Worte wie »kaputt«, »schlecht« oder »schwer« benutzen, um ihre Gefühle zu beschreiben. Während viele depressive Kinder das Wort »traurig« nicht benutzen würden, um ihre Gefühle zu beschreiben, ist ein Junge namens Peter durchaus dazu in der Lage. »Dieses Kind sagt: ›Ja, ich bin traurig. Ich bin fast immer traurig.‹«, erklärt Karen Gainer. »Das einzige, was ihm half, sich besser zu fühlen, war Radfahren.«

Im Alter von vier Jahren war Peter Augenzeuge, wie seine

Mutter seinen Vater tötete. Heute, zwei Jahre nach diesem Trauma, ist er immer noch depressiv. Wer ihm jedoch begegnet, käme als letztes auf den Gedanken: »Dieses Kind ist depressiv.« Tatsächlich sieht Peter alles andere als depressiv aus, meint Gainer. »Wenn man mit dem Jungen in einem Zimmer ist, rennt er dauernd herum. Er erscheint überaktiv. Aber wer sich ein umfassenderes Bild macht, kann erkennen, daß er tatsächlich eine agitierte Depression hat.«

Das bipolare Kind

Der Grund ist noch nicht klar, aber die bipolare Störung ist bei Kindern auf dem Vormarsch. Die Ärzte nehmen das nur nicht zur Kenntnis. Laut einer Untersuchung von 1985 wurden von 44 Kindern mit »bipolaren Eltern« und deutlichen eigenen Depressionssymptomen *in keinem Fall affektive Störungen diagnostiziert, obgleich alle Kinder bereits bei einer Vielzahl von Fachleuten für seelische Gesundheit gewesen waren.* Die von Hagop Akiskal, einer weltberühmten Autorität auf dem Gebiet der Gemütserkrankungen,[7] durchgeführte Untersuchung kam zu dem Ergebnis, daß die Kinder statt dessen die Diagnose Schizophrenie, Anpassungsreaktion oder Verhaltensstörung erhalten hatten. Die Hauptgründe für ihre Überweisung an Akiskal waren auffälliges Verhalten, Drogenprobleme, Suizidgedanken oder -versuche und Scheitern in der Schule – alles charakteristisch für Stimmungsstörungen. Akiskal stellte bei seiner Untersuchung eine hohe Inzidenz an akuten Depressionsphasen, Dysthymie und Zyklothomie (eine leichtere Version der bipolaren Störung) fest. Die Kinder wurden drei Jahre lang beobachtet. *Keines von ihnen hatte oder entwickelte eine Schizophrenie.* 39 Prozent der Kinder, die früher bereits leichtere Gemütsschwankungen und Drogenmißbrauch verschiedenster Art gezeigt hatten, litten später unter vollausgebildeten bipolaren Störungen.

Wie sieht eine bipolare Störung bei Kindern aus? Kleinere Kinder zeigen im allgemeinen ausgeprägte zyklische Symptome. Nach der Beschreibung von Robert DeLong: »Entscheidend für das klinische Bild einer bipolaren Erkrankung bei Jugendlichen sind *Intensität* und *Zyklizität* der Symptome.« Alle Emotionen sind abnorm intensiv, aber »Reizbarkeit, Zorn und Wut sind bei diesen Kindern besonders auffällig. Je intensiver, haßerfüllter, giftiger und langwieriger die Symptome, desto größer ist die Wahrscheinlichkeit, daß das Kind auf Lithium anspricht.«[8] Das heißt natürlich, daß das bipolare Kind behandelt werden kann.

Albernes, flatteriges, übermäßig erregtes und redseliges Verhalten im Verein mit maßlosen und grandiosen Gedanken ist ebenfalls charakteristisch für bipolare Kinder. Solche Kinder können die von Introvertiertheit und Verhaltenshemmung gekennzeichnete Form der Depression zeigen oder sie können sie auch durch extreme Agitation, die manchmal in Wut übergeht, zum Ausdruck bringen.

Auf der Jahrestagung der *American Psychiatric Association* von 1990 meinte Dr. DeLong, viele Verhaltensweisen, die man früher für »gegensätzlich« gehalten hatte, könnten tatsächlich Formen bipolarer Störung sein. Der erste Anhaltspunkt, nach dem er bei Kindern Ausschau hält, sind manische Depressionen bei Familienangehörigen (besonders, wenn bekannt ist, daß diese Familienangehörigen auf Lithium ansprechen). Sein besonderes Augenmerk gilt nicht-diagnostizierten Zuständen bei Familienangehörigen, die manisch-depressiv sein könnten – bestimmten Formen von Soziopathie zum Beispiel: Substanzenmißbrauch, Suizid, ausgeprägte zyklische und Post-partum-Depression.

Wie DeLong und sein Forschungsteam an der *University of North Carolina* feststellten, ist Einkoten bei Kindern in starkem Maß mit bipolaren Störungen assoziiert. Geht Einkoten mit Verhaltensproblemen, wie ungewöhnlichem Trotz, oder mit offenkundig zyklischen Stimmungen einher, sollten die Diagnose einer bipolaren Störung und eine Lithiumtherapie ausdrücklich in Betracht gezogen werden, meint DeLong. Fünfzig Prozent der Kinder, die mit hartnäckiger Einkotung zu ihm gebracht wurden, haben auf eine Lithiumbehandlung angesprochen.

Auch das *kognitive Profil* des Kindes ist für die Diagnose einer bipolaren Störung wichtig. Es ist ebenfalls von großer Intensität gekennzeichnet. Bipolare Kinder haben ausgeprägte Interessen und können sich stundenlang auf etwas, das sie mögen, konzentrieren. Bipolare Kinder sind willensstark und selbstbestimmt. »Sie können ziemlich ablenkbar, ja abweisend sein, wenn sie mit etwas konfrontiert werden, das sie nicht interessiert«, erklärt DeLong. Diese Kinder fühlen sich zu visuell-motorischen Aufgaben hingezogen und zeichnen gern, was sie »eifrig und gut machen, mit großer Aufmerksamkeit für Einzelheiten, mit Phantasie und völliger Hingabe«.

Andere Beschäftigungen, häufig intellektueller Art, können ebenso absorbierend sein. Für bipolare Kinder ist charakteristisch, daß sie große psychische Energie besitzen, phantasievoll und lebhaft im Denken sind und daß sie als kleinere Kinder über ein aktives und reiches Phantasieleben verfügen. Computerspiele können sie stundenlang fesseln, auch intellektuelle »Phantasie«-Spiele.

Bei jüngeren Adoleszenten hat die bipolare Störung häufig einen schnellen Zyklus, und sie kann mit Reizbarkeit und Wut vermischt sein. Diese »gemischten Zustände« können spontan auftreten oder durch Drogen oder Alkohol plötzlich herbeigeführt werden. Bei vorpubertären Kindern besteht zwischen Alkoholmißbrauch und Gemütserkrankungen ein enger Zusammenhang, meinen Frederick K. Goodwin und Kay Redfield Jamison, die Autoren eines Standardlehrbuchs zur bipolaren Erkrankung.[9] Nach einer Untersuchung war in sieben von zehn Fällen vorpubertärer Alkoholmißbrauch bipolarer oder zyklothymer Natur; die übrigen drei hatten andere depressive Störungen.

Bei Jugendlichen sind bipolare Störungen häufig mit asozialen Persönlichkeitsstörungen vermischt. »Die beiden Störungen sind von sich teilweise überlappenden Verhaltensweisen wie Impulsivität, Ladendiebstahl, Substanzenmißbrauch, Konflikten mit dem Gesetz und Aggressivität geprägt.« Treten diese Verhaltensweisen in Zeiten gereizter oder euphorischer Stimmung auf *und* gibt es in der Familie affektive Erkrankungen, dann ist eine bipolare Störung die wahrscheinliche Ursache.

Der größte Irrtum bei der Diagnose manischer Depressionen von Jugendlichen liegt in der Neigung von Klinikern, die Störungen als Schizophrenie zu mißdeuten. Nach einer jüngeren Untersuchung schwergestörter Kinder war fast die Hälfte der als bipolar erkannten zuerst als schizophren diagnostiziert worden.

Selbst Psychiater können aus der Fassung geraten, wenn sie bei Kindern Größenwahn, Denkstörungen und wahnhafte Vorstellungen antreffen. Eltern sollten jedoch wissen, daß es solide, standardisierte Kriterien zur Unterscheidung von Schizophrenie und bipolarer Erkrankung bei Kindern gibt.[10] Die Neigung von Klinikern zur Fehldiagnose ist so verbreitet, daß ich mich, würde man mir erklären, mein Kind sei schizophren, sofort um eine zweite und womöglich auch um eine dritte Meinung bemühen würde – vom erfahrensten und versiertesten Psychiater, den ich mir leisten könnte. Eine Konsultation ist schließlich eine einmalige Ausgabe – und sie kann den gesamten Verlauf der Angelegenheit verändern.

Wenn ich im Verlauf der Arbeit an diesem Buch etwas gelernt habe, so dies, daß unter den Klinikern eine weitverbreitete Unkenntnis hinsichtlich der Gemütsstörungen herrscht – und die Ignoranz ist im Falle von Kindern besonders ausgeprägt. Das Studium der Gemütserkrankungen bei Kindern ist so neu, daß viele Einsichten noch nicht zur Medizin-Profession als ganzer durchgedrungen sind.

Eine psychiatrische Diagnose sollte niemals als ein einmaliger, einziger Vorgang betrachtet werden. Geht es einem Kind nach einigen Monaten nicht besser, sollte um eine zweite Konsultation nachgesucht und die Möglichkeit einer neuerlichen Diagnose in Betracht gezogen werden.

Stiller Dulder

Untersuchungen haben ergeben, daß Eltern die Symptome eines Kindes, selbst wenn sie gravierend sind, oft nicht erkennen. Ein Kind kann sich mit dem Gedanken an Suizid tragen, ohne daß seine Eltern die leiseste Ahnung hätten, daß etwas nicht stimmt. Tatsächlich ist das der wahrscheinlichste Fall. In einer 1989 durchgeführten Untersuchung an 14 suizidgefährdeten Kindern empfand Dr. Javad H. Kishani die Tatsache als äußerst alarmierend, daß nur in zwei Fällen die Eltern von den Suizidneigungen ihrer Kinder Kenntnis hatten.[11]

Bei dem zwölfjährigen Robert wurde eine schwere Depression diagnostiziert, nachdem er versucht hatte, sich umzubringen, indem er den Inhalt einer Flasche Aspirin schluckte. Robert, ein stilles, wohlerzogenes Kind, hatte ein Jahr früher als üblich mit der High-School begonnen. Er verbrachte mehrere Stunden am Abend mit Lernen. Obgleich er ausgezeichnete Noten erhielt, hatte er immer Angst durchzufallen. In der Nacht vor einer Prüfung konnte Robert nicht schlafen. Dann lag er wach, voller Angst, ob er die Prüfung bestehen würde. Die Stunden vergingen, und seine Überzeugung wuchs, daß der Test eine Frage enthalten werde, die er nicht beantworten konnte.

Aber Robert behielt seine Ängste für sich, und seine Schwierigkeiten fielen anderen nicht auf. Seine Lehrer sahen in ihm eine Art Hochleistungsschüler. Daß er zu den Stillen gehörte und an Schulaktivitäten nicht teilnahm, schien für ein ernstes Kind nicht so ungewöhnlich.

Den Eltern waren Roberts Schulängste auch nicht ganz klar. Als Robert noch ganz klein war, erklärte sein Vater ihm schon, wie wichtig es sei, in der Schule voranzukommen und ein gutes College zu besuchen. Diese Chance habe *er* nicht gehabt. Obwohl ziemlich klug, hatte sein Vater es auf der High-School nie vermocht, »sich am Riemen zu reißen«, und seine Noten waren mittelmäßig gewesen. Er war auf ein örtliches Junior-College gegangen, hatte sich dort gelangweilt, war nach dem ersten Jahr abgegangen und hatte in einem Supermarkt Arbeit gefunden.

Obgleich er im Lauf der Jahre aufgestiegen und nun Geschäftsführer war, hatte Roberts Vater das Gefühl, er habe aufgrund seines frühen Scheiterns eine Menge im Leben versäumt. Er war erleichtert, daß sein Sohn nicht den gleichen Weg einschlug. »Sicher, manchmal dachte ich, Robert lerne ein bißchen zuviel«, meinte er. »Aber das erschien mir besser, als wenn er sich nicht gehörig anstrengte.«

Robert zog es vor, seine freie Zeit allein zu verbringen, und er hatte wenige Freunde, was die Mutter seinem »Ernst« zuschrieb. »Robert ist sehr klug«, sagte sie. »Ich dachte, andere Kinder interessierten ihn einfach nicht, weil sie nicht so gut sind wie er. Und Robert war immer einer von den Stillen. Selbst als er sechs oder sieben Jahre alt war, konnte man ihn kaum in ein richtiges Gespräch verwickeln. Man mußte ihm schon eine direkte Frage stellen, damit er den Mund aufmachte. Manchmal hatte man den Eindruck, er sei mehr an seinen eigenen Gedanken interessiert als an denen anderer.«

Für sich betrachtet, konnten Roberts Symptome – schwaches Selbstwertgefühl, Angst und sozialer Rückzug – als mehr oder weniger normal gelten. Betrachtet man die Symptome jedoch als ganzes, wird das Bild klarer. Roberts Mutter, um ihren Sohn besorgt, rationalisierte sein Verhalten, als sie dachte, er sei »zu klug, um sich für andere Kinder zu interessieren«. Alle Kinder interessieren sich für andere Kinder, es sei denn, es gibt Probleme. Es ist nicht normal, wenn ein Kind sich wegen seiner Schularbeiten ängstigt, wenn es sich isoliert und Unterhaltungen scheut, gleich, wie gescheit es sein mag. Und Kinder sollten ihre Schularbeiten ohne allzu große Sorgen machen können.

Leider hatte, wie so häufig bei depressiven Kindern, niemand einen Verdacht, was Roberts Krankheit anging, und niemand schritt ein, um zu helfen. Roberts depressive Stimmung wurde nicht erkannt, bis er seinen Verzweiflungsschritt unternahm und Aspirin schluckte.

Kliniker pflegten sich in erster Linie auf die Berichte von Eltern zu verlassen, wenn sie bei Kindern und Jugendlichen Depressionen diagnostizierten. Es wurde angenommen, Eltern wüßten alles über ihre Kinder, die selbst unzuverlässige Zeugen seien, weil sie ihre Gefühle nicht so gut artikulieren könnten wie Erwachsene. Neuerdings weiß man, daß Kinder sehr zuverlässig über ihre Symptomatologie informieren, sofern geeignete Interviewtechniken verwendet werden. Auch müssen ihre Entwicklungsphasen berücksichtigt werden. Bei der Suche nach Stimmungsstörungen sollten altersrelevante Fragen gestellt werden. Auch sollte sich der Kliniker bei der Evaluierung sehr kleiner Kinder auf nonverbale Mitteilungen stützen, zum Beispiel auf einen traurigen oder apathischen Ausdruck und eine gebückte Körperhaltung wie auch auf die Sprechgeschwindigkeit. So kann er den zugrundeliegenden Zustand herausarbeiten.

Für ein depressives Kind kann es schwierig sein, sich über die Art seiner Gefühle zu äußern. Häufig wird es nicht sagen: »Ich bin traurig«, aber das heißt Puig-Antich zufolge noch lange nicht, daß es nicht depressiv ist.[12] Ein Kind wird sich vielleicht eher mit Formulierungen identifizieren wie: »Ich fühle mich düster, niedergeschlagen, sehr unglücklich, leer, zum Heulen« oder »Ich habe innerlich ein schlechtes Gefühl, das fast immer da ist«.

Karen Gainer erklärt, daß Kinder, wenn man sie direkt fragt, wie sie sich innerlich fühlen – Hast du ein trauriges Gefühl? Oder hast du ein schlechtes Gefühl? –, »mit ›Ja‹ antworten. Das können sie sagen. Und wenn man sie fragt: ›Geht es irgendwann vorbei?‹ können sie antworten: ›Nein, es geht nie vorbei. Es ist immer da. Ich bin traurig, ich fühl mich immer schlecht.‹ Oder sie können erklären: ›Ja, es ist immer da, außer wenn ich Fahrrad fahre‹ oder ›Ich fühle mich besser, wenn ich Fahrrad fahre‹. Für die Kleinen zeichnet man einfach ein glückliches und ein trauriges Gesicht und fragt: ›Welches Bild ist so, wie du dich fühlst?‹ Und sie werden es dir zeigen.«

Jugendliche können sich zwar besser ausdrücken, aber auch ihnen sollte man alternative Bezeichnungen anbieten, damit sie beschreiben können, wie sie sich fühlen.

Außer der depressiven Stimmung gehören zur schweren Depression mindestens vier der folgenden acht Symptome:

1. Appetitstörungen;
2. Schlafstörungen;
3. Mangel an Energie, leichte Ermüdbarkeit oder Überdruß;
4. psychomotorische Agitation oder Retardierung (Auf- und Abgehen ist ein Beispiel für Agitation, verlangsamtes Sprechen für Retardierung);
5. übermäßge oder unangemessene Schuldgefühle;
6. Mangel an Interesse oder Vergnügen an gewohnten Aktivitäten;
7. Konzentrations- oder Denkschwierigkeiten;
8. Gedanken an Tod oder Suizid.

Bei Kindern, die älter sind als sechs Jahre, können Kliniker strukturierte oder halbstrukturierte Interviews zur Bestimmung von Depressionen einsetzen. Eine Anzahl guter Interviews dieser Art ist entwickelt worden.[13]

Reden über Suizid

»Entscheidend beim Anhören von Kindern ist, sie wissen zu lassen, daß man ihre Worte sehr, sehr ernst nimmt«, erklärt Karen Gainer, »daß man es ernst nimmt, wenn sie über Suizid sprechen.«

Manchmal machen Eltern sich und anderen vor, ihre Kinder seien gesünder und stabiler, als sie tatsächlich sind. In einem solchen Fall erklärt Karen ihnen: »›Sehen Sie, darüber mache ich mir Sorgen. Genau das äußert auch Ihr Kind, und deswegen habe ich das Gefühl, daß wir eingreifen müssen.‹ Und wenn ich irgendeinen Zweifel habe, daß das Kind in Sicherheit und gesund ist, und wenn die Eltern nicht mit entsprechender Vorsorge und Schutz aufwarten können, stelle ich klar, daß mir bei dem Gedanken, sie jetzt gehen zu lassen, sehr unbehaglich ist. Die Eltern müssen das einfach begreifen. Er oder sie muß sagen: ›Gut, ich werde die Messer verstecken.‹ Ein Mädchen saß in meinem Büro und erklärte: ›Ich denke daran, mich zu erstechen, und ich bin zur Küchenschublade und habe mehrere Messer herausgenommen‹, und das Mädchen stand tatsächlich in der Küche, mit einem Messer in der Hand, das es sich gegen den Magen drückte, und es konnte sich nicht erinnern, wie es dahin gekommen war – ein solches Mädchen hat keine Kontrolle mehr über sich ... In einem solchen Fall will ich wissen, was die Mutter vorhat, selbst für die nächsten 24 Stunden, bis wir ein zweites Gutachten haben. Und wenn die Mutter Zweifel hat, wenn ich selbst bei mir irgendwelche Zweifel habe, daß diese Mutter die Messer nicht weglegen und das Kind nicht sorgfältig überwachen wird, dann bringe ich das Kind auf der Stelle zur Untersuchung in die Notaufnahme. Aufgrund der Leugnung von Eltern mußte ich tatsächlich schon mehrmals klären lassen, ob es angeht, ein Kind in der Obhut seiner Eltern zu lassen.«

Depressive Eltern, depressive Kinder

Depressionen treten in Familien auf, von einer Generation an die nächste weitergegeben. »Es liegt in den Genen«, meint Mark S. Gold, Leiter der Depressionsforschung am *Fair Oaks Hospital* in New Jersey. Wenn auch der definitive Nachweis für eine genetische Prädisposition von Stimmungsstörungen noch aussteht, so sind die vorliegenden Befunde doch äußerst eindrucksvoll, und es werden immer mehr. Inzwischen ist das von Epidemiologen entworfene Familienbild so überzeugend, daß nur noch »wenige Leute bezweifeln, daß bei affektiven Störungen eine starke genetische Komponente im Spiel ist«, erklärt Dr. Gold. Kinder, die das betroffene Gen (oder Gene) empfangen, sind anfällig, prädisponiert für Stimmungsschwankungen, wenn sie unter Streß stehen – dem gleichen Streß, der bei *nicht* prädisponierten Menschen *keine* Stimmungsschwankungen hervorruft.

Untersuchungen an eineiigen Zwillingen haben mit das überzeugendste Beweismaterial geliefert. Hat ein eineiiger Zwilling eine Gemütsstörung, dürfte der andere, weil er genau die gleiche genetische Struktur hat, gleichfalls eine solche Störung entwickeln. Das trifft für 40 bis 70 Prozent der Fälle zu, entsprechend den Kriterien, die zur Definition der Depression herangezogen werden. Wie auch bei der Erforschung der Schizophrenie stellt sich die Frage, ob der eine Zwilling nur deshalb depressiv wird, weil er den anderen »kopiert«. Doch weitere Untersuchungen ergaben, daß getrennt aufwachsende Zwillinge den gleichen Grad an »Konkordanz« aufweisen wie zusammen aufwachsende.

Diese Art von Wissenschaft macht auf zwei Gebieten Fortschritte: auf dem der *Molekulargenetik*, die nach einem spezifischen Gen forscht, das die Ursache sein könnte, und auf dem der *Genetik der Populationsverteilung*, die Verwandte ersten und zweiten Grades untersucht, um herauszufinden, ob in einer Familie bestimmte Krankheiten gehäuft auftreten. Während die Molekulargenetik bis jetzt noch kein Depressions-Gen entdeckt hat, haben Zwillings- und Adoptions-Studien den klaren Nachweis genetischer Anfälligkeit bei allen Depressionsformen erbracht. Die *Epidemiological Catchment Area Study* ergab, daß das Kind eines an schwerer Depression leidenden Elternteils mit dreißigprozentiger Wahrscheinlichkeit im Lauf seines Lebens irgendeine Form von Depression entwickelt. Sind beide Eltern depressiv, steigt die Wahrscheinlichkeit auf 70 Prozent.[14]

Nach einer Familienuntersuchung ist bei Kindern im Alter zwischen sechs und siebzehn Jahren mit depressiven Eltern die Wahrscheinlichkeit einer schweren Depression dreimal so hoch wie bei Kindern aus einer normalen Kontrollgruppe. Die Kinder halten auch ein dreimal höheres Risiko *irgendeiner* psychiatrischen Diagnose. Wenn die Eltern nicht nur depressiv waren, sondern auch an Panikanfällen oder Agoraphobie litten, stieg bei den Kindern das Risiko schwerer Depressionen und Angststörungen.[15]

Mit Bekanntwerden dieser Fakten in den letzten zehn Jahren nahm das Interesse an weitergehender Forschung zu, gefördert von dem Wissen, daß Prognostizierbarkeit die Möglichkeit der Prävention bietet. Vielleicht ist der schwarze Vogel Depression am Ende doch kein so zufälliges Geschöpf. Die den Wissenschaftlern sich jetzt stellenden Fragen sind: Kann man seine Landung unterbinden, seinen Aufenthalt verkürzen, seine Ankunft gar verhindern?

Kerim Munir, Leiter der Pädiatrischen Psychopharmakologie am *Cambridge Hospital* in Cambridge, Massachusetts, ist der Ansicht, in den letzten zehn Jahren sei der Einsatz von Medikamenten bei der Behandlung psychiatrischer Störungen von Kindern und Jugendlichen »erwachsen« geworden. Zu den Störungen und Verhaltensweisen, die mit hoher Wahrscheinlichkeit auf Medikamente ansprechen, zählen Aufmerksamkeitsmangel/Hyperaktivitätsstörungen, Trennungsängste, schwere Depressionen, obsessiv-zwanghafte sowie bestimmte agitiert-aggressive Störungen einschließlich bipolarer Depressionen. Bei der Behandlung von Kindern reichten jedoch Medikamente allein nicht aus. Würden sie rationell eingesetzt, so Dr. Munir, »können Medikamente dabei helfen, Leiden zu lindern, aber ihre Anwendung muß immer Teil einer umfassenden Behandlung sein, die komplexe psychologische, erzieherische und soziale Themen berücksichtigt«.[16]

Da das kleine Kind sich im Prozeß emotionaler und intellektueller Entwicklung befindet, kann eine psychiatrische Störung viel Unheil anrichten. Das leidende Kind braucht jede Unterstützung. Weder Psychotherapie noch die Möglichkeit medikamentöser Behandlung sollten außer acht gelassen werden.

KAPITEL 7

Wenn Abstinenz allein nicht ausreicht

Im Juni 1990 veröffentlichte Daniel Goleman, Wissenschaftsautor der *New York Times*, die Geschichte einer Frau, die als Teenager depressiv und übergewichtig gewesen war, bis eine Freundin ihr riet, zum Abnehmen Amphetamine zu nehmen. Als sie siebzehn war, nahm sie die Droge regelmäßig und konstatierte neben der Gewichtsabnahme einen unerwarteten Gewinn. »Sie fühlte sich obendrein selbstsicher, ja, voller Elan«, berichtet Goleman.[1]

Das war erst der Anfang. Mit 19 bot ihr ein Freund Kokain an. Innerhalb einer Woche war sie süchtig. »Mit 24 hatte sie ein uneheliches Kind, ein chaotisches Leben und einen Kokainverbrauch von 5 000 Dollar pro Woche, den sie durch Drogenhandel finanzierte. Sie wurde zweimal hospitalisiert, aufgrund schwerer Depressionen, die immer dann einsetzten, wenn sie mit dem Kokain aufzuhören versuchte.«

An der *Harvard Medical School* wurde über den Einsatz verschiedener Medikationen geforscht, um Menschen zu helfen, von dem Stoff, den sie mißbrauchten, loszukommen – und sich ihm fernzuhalten. Die genannte Frau wurde von Edward J. Khantzian, einem Psychiater in Harvard, auf verblüffende und umstrittene Weise behandelt. Sie erhielt kleine Tagesdosen des Stimulans Ritalin, woraufhin sie sich dramatisch erholte. Laut Dr. Khantzian hat sie in acht Jahren kein einziges Mal Kokain genommen. Warum wirkte das Ritalin? Khantzian ist der Auffassung, es trage dazu bei, Patienten von Kokain zu entwöhnen, weil es auf die Dopaminrezeptoren im Gehirn einwirke.

»Seit einigen Jahren vermuten Wissenschaftler, daß zumindest einige Drogenabhängige unter einem Ungleichgewicht in der Gehirn-Chemie leiden, das sie für Depressionen, Ängste oder extreme Ruhelosigkeit anfällig macht«, berichtet Daniel Goleman. »Für solche Menschen ist Sucht eine Art Selbstmedikation, bei der die Droge das chemische Ungleichgewicht korrigiert und eine gewisse Erleichterung mit sich bringt.«[2]

»Selbstmedikation« ist eines der wichtigeren Konzepte zur Sucht in den letzten Jahren. Ursprünglich von Dr. Khantzian vorgetragen, besagt sie, daß Menschen, wenn auch unabsichtlich, Drogen benutzen, um sich von schmerzlichen Gemütszuständen zu entlasten. Mehr noch, was sie schließlich mißbrauchen, hängt zu einem gewissen Grade davon ab, ob die Droge die spezifische psychiatrische Störung, unter der sie leiden, zu lindern vermag. »Die Ergebnisse klinischer Arbeit mit Narkotika- und Kokainsüchtigen beweisen zwingend, daß die Droge, auf die ein Individuum schließlich angewiesen ist, keine Zufallswahl ist«, schreibt Khantzian im *American Journal of Psychiatry.*[3] Opiatabhängige versuchten, intensive gewalttätige, aggressive Gefühle zu beschwichtigen. Kokainsüchtige versuchten, ihre Depressionen zu behandeln.

Mindestens die Hälfte der fast zwei Millionen Amerikaner mit chronischen psychischen Erkrankungen benutzt Drogen.[4] Wenn die Hypothese der Selbstmedikation zutreffend ist, würde das bedeuten, daß viele Menschen mit Drogenproblemen von einer zugrundeliegenden, häufig behandelbaren psychiatrischen Störung dazu veranlaßt werden. Eine Reihe von Untersuchungen stützt diese Hypothese. Einige haben bei Kokainabhängigen eine unterschwellige Gemütsstörung als häufige Begleiterscheinung ausgemacht. Andere haben gezeigt, daß kokainabhängige Depressive, werden sie mit Antidepressiva behandelt, nicht nur eine Linderung ihrer Depressionen erfahren, sondern auch eine Abnahme ihres süchtigen Verlangens.[5] »Subtile neurochemische Unterschiede« bei den einzelnen Menschen können zu Drogen- oder Alkoholmißbrauch prädisponieren, erklärt Harvard-Psychiater James Ellison. Ob nun ererbt oder erworben, diese Differenzen bei den Neurotransmittern sind möglicherweise für die häufig subtile Psychopathologie verantwortlich, die Menschen zum Drogenmißbrauch veranlassen.

Wissenschaftler sind der Meinung, das Auffinden zugrundeliegender psychiatrischer Störungen und medikamentöse Interventionen könnten sowohl bei der Behandlung des Drogenmißbrauchs wie der Erkrankung helfen. (Therapie ist natürlich auch notwendig. Ellison weist warnend darauf hin, daß Medikation allein bei Drogenmißbrauch *nie* die angemessene Behandlung sei, wenn auch der Drogenabhängige, bei dem die Medikation zur Besserung geführt hat, für Psychotherapie zugänglicher sein dürfte.)

In der Behandlung von Drogenabhängigkeit und -sucht scheint

sich eine Revolution abzuzeichnen. Viele Psychopharmakologen betrachten Medikation als wesentlichen Bestandteil der Suchtbehandlung bei Menschen, die unter Gemüts- und anderen psychiatrischen Störungen leiden. Dazu Ellison: »Erkennung und Behandlung dieser Störungen können viele Menschen vor den verheerenden Folgen langjährigen Drogenmißbrauchs bewahren.«[6]

Alkohol, Tabak und Koffein sind seit langem beliebte »Entspannungs«-Drogen. In den letzten Jahrzehnten sind sie von anderen Drogen eingeholt worden. Nach dem Alkohol- ist der Marihuanamißbrauch in den Vereinigten Staaten die am häufigsten diagnostizierte Drogenerkrankung, die schätzungsweise 4,4 Prozent der erwachsenen Bevölkerung betrifft. Mißbrauch von Opiaten, Halluzinogenen und Kokain liegt jeweils unter einem Prozent. Insgesamt haben 6,2 Prozent der Bevölkerung Erfahrung mit Abhängigkeit oder Mißbrauch von kontrollierten Drogen, aber die Statistiken weisen bei den jüngeren Altersgruppen rapide in die Höhe. Bei den unter Dreißigjährigen sind über 22 Prozent drogenabhängig.[7]

Alkohol ist die bei weitem am häufigsten mißbrauchte Droge. 13 Prozent der amerikanischen Bevölkerung leiden ihr Leben lang unter Alkoholmißbrauch, wobei der Prozentsatz derjenigen, die unter anderen Formen der Psychopathologie leiden, sogar noch höher liegt. »Meiner Ansicht nach«, so Dr. Michael Gitlin im *Psychiatrist's Guide to Psychopharmacology,* »ist Alkoholismus die am häufigsten nicht gestellte Diagnose bei Psychotherapeuten, mich eingeschlossen.«[8]

Nach Angaben der US-Behörde für Alkohol- und Drogenmißbrauch sowie psychische Gesundheit haben 18 Millionen Amerikaner Probleme aufgrund von Alkoholmißbrauch. Nur eine halbe Million davon ist in Behandlung. Die Sterblichkeitsrate von Alkoholabhängigen ist erschreckend. Die Hälfte aller Unfalltode, Suizide und Morde in den Vereinigten Staaten geht auf das Konto des Alkoholkonsums. Bei jungen Menschen ist es eindeutig ein aus dem Ruder gelaufenes Problem. Mehr als einer von fünf Schülern in High-School-Oberstufen nimmt nach eigenen Angaben alle zwei Wochen nacheinander fünf oder mehr alkoholische Getränke zu sich. Fast fünf Prozent dieser Schüler trinken jeden Tag.

Doch es sind nicht nur Kinder. Neueren Untersuchungen zufolge ist unter Berufstätigen der Mittelschicht Alkoholismus in einem beunruhigendem Maß verbreitet. Bei Angestellten ist das Risiko für Alkoholmißbrauch und Depressionen viel größer, als man früher angenommen hat. Bei einer Untersuchung gaben von 2000 leitenden Angestellten der *Westinghouse Electric Corporation* 23 Prozent der Männer und 36 Prozent der Frauen Erfahrungen mit schweren Depressionen an. 16 Prozent der Männer und neun Prozent der Frauen waren alkoholabhängig.[9]

Warum manche Menschen Drogen zum Opfer fallen, andere hingegen nicht, ist immer rätselhaft erschienen. »Selbst wenn wir einräumen, daß Menschen mit einem Zwang oder einer Sucht wahrscheinlich weitere Störungen entwickeln, so müssen wir uns doch fragen, warum nur manche Menschen ein Suchtverhalten annehmen. Diese Frage führt zwangsläufig zur Erkundung einer neurobiologischen Verhaltensbasis«, meint Jeffrey Jonas, der sich intensiv mit Süchten und Eßstörungen beschäftigt hat.[10]

Forscher wie Jonas sind zu der Auffassung gekommen, daß bei Menschen mit einem wahrscheinlichen Suchtverhalten ein gewisses Maß an Prognostizierbarkeit besteht. Manche von uns sind gezeichnet – durch Gene, durch Umwelt, durch die Streßmenge, mit der wir konfrontiert sind. Zusammen können diese Faktoren ein Ungleichgewicht in der Gehirn-Chemie erzeugen, das seinerseits zur Sucht führen kann. Wird das Ungleichgewicht aufgehoben, kann nach jüngsten Forschungsergebnissen Süchten vorgebeugt werden – und wer bereits süchtig gewesen ist, es aber geschafft hat, abstinent zu werden, hat eine bessere Chance, einem Rückfall zu entgehen.

Heute versteht man besser, wie das Gehirn aus einem Verbraucher einen Mißbraucher macht. Wir haben Theorien über die Biologie süchtigen Verlangens. Eine sich abzeichnende Theorie des Alkoholismus hat zum Inhalt, daß »Opioidprozesse«, die mit natürlichen morphiumähnlichen Substanzen im Gehirn zu tun haben, womöglich von entscheidender Bedeutung sind, und daß Drogen als wirksame Behandlungszusätze entwickelt werden können.[11] Die Vorstellung, Drogen zu benutzen, um eine Drogensucht zu behandeln, stieß bei Menschen, die traditionelle Methoden der Rehabilitation befürworten, schon immer auf Abscheu. Man muß etwas von der Beziehung zwischen Neurotransmitterstoffwechsel und Sucht verstehen, ehe man auch nur eine Ahnung davon bekommt, daß es vielleicht gar nicht so widersprüchlich ist, zur Behandlung einer Sucht eine Droge zu benutzen.

In den letzten Jahren haben Forscher die Erkenntnis gewonnen, daß Medikamente dazu verwendet werden können, Suchtverhalten zu mildern und Menschen zur dauerhaften Abstinenz zu verhelfen. In diesem Kapitel werde ich Theorien erläutern, die zu neuen medizinischen Interventionsmethoden bei Rauschmittelmißbrauch geführt haben, und werde einige Programme beschreiben, die solche Hilfen anbieten. Der Einsatz von Medikamenten in der Suchtbehandlung ist noch sehr neu und sehr umstritten. Nach meiner Auffassung sind weder traditionelle Rehabilitationsprogramme noch psychiatrische Behandlungsansätze die alleinige Heilmethode bei Suchtverhalten. Beide Lager haben Hilfen anzubieten, und jedes sollte das Wertvolle des anderen integrieren. Beide Lager jedoch können aus den Erkenntnissen der Wissenschaft über die Biologie des Suchtverhaltens mehr Vorteile ziehen.

Es liegt in der Familie

Manche von uns sind *von Geburt an* suchtanfälliger als andere. Hinsichtlich des Alkoholismus zum Beispiel häufen sich die Beweise für einen Erbfaktor. Nach Angaben des *National Institute on Alcohol Abuse and Alcoholism* der Vereinigten Staaten stammen mindestens 50 Prozent und vielleicht »fast alle« der aufgrund von Alkoholismus behandelten Amerikaner aus Familien mit Vorgeschichten dieser Krankheit. Nach Ansicht von Wissenschaftlern erben Kinder von Alkoholikern die abweichende Fähigkeit des Gehirns zur Umwandlung von Alkohol. Sie haben ein hohes Risiko nicht nur von Alkoholismus, sondern auch von Gemütserkrankungen. Kinder von Alkoholikern zeigen ein hohes Maß an Angst, Depression und Zwanghaftigkeit. Dieses Syndrom entsteht nicht nur aufgrund des Traumas, mit einem aufbrausenden, unberechenbaren Alkoholiker als Vater oder Mutter aufzuwachsen. Es ist bis zu einem gewissen Grad auch genetisch bedingt.

In den frühen siebziger Jahren untersuchten Wissenschaftler der *Washington University of Medicine* Menschen, die getrennt von ihren biologischen Eltern aufgewachsen waren und entweder einen biologischen Elternteil oder einen Ersatzelternteil mit Alkoholproblemen hatten. Nach Feststellungen der Wissenschaftler haben Kinder später mit signifikant größerer Wahrscheinlichkeit Alkoholpro bleme, wenn ein biologischer Elternteil Alkoholiker war, gleich, ob der Ersatzelternteil auch Alkoholiker war oder nicht.

In einer Untersuchung an 5 483 dänischen Männern, die in ihrer frühen Kindheit adoptiert worden waren, erhielten die genannten Wissenschaftler weitere Bestätigung ihrer genetischen Suchttheorie. Bei Söhnen von Alkoholikern war die Wahrscheinlichkeit späterer Alkoholprobleme dreimal so hoch wie bei adoptierten Söhnen von Nichtalkoholikern – und das Risiko setzte in einem früheren Lebensalter ein.

An der *Washington University* durchgeführte Forschungen bezogen Töchter und Söhne ein.[12] Eine Untersuchung erfaßte 862 Männer und 913 Frauen, die vor dem Alter von drei Jahren von Nichtverwandten adoptiert worden waren. 35 Prozent von ihnen hatten zumindest einen biologischen Elternteil, der alkoholabhängig war. Von den Söhnen mit alkoholabhängigen biologischen Vätern waren 22 Prozent Alkoholiker, im Vergleich zu 14 Prozent der Söhne, die keine Alkoholiker als biologische Eltern hatten. Zehn Prozent der Töchter von alkoholabhängigen biologischen Müttern waren selbst Alkoholikerinnen, im Vergleich zu zwei Prozent der Töchter, die keine biologischen Eltern mit Alkoholproblemen hatten.

Interessanterweise war Alkoholismus bei den Adoptiveltern *kein* Faktor, der hätte voraussehen lassen, ob Adoptivkinder Alkoholiker werden. Den Untersuchungen zufolge ist die Hauptdeterminante für die Prognose von Alkoholismus genetischer Natur. Die häusliche Umgebung – selbst bei alkoholabhängigen Adoptiveltern – ist praktisch irrelevant. »Bei biologisch prädisponierten Menschen wirkt der erste Alkohol oder die erste Drogendosis ungeheuer verstärkend, wie andere Menschen es einfach nicht erleben«, erklärt Ralph Tarter, Psychologe an einem psychiatrischen Institut in Pittsburgh. »Viele ehemalige Drogenabhängige haben mir gesagt: ›In dem Augenblick, als ich meine erste Droge nahm, fühlte ich mich zum erstenmal normal.‹ Die Droge stabilisiert sie physiologisch, jedenfalls auf kurze Sicht.«[13]

Manche Menschen trinken, um ihre Angst zu mildern. Diesem Verhalten liegt ein Ungleichgewicht bei den Hirnrezeptoren für GABS zugrunde, einem Neurotransmitter, der unter anderem Angst reguliert, wie Howard Moss, Psychiater an der Universität von Pittsburgh, erklärt. In einer 1990 im *Journal of Biological Psychiatry* veröffentlichten Untersuchung wies Dr. Moss nach, daß Söhne von alkoholabhängigen Vätern geringere GABS-Werte und höhere Spannungsgrade aufwiesen als Männer, deren Väter keine Alkoholiker waren. Wenn sie jedoch ein Glas Wodka tranken, stiegen die GABS-Werte bei den Männern der ersten Gruppe so an, daß sie denen der anderen Männer entsprachen, und daraufhin nahm ihre innere Spannung ab.

»Söhne von Alkoholikern, die ungewöhnlich ängstlich sind, trinken, um ihre Spannung zu mildern, die von einer GABS-Störung ausgeht«, meint Dr. Moss. »Nach unserer Hypothese ist diese GABS-Unregelmäßigkeit ein Kennzeichen, das mit einer genetischen Anfälligkeit für Alkoholismus zusammenhängt.«[14]

Andere Alkoholiker mit impulsivem und aggressivem Verhalten »scheinen niedrige Serotoninwerte zu haben«, erklärt Dr. Moss. »Wir sind uns nicht ganz sicher, wo das Defizit liegt. Möglicherweise setzen ihre Neuronen zu wenig Serotonin frei oder ihre Rezeptoren reagieren nicht gut auf das abgegebene Serotonin.« Was immer die genaue Ursache ist, es besteht ein Zusammenhang zwischen Serotoninmangel und der Unfähigkeit zur Zügelung der Impulsivität, wie die Wissenschaftler herausfanden.

Daniel Goleman berichtet über den Fall eines heroinsüchtigen Mannes, der seit seiner Kindheit immer schnell in Wut geraten war. Als er Anfang dreißig war, empfand er tiefe Verbitterung darüber, daß so viele seiner Beziehungen aufgrund seiner leichten Erregbarkeit zu Bruch gegangen waren. Als Pharmazeut hatte er leichten Zugang zu Morphium, das nach seinen Worten die bitteren Ressentiments und Wutgefühle linderte.

Der wütende Pharmazeut ist typisch für mehr als 400 Patienten, die Dr. Khantzian aufgrund ihrer Narkotika-Abhängigkeit behandelt hat. »Ihre Geschichten offenbaren lebenslange Schwierigkeiten im Umgang mit ihrer Wut. Opiate wie Heroin und Morphium verhelfen ihnen, wie sie sagen, dazu, sich normal und entspannt zu fühlen«, schreibt Goleman.

Ein Wandel zeichnet sich ab

Die frühe Alkoholismusforschung konzentrierte sich auf die Auswirkungen von Alkohol auf das Gehirn und das zentrale Nervensystem. Anfang der siebziger Jahre begann sich der Akzent auf die dem

»Suchtverhalten« zugrunde liegenden Mechanismen zu verschieben. Heute hat sich aus einer gewaltigen Datenmenge ein neues Verständnis der Rolle von Neurotransmittern und Rezeptoren bei der Sucht ergeben. »Wir erkannten allmählich, daß Vorhandensein, Gleichgewicht und Wirkung von Neurotransmittern auf Rezeptoren Schlüssel für Belohnungen darstellen: für Freude, Wohlbefinden und Euphorie«, schreibt Kenneth Blum in *Alcohol and the Addictive Brain.*[15]

In den letzten zwei Jahrzehnten hat die genetische Suchtforschung auf die in den Genen beginnenden Fehlfunktionen hingewiesen. Die Umwelt kann die genetische Prädisposition auslösen, verschlimmern oder bis zu einem gewissen Grad verringern, »aber die bestimmenden Faktoren«, so Blum, »sind biogenetischer und biochemischer Art«.

Nach seiner Auffassung, die von anderen geteilt wird, schreitet die Sucht stufenweise voran und bewirkt langsam chemische Veränderungen im Gehirn. Hat die Krankheit einmal ein bestimmtes Stadium erreicht, kann Willenskraft allein sie nicht aufhalten. Das süchtige Gehirn braucht einen chemischen Neuausgleich, wenn es gesunden soll. Durch Abstinenz kann das Gehirn seine Chemie im Lauf der Zeit wieder ins Gleichgewicht bringen, aber für viele Süchtige ist Abstinenz schwer zu erreichen, und sie allein kann bei Menschen, die neben der Sucht noch an Gemütsstörungen leiden, nicht zur Heilung führen.

Gelegentlicher Drogenkonsum führt leichter – und schneller – in eine Sucht, wenn die Betroffenen unter Gemütsstörungen leiden. »Bei diesen Patienten ist der Übergang vom Erstkonsum zur Abhängigkeit womöglich schneller«, meint Roger Weiss, Leiter des Behandlungszentrums für Alkohol- und Drogenmißbrauch am *McLean Hospital.*[16]

Serotonin und Sucht

In den späten achtziger Jahren lieferten Untersuchungen an Ratten aufschlußreiche Daten zur Biologie des Alkoholismus. Unter der Leitung von Ting-Kai Li gelang es Forschern, Stämme von stark und leicht trinkenden Ratten zu züchten, denen anschließend beigebracht wurde, sich Alkohol und andere gemütsverändernde Drogen durch Betätigung eines Hebels selbst zuzuführen. So sollte bei Ratten normales Trinken und Zwangstrinken von Alkoholikern kopiert werden.

Li verglich die Neurotransmitterwerte in den Gehirnen beider Typen von trinkenden Ratten. Ratten, die den »Saufhebel« am heftigsten betätigten, hatten beständig einen niedrigeren Serotoninspiegel. Li spekulierte: »Zwischen der Serotoninmenge im Hypothalamus und der Alkoholsucht muß ein umgekehrtes Verhältnis bestehen.« Das heißt, je niedriger die Serotoninwerte, desto größer die Neigung der Ratten zum Trinken.[17]

Sollte es möglich sein, durch Erhöhung der Serotoninmenge im Gehirn die Ratten dazu zu bringen, sich zu enthalten oder zumindest den Konsum zu reduzieren? Da Fluoxetin (Prozac) dem Gehirn mehr Serotonin bereitstellt, versuchte Lis Gruppe, es den stark trinkenden Ratten zu injizieren. Heureka! Die Ratten schränkten ihren Alkoholkonsum erheblich ein.[18]

Die nächste Frage lag auf der Hand. Was würde geschehen, wenn man Menschen mit Alkoholproblemen Prozac gäbe? An der UCLA (Universität von Los Angeles) untersuchten Wissenschaftler zwei Patienten-Gruppen, von denen die eine Fluoxetin erhielt, die andere ein Placebo. Beide Gruppen hatten zwölf Stunden am Tag freien Zugang zu Alkohol. Die Gruppe, die Prozac einnahm, trank signifikant weniger als die Kontrollgruppe. »Diese Ergebnisse stehen in Einklang mit Lis Befunden bei Ratten und lassen vermuten, daß Serotonin möglicherweise einen Kontrollfaktor bei menschlichem Alkoholismus darstellt«, schrieb D. A. Gorelick, der Leiter der Forschungsgruppe.[19]

Frühere Versuche mit Antidepressiva bei der Alkoholismusbehandlung waren enttäuschend. Roger Weiss meint, vielleicht seien die bei diesen Untersuchungen verabreichten Dosen zu niedrig gewesen. Neuere Untersuchungen sind vielversprechender. Antidepressiva, die unmittelbar auf das Serotoninsystem wirken, haben sich als geeignet erwiesen, auch bei nicht-depressiven Alkoholikern das Trinken zu reduzieren.[20]

Süchtiges Verlangen ist in der Vergangenheit als primitiver Drang angesehen worden, sich betäubender Euphorie zu überlassen und so moralischer Verantwortung und normalem menschlichem Leid zu entgehen. Die Biologie der Sucht verändert diese Sichtweise. In erster Linie leiden die nach kompensatorischen Substanzen süchtigen

Menschen nicht einfach an den normalen Unbilden des Lebens. Sucht ist wie Hunger ein schmerzhafter Zustand, der dann eintritt, wenn der Organismus nicht bekommt, was er braucht. Anstatt süchtiges Verlangen wie früher als Depravation zu betrachten, sehen Wissenschaftler sie heute als medizinisches Alarmzeichen – als Signal des Gehirns, daß etwas fehlt und daß es ergänzt werden muß.

Auch Endorphine helfen

Während einige Wissenschaftler der Beziehung von Serotonin und Alkoholsucht auf der Spur sind, gehen andere der Rolle von Endorphinen nach. 1987 fanden Christina Gianoulakis und Alca Gupta von der *McGill University* heraus, wie Endorphine und Enzephaline alkoholsüchtiges Verhalten beeinflussen. Die Wissenschaftlerinnen legten einige faszinierende Informationen vor. Zunächst erkannten sie, daß Mäuse mit einer Vorliebe für Alkohol weniger Endorphine haben. Bei den viel trinkenden wie auch bei den wenig trinkenden Mäusen löste der Alkoholkonsum die Abgabe von mehr Endorphinen im Gehirn aus.[21]

Vor kurzem haben die genannten Forscher ihre Arbeit erweitert und hochgefährdete Menschen mit Alkoholismus in ihrer Familiengeschichte und geringer gefährdete Menschen ohne eine solche Geschichte in ihre Arbeit einbezogen. Nach ihren Feststellungen setzt Trinken bei hochgefährdeten Menschen wesentlich mehr Endorphine frei als bei weniger gefährdeten. Nach dem Alkoholgenuß zeigte die geringer gefährdete Gruppe einen leichten Anstieg der Körperopiate, wohingegen die hochgefährdete Gruppe einen Anstieg von 170 Prozent aufwies. »Wir glauben, die Endorphin-Abgabe bei diesen Personen ist für die Verstärkerwirkung des Alkohols verantwortlich«, erklärt Gianoulakis.[22] Mit anderen Worten, da bei weniger gefährdeten Menschen Alkohol nicht zu vermehrter Endorphin-Abgabe führt, verändert er auch ihren Gemütszustand nicht dramatisch, und so kommt es nicht zu verstärktem Trinken.

Untersuchungen wie diese haben dazu beigetragen, eine klarere Vorstellung darüber zu gewinnen, was sich bei der Suchtentwicklung im Gehirn abspielt. Genetische Anfälligkeit, Streß und der chronische Drogenmißbrauch selbst sind allesamt zur Neurotransmitterdefizienz beitragende Faktoren. Folglich ist der hochgefährdete Mensch zunächst einmal genetisch anfällig. Die durch Streß erzeugten biologischen Veränderungen verstärken diese Anfälligkeit, desgleichen die biologischen Veränderungen durch die Droge selbst. Am Ende ändert sich der Gehirnstoffwechsel, und das »süchtige Verlangen« wird zur Konstanten. An diesem Punkt hängt die betreffende Person am Haken der Sucht.

Die Theorie der Opiate

Opiate werden seit Jahrhunderten für Heil- und Genesungszwecke eingesetzt, aber die von ihnen im Gehirn hervorgerufenen Wirkungen sind erst in jüngster Zeit klar geworden.

»Heute gilt als gesichert, daß Opiate ihre pharmakologischen Effekte durch Interaktion mit spezifischen Rezeptormolekülen hervorbringen«, erklärt Ellen Unterwald von der *Rockefeller University*. Diese Rezeptoren wurden 1973 in verschiedenen Labors entdeckt.[23] Die durch diese Entdeckung nicht beantworteten Fragen lauten: Warum gibt es überhaupt Rezeptoren? Welche natürlichen Substanzen sind dafür vorgesehen, von ihnen aufgenommen zu werden? Die Wissenschaftler wußten dies zunächst nicht, hatten jedoch die Antwort bald gefunden. Sie standen ziemlich schnell am Ziel.

Beweise für die Existenz von Endorphinen und Enzephalinen, natürlichen opiatähnlichen Stoffen im Gehirn, wurden erstmals 1975 auf einer internationalen Konferenz von Narkotikaforschern in Arlie House, Virginia, vorgelegt.[24] Verschiedene Wissenschaftler berichteten über die Entdeckung eines geheimnisvollen Peptids oder einer Verbindung von Aminosäuren, die mit den Opiatrezeptoren zu interagieren schienen und morphinähnliche Wirkung hatten. Ein Wissenschaftler nannte die geheimnisvolle Verbindung »X«, ein anderer »MLS« für *morphinelike substance.*

Zehn Jahre später verkündete Sidney Spector vom *Roche Institute of Molecular Biology*, seine Forschungsgruppe habe sowohl in der Haut von Kröten wie im Gehirn von Ratten Morphin entdeckt.[25] Das führte zu der faszinierenden Frage: Gibt es Morphin auch im menschlichen Gehirn?

Da sie Versuchspersonen brauchte, bei denen sie sicher sein konnte, daß sie keinerlei Morphin bekommen hatten, entschied sich

Spectors Gruppe für nichtsüchtige Klinikpatienten, die über mehrere Monate hin keinerlei Rauschmittel erhalten hatten. Bei der Punktierung der zerebralen Rückenmarksflüssigkeit der Patienten stellte sie erhebliche Mengen an Kodein und Morphin fest.[26] Diese Entdekkung zwang unausweichlich zu der Hypothese: *Bei einem normalen Menschen produziert das Gehirn genug natürliches Morphin, um ein Gefühl des Wohlbefindens zu gewährleisten. Der Mensch, dessen Gehirn nicht genug von diesem morphinähnlichen Stoff produziert, verspürt ein Bedürfnis oder ein süchtiges Verlangen und sucht es unter Umständen mit Stoffen wie Morphin, Heroin oder Alkohol zu befriedigen.*

Auf der genannten internationalen Konferenz einigten sich die Narkotika-Forscher schließlich auf einen Namen für den geheimnisvollen Stoff, dessen Vorhandensein offensichtlich bewirkt, daß Menschen sich wohl fühlen, dessen Fehlen aber unangenehme Gefühle nach sich ziehen kann. »Endorphin«, zusammengesetzt aus »endogen«, »von innen«, und »Morphin«, so lautete der Name, für den sie sich entschieden. Manche Wissenschaftler benutzen die Ausdrücke »Opioid« oder »natürliches Opioid« oder »hirneigenes Opioid«. Da diese Substanz bei Schweinen, Ratten und Kamelen und schließlich im menschlichen Gehirn gefunden wurde, glauben viele Forscher auf diesem Gebiet bereits, sie hätten den Schlüssel in der Hand. Ellen Unterwald betonte jedoch 1988 auf der Konferenz der *Society for Neuroscience:* »Der vollständige biosynthetische Weg des Morphins bei Säugetieren bedarf noch der Klärung«, und die Funktion solcher Verbindungen im Gehirn sei auch noch nicht völlig klar.[27]

Doch es ist leicht einzusehen, warum die Narkotika-Forscher in Erregung gerieten. Die Existenz einer natürlichen morphinähnlichen Substanz im menschlichen Gehirn würde erklären, warum Alkohol, Morphin und Heroin anfangs wohltuende Effekte zu haben scheinen. Auf kurze Sicht verringern sie Streßgefühle und sorgen für Wohlbefinden. Aber sehr schnell »wird das süchtige Verlangen unbeherrschbar, und immer mehr Rauschmittel müssen genommen werden, um immer weniger Erleichterung zu erzielen«, so Kenneth Blum. Blum, der am *University of Texas Health Center* in San Antonio Suchtforschung betreibt, ist der Auffassung, daß sich Wohlbefinden einstelle, wenn genügend Rezeptoren mit Endorphinen und Enzephalinen versorgt werden. Wenn diese Opioide wegfallen und zu wenige Rezeptoren damit versorgt werden, produziert das Gehirn ein drängendes Erregungsgefühl.

Zu wenig Endorphine zum Wohlgefühl

Wenn das Gehirn so geringe Mengen an natürlichen Opioiden hat, daß ein schmerzhafter psychischer Zustand entsteht, kann der Organismus sich gedrängt fühlen, Abhilfe zu schaffen. Wissenschaftler der »Opioiddefizit-Schule« glauben, Menschen wendeten sich Drogen wie Alkohol, Heroin und Kokain zu, weil sie Ersatz für fehlende Opioide suchten. Die Überschwemmung mit fehlenden Hirnsubstanzen kann dem Drogenkonsumenten für eine Weile großartige Gefühle bescheren, aber die Situation verändert sich gravierend, je mehr von der Droge konsumiert wird. So haben zu viele künstliche Opioide einen Bumerangeffekt, insofern sie die ohnehin reduzierte Endorphin-Versorgung des Körpers weiter verringern. Wenn die Droge an Wirkung verliert, »wird das Gefühl der Bedürftigkeit stärker als je zuvor«, erläutert Blum. »Das Suchtverlangen besiegt allmählich die Willenskraft und wird zur beherrschenden Kraft im Leben des Betroffenen.«[29]

Wissenschaftler sind der Ansicht, bei prädisponierten Menschen sei *die Endorphin- und Enzephalin-Produktion im Gehirn von Geburt an abnorm niedrig.* Ein niedriger Stand dieser stimmungsregulierenden Substanzen führt zu Ängsten und Entzugsgefühlen, die extremes Unbehagen auslösen. Dieses schlimme Gefühl macht Menschen für die durch Alkohol- und Drogenkonsum erzeugten kurzen Stimmungsaufhellungen empfänglich. Sie suchen in Wahrheit nicht den Rausch. Wonach sie verlangen, was ihr Körper zu bekommen sucht, ist der Zustand chemischen Gleichgewichts, den diejenigen von uns genießen, die das Glück haben, zunächst einmal mit genügend Neurotransmittern versorgt zu sein. Aber bei dem Versuch, das auszugleichen, was sie nicht haben, geraten sie in die Falle. Gewohnheitstrinken oder Drogenkonsum erzeugen ein körperliches Bedürfnis, das wiederum die Gewohnheit verstärkt, die ihrerseits das Bedürfnis verschärft, bis die Sucht diejenigen, die anfällig dafür sind, im Griff hat.

Auch Streß beeinflußt den Opioidspiegel des Körpers, wie Wissenschaftler festgestellt haben. Menschen unter starkem Streß sind besonders gefährdet, in den Kreislauf der Sucht zu geraten. Untersuchungen an Veteranen des Korea- und des Vietnamkrieges haben dramatische Beweise ans Licht gefördert, daß je stärker der Streß ist, desto größer die Suchtneigung. Nahezu zwei Drittel der Soldaten, die nicht an Kampfhandlungen teilgenommen hatten, entwickelten niemals Alkoholprobleme, während zwei Drittel der Teilnehmer an Kampfhandlungen entweder übermäßig Alkohol tranken oder aktive Alkoholiker bzw. rückfällige Alkoholiker waren. Die *Schwere* ihres Alkoholismus korrelierte überdies mit der bei Kampfhandlungen verbrachten Zeit. Nach einer Untersuchung dauert das Verhältnis zwischen Streß aufgrund von Kampfhandlungen und exzessivem Alkoholkonsum noch länger als zehn Jahre nach den Streßerfahrungen an.

Die Kokain-Connection

In den späten achtziger Jahren führte Roger Weiss Untersuchungen an Kokainsüchtigen durch. In *McLean,* einer privaten psychiatrischen Klinik, hatte er viele Patienten aus leitenden Positionen. Mehr als die Hälfte litt unter Stimmungsstörungen und auch unter Süchten. 30 Prozent hatten unipolare und weitere 23 Prozent bipolare oder zyklothyme Depressionen. (Interessanterweise hatten jene Süchtigen, die unter bipolaren Stimmungsschwankungen litten, nicht den Eindruck, sie griffen wegen ihrer Depressionen zur Selbstmedikation. Sie meinten vielmehr, sie nähmen Kokain, wenn sie sich schon »oben« fühlten und »oben« bleiben wollten.)

Bei manchen Menschen – zum Beispiel mit gestörter Aufmerksamkeit – hat Kokain die Wirkung, daß es »hilft, undifferenzierte, häufig unkontrollierte Energie zu konzentrieren«, meint Harvard-Psychiater James Ellison. Das mag mit dem paradoxen Tatbestand zu tun haben, daß Drogen mit stimulierender Wirkung manche Menschen mit bestimmten psychiatrischen Störungen beruhigen. Kinder mit einem ADHD-Syndrom *(Attention-Deficit Hyperactive Disorder)* zum Beispiel beruhigen sich nach Einnahme von Psychostimulanzien. Die meisten Erwachsenen mit einer ADHD-Erkrankung bleiben ohne Diagnose, doch Folgeuntersuchungen an Kindern mit Konzentrationsstörungen haben ergeben, daß ein erheblicher Teil von ihnen *als Erwachsene* weiterhin überaktiv, impulsiv und unfähig zur Konzentration ist. Unwillkürlich können diese Menschen zu Kokain greifen, um das innere Chaos zu besänftigen. Die Kokainkonsumenten von Weiss berichten, sie hätten, als sie anfingen, Kokain zu nehmen, ihre Unaufmerksamkeit und Impulsivität zeitweilig als gemildert erlebt.[30] Daher ist Weiss der Ansicht, eine chemische Behandlung von Konzentrationsstörungen könne die Chancen zur Genesung der unter Rauschmittelmißbrauch leidenden Menschen verbessern.

Auf die meisten Menschen wirkt Kokain anregend und euphorisierend durch teilweise verstärkte Dopamin-Tätigkeit im Gehirn. Chronischer Konsum hat jedoch einen Bumerangeffekt. Er reduziert die Dopamin-Versorgung des Gehirns, was sowohl Entzugsgefühle wie Suchtverlangen zur Folge hat.

Während der ersten Stunden des Entzugs-»Zusammenbruchs« sehen die Betroffenen aus, als befänden sie sich mitten in einer schweren Depression. Sie schlafen zuviel, und sie verlangen nach Nahrung. Wenn nach einigen Tagen ihre Energie zurückkehrt, bleibt ihr Gemütszustand flach und reduziert. Dann beginnt das süchtige Verlangen deutlich anzuwachsen, was häufig mit einem Rückfall endet. »Strategien zur Behandlung von Kokainkonsumenten konzentrieren sich darauf, in dieser Nach-Entzugsphase die Dopamin-Menge im Gehirn zu steigern«, schreibt Gitlin. So soll das süchtige Verlangen gemildert werden. Von den verschiedenen bisher getesteten Medikamenten scheinen Ergebnisse am meisten für das Antidepressivum Desipramin zu sprechen, das innerhalb von ein oder zwei Wochen zu wirken beginnt.

Als ein Beispiel für die zusätzliche Behandlung einer Kokainsucht mit einem Antidepressivum führt Gitlin den Fall eines von ihm Barry genannten Patienten an. Nach einem großen Rausch pflegte Barry eine Zeitlang zu seinen CA(*Cocaine Anonymous*)-Treffen zu gehen, aber am Ende wurde er immer wieder rückfällig. Als seine Sucht so schlimm wurde, daß seine Freundin ihn zu verlassen drohte, und er fürchtete, seine Arbeit zu verlieren, konsultierte Barry einen Psychiater, der auf Kokainsucht spezialisiert war. Als Mittel, das ihm helfen könne, ohne Kokain auszukommen, wurde ihm Desipramin vorgeschlagen, jedoch *nur* für den Fall, daß er regelmäßig an den Zwölf-Schritt-Treffen teilnähme. Als Barry sich einverstanden erklärte, wurde ihm eine 175-mg-Tagesdosis des Antidepressivums verordnet. Er wurde einmal rückfällig, kurz nach Beginn der Behandlung, aber während der folgenden drei Monate nahm sein Verlangen nach Kokain ab. Zu diesem Zeitpunkt setzte man das Medikament langsam ab. »Barry arbeitete weiter im CA-Programm und ist nun seit sieben Monaten *clean*«, berichtet Gitlin.[31]

Für gemütskranke Menschen besteht ein erhöhtes Risiko für Kokainabhängigkeit. Wie Roger Weiss meint, ist hier eine Evaluierung besonders wichtig, weil bei so vielen Kokainbenutzern frühere Stimmungsstörungen feststellbar seien. Die Kliniker müßten auf solche Störungen sorgsam achten – besonders auf die Zyklothymie (die mildere Version der manisch-depressiven Erkrankung) und auf Aufmerksamkeitsstörungen. Behandelt, so Weiss, habe der Kokainsüchtige eine weit bessere Chance der Gesundung.[32]

Roger Weiss und Jonathan Mendelson, beide bekannte Psychiater auf dem Gebiet der Suchtforschung, stellten kürzlich einen Überblick über Untersuchungen zusammen, die bislang über den Einsatz von Antidepressiva bei der Behandlung der Kokainabhängigkeit durchgeführt wurden. Von elf Untersuchungen ließen neun erkennen, daß trizyklische Antidepressiva dabei helfen können, von der Droge loszukommen. (Bei einer der beiden negativen Untersuchungen wurden zu niedrige Dosierungen verwendet, als daß sie hätten wirksam sein können.) Interessanterweise betonen die Psychiater, die suchtmildernden und stimmungsaufhellenden Wirkungen der Antidepressiva seien *selbst bei Kokainbenutzern ohne eine schwere Gemütserkrankung* zu beobachten gewesen.[33] Weitere Forschung ist notwendig, aber der medikamentöse Ansatz in der Suchtbehandlung gibt Anlaß zur Hoffnung.

Für Interessenten einer solchen Behandlung sei angemerkt, daß es unklug wäre, irgendeines der alten Antidepressiva zu erproben. Ein Kokainkonsument sollte den Hausarzt zum Beispiel nicht um Prozac bitten. Von Antidepressiva mit stimulierender Wirkung weiß man, daß sie bei Kokainabhängigen übernervöse, angstvolle Gefühle auslösen können – sogar einen Rausch oder eine Euphorie –, und in solchen Fällen könnten sie die Kokainsucht noch verstärken. Das zur Behandlung *jeder* Form von Drogenmißbrauch ausgewählte Medikament sollte sorgfältig auf die Geschichte des jeweiligen Drogenkonsums, der psychiatrischen Phänomene des Patienten selbst und der psychiatrischen und Drogenprobleme in seiner Familie abgestimmt werden. Das läuft letztlich auf die Einschaltung eines Spezialisten hinaus – im Idealfall eines Psychopharmakologen, der mit der

Eruierung solcher Geschichten von Drogenmißbrauch Erfahrung hat und einen geeigneten Behandlungsplan zu entwerfen vermag.

Bis vor kurzem haben die AA *(Alcoholics Anonymous)*, CA *(Cocaine Anonymous)* und NA *(Narcotics Anonymous)* wenig Interesse an genetischen Suchtfaktoren oder an den Auswirkungen von Gemütserkrankungen auf die Bemühungen Betroffener um ein normales Leben an den Tag gelegt. »Viele traditionelle Therapien von Alkoholismus sind möglicherweise erfolglos, weil sie sich zunächst nicht um Störungen kümmern, die zum Alkoholismus prädisponieren«, erklärt Dr. Tarter.[34]

»Eine Kombination aus Rekonstruktion früherer Ereignisse und pharmazeutischer Intervention ist die sinnvollste Vorgehensweise«, meinte Fred Goodwin von der US-Behörde für Alkohol- und Drogenmißbrauch gegenüber der *New York Times.* Überdies glaubt er, in naher Zukunft werde man damit beginnen, Medikamente prophylaktisch zu verwenden. Wissenschaftler gelangen allmählich zu der Ansicht, für manche Süchte gebe es eine kritische Zeit, zum Beispiel Spätadoleszenz und frühes Erwachsenenalter, wo das Suchtrisiko am höchsten ist. »Das Angebot einer Medikation zur Korrektur der Anfälligkeit in diesen Jahren stellt eine mögliche Behandlungsstrategie dar«, berichtet Goleman. Im Hinblick auf Menschen mit einer Anfälligkeit für Alkoholismus aufgrund niedriger Serotoninwerte meinte Dr. Goodwin: »Wenn sie ein Medikament erhalten, das in der Zeit ihrer höchsten Anfälligkeit die Serotoninwerte verbessert und stabilisiert, können sie im späteren Leben ohne größeres Risiko in Gesellschaft trinken.«[35]

Suchtforscher halten neue Medikamente für dringend notwendig, Medikamente, die genau jene Abweichungen bei den Hirnsubstanzen zu korrigieren vermögen, die bei jeder Sucht identifiziert werden können. Nach Dr. Goodwin will die US-Behörde für Alkohol- und Drogenmißbrauch »ein größeres Entwicklungsprogramm für Medikamente in die Wege leiten, die mit den spezifischen Rezeptoren zur Reduzierung süchtigen Verlangens reagieren«.

Wie viele Drogenkonsumenten könnten von solchen Medikamenten profitieren? Laut Goodwin 80 Prozent der Patienten in Therapieprogrammen, die aufgrund ihres süchtigen Verlangens zu früh aussteigen.

Familiensüchte, Familienstimmungen

Die Psychotherapeutin Eileen Fitzgerald hatte Jahre in Therapie und bei den Anonymen Alkoholikern zugebracht, ehe sie sich für eine antidepressive Medikation entschied. »Jeder erzählte mir, die Depression werde vergehen, wenn ich eine Weile abstinent gewesen sei. Die Depression verging nicht.«

Was Eileen dazu veranlaßte, sich um medizinische Hilfe zu bemühen, war ihre Entdeckung, als sie Ende dreißig war, daß in ihrer Familie seit Generationen Alkoholismus *und* Depressionen vorgekommen waren. Warum hatte sie von ihrer Familienkrankheit nicht früher gehört?

Als es Eileen gelungen war, alkoholabstinent zu bleiben, beschloß sie, sich von ihren Familienangehörigen fernzuhalten, um sich selbst zu schützen. »So viele von ihnen tranken, und ich ging ihnen aus dem Weg«, erklärte sie. Aber nachdem sie sieben Jahre lang nüchtern geblieben war, fühlte sie sich stark genug, um wieder Verbindung zu ihrer Familie aufzunehmen, und verschickte Weihnachtskarten. »Einige Monate später hörte ich von der Tochter meiner Kusine. Eines Abends trafen wir uns zum Essen und sprachen über die Familie.« Ihre Kusine, so erfuhr sie, befand sich gerade auf dem Weg der Genesung vom Alkoholismus, wie auch einige ihrer Schwestern. Ihr Vater wäre am Alkoholismus fast gestorben.

Eileens Kusine wurde schwer krank, noch bevor irgend jemand erkennen konnte, daß sie behandelt werden müßte. Sie erzählte Eileen an dem Abend, an dem sie zusammen essen gingen, von mehreren Suizidversuchen, die sie unternommen hatte. »Das letzte Mal war es ernst«, meinte Eileen. »Sie ist beinahe gestorben.«

Es irritierte Eileen, daß ihre Kusine vor ihrem letzten Suizidversuch bereits seit fünf Jahren auf dem Wege der Besserung war. »Nur weil sie schließlich in einer psychiatrischen Einrichtung landete, wurde sie mit Antidepressiva behandelt. Sie erzählte mir, es habe Wunder gewirkt.«

Das Gespräch zwischen Eileen und ihrer Kusine rückte die Dinge plötzlich zurecht. »Sie berichtete von so vielen Depressionen in der Familie, daß ich eines dieser ›Aha‹-Erlebnisse hatte. Ich dachte: *Das* ist also mit dir los!«

Alkoholprobleme waren in ihrer Familie so verbreitet, wie es

Eileen nie vermutet hätte, aber »was mich wirklich überraschte, war die Depression«. Ihr Vater war immer ein ängstlicher Mensch gewesen, aber seine Ängstlichkeit war nie mit Depressionen in Zusammenhang gebracht worden. Heute glaubt Eileen, seine Depressionen seien von Angst überdeckt worden, genau wie ihre.

Auf seiten von Eileen bedurfte es einiger Beharrlichkeit, um von ihrem ersten »Aha« zu einem angemessenen Behandlungsplan zu gelangen. Zuerst brachte sie ihr Problem vor ihrem Therapeuten zur Sprache, der freilich behauptete, von ihrer Depression nichts gewußt zu haben. »Vielleicht habe ich es vor ihm verborgen«, meinte sie und spielte so die Tatsache herunter, daß ihr Therapeut nie eine richtige Diagnose gestellt hatte. Das gleiche galt für ihre Ärztin. »Auch sie hatte nichts von meiner Depression gewußt. Sie sagte, ich hätte oft wütend und ängstlich ausgesehen, aber sie habe den Grund nicht erkannt.«

Dem Fachmann obliegt es, Informationen zutage zu fördern und Diagnosen zu stellen; das gilt für die Depression nicht weniger als für andere Krankheiten. Eileen hatte Glück, daß sie zu einer richtigen Analyse ihrer Situation gelangen konnte, aber sie empfand es als mißlich, daß sie ihre Behandlung erzwingen mußte. »Es bereitete mir große Schwierigkeiten, meiner Therapeutin mitzuteilen: ›Ich möchte ein Antidepressivum ausprobieren.‹ Sie war nicht dagegen, aber sie kannte sich damit auch nicht aus.«

Auf ihre Ärztin zuzugehen kostete sie auch Mut. »Mein erster Kontakt zu dieser Frau hatte sich aus beruflichem Anlaß ergeben, nämlich wegen eines meiner eigenen Klienten. Zugeben zu müssen, daß ich selbst ernste Probleme mit Depressionen hatte, war ein Schlag für mein Selbstgefühl. Aber ich überwand mich. Die Ärztin verschrieb mir Tofranil, und innerhalb von zwei Wochen fühlte ich mich deutlich besser. Mit der Depression ließen auch meine Ängste nach. Nach drei Wochen ging es mir besser als jemals zuvor.«

Umfangreichen epidemiologischen Untersuchungen in den Vereinigten Staaten zufolge ist die Hälfte aller Alkoholikerinnen schwer depressiv, und zwei Drittel von ihnen waren depressiv, bevor sie alkoholabhängig wurden.[36] Jahre können verstreichen, in denen die Frauen einen Rückfall nach dem anderen haben, weil ihre Depressionen unbehandelt bleiben.

Oder es gelingt ihnen wie Eileen, abstinent zu bleiben, doch ihre

Stimmung ist so beeinträchtigt, daß ihr Leben in nicht viel mehr besteht als im täglichen Sieg über die Sucht. Erst als Eileen ihre Depression behandeln ließ, kam ihr Leben wirklich in Schwung. Sie baute eine blühende psychotherapeutische Praxis auf und begann mit 45 Jahren ein Theologiestudium. Leider geschah das erst 15 Jahre, nachdem sie sich den Anonymen Alkoholikern angeschlossen hatte!

Wenn Abstinenz allein nicht ausreicht

Medication and Other Drugs, eine Streitschrift der Anonymen Alkoholiker, verfaßt von einer Gruppe genesender Ärzte, soll Mitglieder darüber informieren, daß manche Alkoholiker Medikamente benötigen, wenn sie völlig gesund werden sollen. Depressiven Patienten »wurde von Anonymen Alkoholikern nahegelegt, die Tabletten wegzuwerfen, und das führte nur dazu, daß die Depressionen mit all ihren Problemen zurückkehrten und manchmal zum Suizid führten«, berichten die Ärzte.

Die Ärzte erzählen von Fran, einer schwer depressiven Frau, die sich schließlich den AA anschloß und daraufhin von ihrer Gruppe provoziert wurde. »Bei meinem ersten Treffen war ich völlig schockiert«, erklärte sie, »als eine der ersten mir gestellten Fragen lautete: ›Nehmen Sie irgendwelche Tabletten?‹« Von Anfang an »haben sie mich dauernd genötigt, ›keine Krücke mehr zu benutzen‹, ›ehrlich‹ zu mir selbst zu sein und vom ›Seelenklempner loszukommen – die Anonymen Alkoholiker sind alles, was du brauchst.‹« Fran schwankte hin und her und setzte das Medikament schließlich ab. Nicht lange, berichtet sie, »und ich war auf einer Reise, bei der ich nicht sicher war, jemals zurückzukehren – eine Reise voller Halluzinationen, Verfolgungsängsten und Obsessionen.«

Obgleich mehrmals hospitalisiert, fühlte sie sich weiterhin hin- und hergerissen zwischen dem, was die Ärzte erklärten, und »all den ›medizinischen Ratschlägen‹, die ich von den anderen Anonymen Alkoholikern bekam«. Zwei widerstreitende Behandlungsmodelle versuchten, sie für sich einzunehmen, und sie spürte, daß sie einem von ihnen den Vorzug geben mußte. Immer wieder, sagt sie, »entschied ich mich für die AA. Jedesmal, wenn ich meine Medikamente absetzte, verschlimmerten sich meine Symptome und die suizidale Depression kehrte zurück«.

Erst als ein Psychiater sie als manisch-depressiv diagnostizierte, begann Fran ihre Situation in einem anderen Licht zu sehen. Abstinenz allein war nicht genug. »Heute habe ich eine völlig andere Einstellung gegenüber Medikamenten. Ich merke, manche Leute reden immer noch darüber, daß ich ›etwas nehme‹, aber das geht in Ordnung. Ich habe nur einen Richter, nämlich meine größere Energie. Es spielt wirklich keine Rolle, wer alles weiß, daß ich gegen meine Krankheit Lithium einnehme.«

Der Kampf mancher Gruppen gegen Medikamente bei psychiatrischen Störungen bringt ein ernsthaftes Problem mit sich, wie die AA-Streitschrift hervorhebt. Die Autoren kommen unzweideutig zu dem Schluß: »So falsch es ist, es einem Alkoholiker zu ermöglichen oder dazu zu verhelfen, erneut von irgendeiner Droge abhängig zu werden, so falsch ist es aber auch, einem Alkoholiker Medikamente vorzuenthalten, die andere beeinträchtigende und/oder emotionale Probleme lindern oder kontrollieren können.«

Die Streitschrift legt jedoch nahe, daß nur Menschen mit schweren psychiatrischen Störungen – solchen mit Verfolgungsängsten, Halluzinationen und suizidalen Depressionen – eine medizinische Behandlung benötigen. Menschen wie Eileen, deren Depressionen eher moderat sind, sollten darauf hoffen, daß Abstinenz allein ausreicht. Zu dieser Frage sollten die AA ihre Mitglieder besser informieren. Wenn es auch richtig ist, daß Alkoholismus zu depressiven Zuständen führt, so haben Süchtige doch häufig Stimmungsstörungen, die unabhängig davon bestehen. Abstinenz ist keine Behandlung für klinische Stimmungsstörungen, und wenn das von ihr erwartet wird, so hat das oft tragische Folgen.

Eine verzweifelte Frau

Kitty Dukakis ist ein dramatisches Beispiel für einen Menschen mit einer schweren psychiatrischen Krankheit, der über viele Jahre keine angemessene Hilfe erhielt, weil hauptsächlich seine Sucht behandelt wurde.

Als die Geschichte von Frau Dukakis und ihrer verhängnisvollen Einnahme von Franzbranntwein nur wenige Monate vor Veröffentlichung ihrer Memoiren *Now You Know* in die Presse lanciert wurde, war jedermann schockiert. Von ihrer 1982 in Hazeldon behandelten Appetitzügler-Sucht hörten wir zuerst. Einige Jahre später, kurz nachdem Gouverneur Dukakis die Präsidentschaftswahl verloren hatte, begab sie sich nach Edgehill in Newport, Rhode Island, um sich gegen ihre Alkoholabhängigkeit behandeln zu lassen. Aber bis zu der Franzbranntwein-Geschichte hatte es nur Andeutungen für Depressionen gegeben. Die kürzeste Anspielung auf Stimmungsprobleme fand sich in einem *People*-Artikel im Herbst nach der Wahl. Der Beitrag handelte von Kittys erhebenden Erlebnissen während eines Abenteuer-Programms. Der Herbst, so hieß es, sei häufig »keine gute Zeit« für sie, und sie habe sich dem körperlich anspruchsvollen Programm angeschlossen in der Hoffnung, einer für sie gewöhnlich trostlosen Jahreszeit zu entfliehen.

Zu der Zeit, als *People* seine Kameras auf Kitty richtete, schien die Strategie funktioniert zu haben. Die Fotos in der Zeitschrift waren eindrucksvoll. Kitty hatte einige Pfunde zugenommen, und ihr Gesicht hatte einen weichen, lebensvollen Ausdruck, nicht das angespannt strahlende Lächeln, das wir von ihren Wahlkampf-Fotos her kannten. Aber dann, Monate später, tief verstrickt in ihre Winterdepression, gab Frau Dukakis jenes verzweifelte Signal mit dem Franzbranntwein. »Ich hatte nicht vor, mich umzubringen«, erklärte sie später den Klinikärzten, als man sie nach Suizidabsichten befragte. »Ich wollte einfach eine Weile schlafen. Ich wollte mich von der Qual des Wachseins befreien.«

Die Qual, die sie beschrieb, war die einzigartige, allesumfassende Qual schwerer Depressionen. Das ist mittlerweile klar. Die Frage ist nur, warum dies all den Leuten, die sie während all der Jahre behandelt hatten, nicht klar war. Was war verkehrt gelaufen?

Kitty Dukakis' Behandlung hatte vor allem in einer Handvoll Suchtprogrammen bestanden. Sie war nicht aufgrund einer qualvollen psychiatrischen Störung, sondern ausschließlich als Süchtige behandelt worden. Und die Depression, vermutlich ihre Begleiterin seit der Adoleszenz, als sie damit anfing, die aufputschenden Appetithemmer ihrer Mutter zu nehmen, hatten die Menschen, die ihr hätten helfen können, irgendwie nicht *erkannt*.

Ironischerweise könnte die Tatsache, daß sie die Frau des Gouverneurs war, zu dem beklagenswerten Umgang mit Kitty Dukakis' medizinischen Problemen beigetragen haben. Obgleich sie sich aufgrund ihrer Süchte selbst in Behandlung begab, wollte sie sie hinter sich bringen – und zwar schnell. Offensichtlich mochte sie nicht einen Augenblick länger als notwendig in diesen Programmen bleiben. Doch sie erhielt wenig Hilfe von außen. All die Jahre suchte sie nur gelegentlich einen Psychiater auf. Wie sie schreibt, hat sie nicht geglaubt, eine Gesprächstherapie könne ihr helfen. So nahm sie mehrmals antidepressive Medikamente, und obwohl sie ihr halfen, setzte sie sie immer ziemlich bald wieder ab. Statt dessen, so schreibt sie in ihrem Buch, nahm sie Alkohol – mit äußerster Vorsicht und Beherrschung –, um ihre Stimmung zu verbessern, um den Fluß an Neurotransmittern, der sie funktionieren ließ, zu verstärken.

Zu Beginn des Präsidentschaftswahlkampfs von Michael Dukakis fing Kitty an, ein Antidepressivum zu nehmen. Aber Nebenwirkungen machten ihr zu schaffen, erklärt sie, und wieder setzte sie das Medikament ab. Im Rückblick meint sie, das außergewöhnliche Tempo des Wahlkampfes habe sie vor dem Absturz bewahrt. Außerdem war es Sommer, gewöhnlich ihre »Hoch«-Jahreszeit. Aber mit dem Herbst und der Vorahnung von Michaels beginnender Niederlage geriet Kitty in eine weitere schwere Depression. Ein Psychopharmakologe verschrieb ihr Prozac, aber zu jener Zeit trank sie bereits »unkontrolliert«. Da sie wußte, daß Medikamente zusammen mit Alkohol gefährlich sind, setzte sie das Prozac ab. Wie leicht bei Frauen, verschlimmerte sich Kittys Trinken sehr schnell. Sie kam nach Edgehill in Newport. Etwa um diese Zeit nahm sie wieder Prozac, das sie nicht euphorisch machte, wie sie schreibt, sondern »normal«, ausgeglichen. Doch kaum hatte sie diesen Zustand erreicht, befand sie, daß »keine Notwendigkeit bestand, weiterhin Medikamente zu nehmen«.

Wo waren die Ärzte, fragt man sich, wenn man die Berichte über Frau Dukakis' Krankheit liest. Hat ihr niemand erklärt, daß Menschen mit schweren Depressionen länger als einige Monate Medikamente nehmen müssen?

Nach Edgehill stellte Frau Dukakis auch die gelegentlichen Besuche beim Psychiater ein. Die Treffen der Anonymen Alkoholiker waren ihre einzige Stütze. Ob die Gruppe ihr von Medikamenten abriet, berichtet Kitty nicht, doch es erscheint unwahrscheinlich, daß sie sie dazu ermunterte. Offenbar ermutigte niemand sie zum Festhalten an der Behandlung ihrer Depression – trotz der lähmenden Qual ihrer depressiven Phasen.

Ihre Situation war tragisch, aber keineswegs einzigartig. Die meisten Menschen, die sowohl depressiv wie süchtig sind, erhalten keine Hilfe gegen ihre Depression.

Abschreckung in zwölf Schritten

Die Suchtbehandlung ist streng institutionalisiert. Die meisten Menschen mit Suchtproblemen landen schließlich in Behandlungszentren, in denen man sich mit psychiatrischen Krankheiten nicht beschäftigt. Sie erhalten nicht einmal eine Diagnose.

Das gilt selbst für renommierteste Einrichtungen wie Hazeldon und das Betty-Ford-Center, die schon beim ersten Telefongespräch klarstellen, daß sie sich, einerlei, welche anderen Probleme eine bestimmte Person auch haben mag – ob Bulimie, Depressionen, Panikanfälle oder was immer –, *nur* mit der Sucht beschäftigen werden.

»Jemanden, der Medikamente nehmen muß, schicke ich nicht zum Betty-Ford-Center, denn dort setzen sie die Medikamente ab«, erklärte mir die New Yorker Therapeutin und amtliche Drogenberaterin Virginia Hamilton. »In Hazeldon ist es das gleiche.« Sie zählt eine Handvoll Behandlungszentren auf, die tatsächlich Menschen mit zweifacher Diagnose behandeln.

»Einige dieser Einrichtungen, wenn auch nicht alle, sind schrecklich teuer«, erklärt sie. Und einige der teuren privaten Klinikprogramme gegen den Drogenmißbrauch sind, wenngleich psychiatrisch orientiert, über den Mißbrauch von Substanzen nicht ganz auf dem laufenden.

»Es scheint, als neigten die meisten Programme dazu, sich zu sehr mit der einen oder der anderen Seite zu beschäftigen«, meinte ich. »Das, oder sie ignorieren die andere Seite völlig und verpassen den Anschluß. Doch statistisch gehen die meisten Reha-Programme in die Irre, weil sie keinerlei medizinische Orientierung haben. Sie verlassen sich auf das traditionelle ›Hazeldon-Modell‹, das die psychiatrische Seite des Bildes ignoriert und keine wie immer geartete Medikation zuläßt.«

In den letzten zwei Jahrzehnten hat sich die »Rehabilitierung« zu einer gewaltigen internationalen Bewegung – und einem Geschäft – mit 30 000 Reha-Gruppen in 70 Ländern entwickelt. Seit diese Bewegung an Macht gewonnen hat, haben Zahl und Art der

Menschen, die sich für fähig halten, andere zu behandeln, ungeheuer zugenommen. Menschen mit schweren Stimmungsstörungen, die sich etwa einer »Zwölf-Schritt-Gruppe« zur Suchthilfe anschließen, können sich in einem System wiederfinden, das nicht für die Behandlung medizinischer Probleme, welche die Sucht verursacht haben können, ausgerüstet ist.

Wie konnte es zu einer solchen Situation kommen? Die nichtmedizinische Behandlung von Substanzenabhängigkeit konnte zum Teil deshalb Fuß fassen, weil die Medizin selbst sich nicht auf die Probleme einlassen wollte. »Man darf nicht vergessen, daß zu Anfang Psychiater die Sucht nicht *anrühren* wollten«, erklärt Psychiater Oscar Bukstein. »Süchtige waren stigmatisiert, und niemand half ihnen.«

Die Selbsthilfebewegung formierte sich in einem Behandlungsvakuum. Die ersten Behandlungszentren entstanden in Minnesota. Hazeldon ist heute eines der bekanntesten. »Man mag es glauben oder nicht, es ist aus Experimenten hervorgegangen, die in staatlichen Nervenkliniken durchgeführt wurden. Ihre Budgets waren knapp bemessen, und deshalb fingen sie an, mit Selbsthilfegruppen und früheren Patienten als Hilfstherapeuten zu arbeiten. Das war der Anfang des Rehabilitations-Modells. Es beruhte auf der These, daß Patienten am besten Kontakt zu ehemaligen Süchtigen finden. Auf diese Weise sparten sie eine Menge Geld. Häufig hatten diese Leute überhaupt keine oder nur eine dürftige Ausbildung. Das war extrem billig.«

Das »Hazeldon-Modell« oder das »Minnesota-Modell«, als das es schließlich bekannt wurde, haben mit unterschiedlicher Integrität und wechselndem Erfolg profitorientierte und nicht-profitorientierte Organisationen im ganzen Land kopiert. Die Menschen durchlaufen diese 28-Tage-Programme wie Autos eine Waschanlage. Die Länge ihres Aufenthalts hängt nicht von der Schwere einer bestimmten Krankheit ab, aber sehr wohl von der jeweiligen Versicherungssumme.

Kitty Dukakis absolvierte fünf oder sechs Reha-Programme, ehe endlich bei einer gründlichen psychiatrischen Untersuchung festgestellt wurde, daß sie eine bipolare Störung hatte. Schwerpunkt ihrer Behandlung war acht Jahre lang ausschließlich ihre Sucht gewesen. Die emotionale Verzweiflung, die sie zu Franzbranntwein, Haarspray und Nagellackentferner greifen ließ, wurde offensichtlich übersehen – oder falsch verstanden. Ihr Verhalten wurde als Teil ihres Suchtsyndroms gesehen und nicht als Symptom einer psychiatrischen Störung. Sie war eine schwerkranke Frau, und niemand erkannte dies.

Suchtexperten, viele von ihnen ehemalige Süchtige, neigen dazu, Depressionen nur als Folge des Verlusts der Droge, des »High«, zu betrachten. Sie mißbilligen, was sie Selbstmitleid nennen. Wenn sie erklären, bei Abstinenz würden die Stimmungsstörungen von allein verschwinden, könnten sie auch in den Bereich der Medizin überwechseln.

Oscar Bukstein, Leiter eines Behandlungsprogramms für Jugendliche, die sowohl unter Süchten wie unter psychiatrischen Störungen leiden, ist besorgt über die von ihm so bezeichnete »Zwölf-Schritt-Catch-22« (nach dem gleichnamigen Film). »Diese Programme können das Gefühl hervorrufen, wenn du nicht ins Paradigma paßt, ist es dein Fehler. Wenn der Patient nicht zurechtkommt, ist er am ›Verleugnen‹. Auf diese Weise wird der Patient, nicht das Programm dafür verantwortlich gemacht, wenn die Behandlung scheitert.«

Die Fähigkeit eines Menschen, dem Zwölf-Schritt-Dogma zu widerstehen, hängt zuerst einmal davon ab, welche Entwicklung er oder sie hinter sich hat. Junge Menschen, die vier- oder fünfmal in der Woche zu den Gruppentreffen gehen, können für einen Gehirnwäsche-Effekt anfällig sein. »Jugendliche sind in ihrer kognitiven Entwicklung noch nicht so weit, um die Grautöne sehen zu können«, erklärt Virginia Hamilton. »Sie wollen alles schwarz oder weiß sehen. Doch die Skala der Abhängigen reicht von mehrfach Süchtigen, die jede erreichbare Droge in jede erreichbare Körperöffnung stecken, bis zu ehemaligen Süchtigen, die sich weigern, bei 40 Grad Fieber Aspirin zu nehmen.«

Manchmal brauchen jugendliche Drogensüchtige unbedingt eine medikamentöse Behandlung. Nach Bukstein leiden die *meisten* Jugendlichen mit Drogen- und Alkoholproblemen unter nicht erkannten Stimmungsstörungen. Aber ihre Eltern können sich gedrängt fühlen, die Anti-Medizin-Philosophie der Reha-Zentren zu akzeptieren. »Wir sind Süchtige auf dem Weg zur Heilung, und wir kennen den Weg« – eine solche Äußerung können ängstliche Verwandte, die nichts über Sucht wissen, höchst überzeugend finden. Angst um das Kind (und in manchen Fällen Angst um das eigene

Wohlbefinden) kann Eltern in einen Zustand versetzen, in dem sie leicht einzuschüchtern sind. Sie möchten glauben, daß *irgend jemand* die Antwort kennt. Die ehemaligen Süchtigen sagen: »*Wir* kennen sie«, und besorgte Eltern fügen sich. Sie stellen sich vielleicht niemals die Frage, ob das Kind möglicherweise eine Krankheit hat, die es dazu veranlaßt hat, Rauschmittel zu mißbrauchen. Dann sind sie entsetzt, wenn das Kind immer wieder rückfällig und sein Verhalten immer unberechenbarer wird. In dem irrigen Glauben, die Sucht sei etwas »Psychisches«, liegen die Eltern nachts wach und fragen sich, was sie getan oder nicht getan haben, fragen sich, wann sie den falschen Weg eingeschlagen haben. Begierig, ihre Schuld zu sühnen, sind sie unter Umständen reif für ideologische Verführungen.

Phillips Geschichte

Robert und Eleanor adoptierten Phillip, als er drei Monate alt war. Die Adoption war eine wunderbare Fügung gewesen. Als Phillip älter wurde, ähnelte er beiden so sehr, daß die Leute überrascht waren, wenn sie erfuhren, daß er nicht ihr leiblicher Sohn war.

Als er älter wurde, nahm Phillip Eleanors Witz und Roberts Ernsthaftigkeit an. Alle mochten ihn. Er war ein hochaufgeschossener Junge, immer gut drauf und ausgezeichnet auf der elektrischen Baßgitarre, die zu spielen er sich selbst beibrachte, als er zehn Jahre alt war. Als Phillip sich mit elf Jahren in der Schule zu langweilen begann, sprachen Robert und Eleanor mit den Lehrern und Erziehungsberatern und kamen zu dem Schluß, er brauche mehr Anregung. Sie würden eine bessere Schule für ihn finden. »Wehre den Anfängen«, wie Robert meinte.

Eleanor sprach von »Struktur«. Davon hätten sie Phillip vielleicht nicht genug mitgegeben. Wie viele in den sechziger Jahren erwachsen gewordene Eltern, hatten sie die kreativen Seiten ihres Sohnes gefördert, vielleicht auf Kosten der Disziplin. Sie entschieden sich für ein Internat mit wenigen Schülern je Lehrfach, für eine Bildungseinrichtung, die besonderen Wert auf die Entwicklung von Verantwortung legte. Phillip schien durchaus erfreut. Er könnte an den Wochenenden nach Hause kommen, um Freunde zu treffen, und so der örtlichen Dorfschule entkommen, in der er mit seinen Lehrern immer nur in Streit geraten war.

Der Direktor der neuen Schule warnte Phillip und seine Eltern vor Drogen und Alkohol. »Wir analysieren zufällig ausgewählte Urinproben«, erklärte er. Das überraschte Eleanor: »Mit Haschisch nehmen wir es nicht so genau.« »*Wir* nehmen es sehr ernst«, meinte der Direktor. »Wir wollen nicht, daß unsere Schüler es nehmen, Punktum.«

Mit zwölf war Phillip bereits mit Haschisch bekannt geworden, und er trank gern ein paar Bier. Jetzt würde er seinen Konsum auf die Wochenenden beschränken müssen. Er ging davon aus, daß es die Sache wert sei, solange die *Kids* in der neuen Schule *cool* waren. Eines Montags im Oktober wurden die Schüler der siebten Klasse zur ersten Urinanalyse des Jahres aufgerufen. Gegen Ende der Woche erhielten Phillips Eltern einen Anruf. »Er hatte Marihuana im Urin«, verkündete der Direktor Eleanor.

»Aber er war übers Wochenende zu Hause«, erwiderte sie.

»Wir erwarten, daß sie es auch zu Hause nicht nehmen. Ich denke, ich habe das deutlich gemacht.«

Das war es. Phillip flog raus. Wie sich zeigte, war er nicht unglücklich darüber, wieder nach Hause zu kommen, genausowenig wie Robert und Eleanor, die meinten, das sei nicht die richtige Schule, und ihn ohnehin vermißten. Phillip wünschte, wieder auf seine alte Schule zurückzukehren, und schwor, er werde sich bessern. Die Eltern waren einverstanden. Eine Zeitlang half Robert ihm bei seinen Hausaufgaben, und Phillips Noten wurden besser, aber im Lauf des Frühjahrs fanden sie heraus, daß ihr Sohn *high* nach Hause kam, wenn er mit seinen Freunden unterwegs gewesen war. Er war gerade dreizehn geworden.

Robert und Eleanor stellten Verhaltensregeln auf. Sie besprachen »das Problem« endlos. Manchmal gaben sie ihrem Sohn sogar Hausarrest. Alle seine Freunde täten es, erklärte Phillip dann, und sie fürchteten, er sage die Wahrheit. Dennoch wollten sie *ihn* nicht *high* sehen. Es schien ihnen nicht normal zu sein. Zu ihrer Zeit waren die *Kids* 17 oder 18, ehe sie an den Bier-Parties am Wochenende teilnahmen. Jetzt fingen sie mit 13 an? Das versprach nichts Gutes, denn es lag doch auf der Hand, daß *Kids* in dem Alter mit Alkohol und Haschisch noch nicht umgehen konnten. »Warum *wollen* sie in ihrem Alter überhaupt *high* werden?« fragte sich Eleanor. Sie hatte das Trinken bei Jugendlichen immer als Abwehr ihrer Angst verstanden.

»Vielleicht werden sie gerade geschlechtsreif«, meinte Robert.

»Mit dreizehn?« fragte Eleanor.

Kurz nach seinem vierzehnten Geburtstag wurde Phillip zur Rehabilitation geschickt. Er war während der Schulzeit trinkend angetroffen worden, und er war gewalttätig gegen seine Lehrer geworden. Einen von ihnen hatte er sogar geschlagen. Robert und Eleanor fühlten sich entsetzlich, zugleich aber auch erleichtert. Sie wußten, daß Phillip außer Kontrolle zu geraten drohte, aber sie hatten nicht gewußt, was sie tun sollten. Das Suchtprogramm war ihre einzige Zuflucht. Vielleicht fing es bei ihnen tatsächlich schon so früh an ...

Die Einrichtung »New Winds«, von einem Kollegen in Roberts Büro empfohlen, dessen Sohn das Programm absolviert hatte, lag nur eine Stunde entfernt. Robert und Eleanor wurden, wie von »New Winds« gefordert, sehr schnell einbezogen. Jeden Samstag nahmen sie an Familien-Gruppensitzungen teil, und einmal im Monat kamen sie für ein ganzes Wochenende. Sie waren erstaunt, wie schnell Phillip davon profitierte. »Er *spricht* jetzt wirklich über seine Gefühle«, meinte Robert stolz. »Er erklärte vor der Gruppe, wie leid es ihm tue, daß er uns solchen Kummer bereitet hat«, berichtete Eleanor. »Er versucht sein Bestes.«

Die Familiengruppen zwangen sie, sich mit ihrer Lässigkeit im Umgang mit Phillip auseinanderzusetzen, mit ihrer Unfähigkeit, Grenzen zu setzen, mit ihrem Bedürfnis, von ihrem Sohn um jeden Preis geliebt zu werden. Sie weinten. Robert sprach über die Beziehung zu seinem eigenen Vater. Sie lernten, offener mit Phillip umzugehen. Phillip konnte sie nicht mehr an der Nase herumführen. Sie hatten die Familienmuster erkannt, hatten sie wirklich *kapiert.*

Nach drei Monaten machte Phillip seinen »Abschluß« und kehrte nach Hause zurück. Er würde jeden Tag zu den Anonymen Alkoholikern gehen. Da das Schuljahr zu Ende ging, würde er sich eine Teilzeitarbeit suchen, und er würde voll und ganz Familienmitglied sein – anwesend und mitteilsam bei den Mahlzeiten –, mit regelmäßig zu erledigenden Hausarbeiten und Feierabenden. Sechs Monate lang gab es abends keinen Ausgang. Er konnte seine Freunde mehrmals in der Woche tagsüber treffen. Sein Terminplan sollte möglichst eng sein, hatten sie bei »New Winds« erklärt. Das war eine ernste Aufgabe, und die ganze Familie mußte an der Veränderung mitarbeiten. Robert und Eleanor hatten das Gefühl, die Situation sei, wenn auch immer noch instabil, doch weitgehend unter Kontrolle.

Nicht lange, und Phillip versäumte die AA-Treffen und nahm lieber auf dem Parkplatz hinter dem »Grand Union« Drogen zu sich. Robert und Eleanor hatten keine Ahnung davon, bis er auf dem Rücksitz eines Polizeiautos nach Hause gebracht wurde, völlig von Sinnen und lachend wie ein Wahnsinniger. Er hatte versucht, Geld aus der Kasse eines Zeitungsstands zu stehlen, als der Besitzer ihm den Rücken kehrte. Der Mann erstattete Anzeige.

Robert und Eleanor fühlten sich verraten. Alle hatten sich wirklich Mühe mit Phillips Sucht gegeben. Sie war als Familienproblem betrachtet worden. Mein Gott, das Kind war erst vierzehn Jahre alt, ein Musterjunge, ein liebenswerter Junge. Was war mit ihrem Sohn geschehen?

Zwei Lager: Rehabilitation versus Medizin

Natürlich stellte sich die Frage nach der Familiengeschichte des Jungen. Als Robert und Eleanor Phillip bekommen hatten, gehörte es zur Politik der Adoptions-Agenturen, über die biologische Familie möglichst wenig mitzuteilen. Sie wußten nur, daß das Kind im medizinischen Sinn gesund zur Welt gekommen war, und sie neigten dazu, in das eigene Innere zu schauen, die Fragmente von Phillips frühen Kindheitserfahrungen mit ihnen als Eltern zu überprüfen, ihre eigenen ambivalenten Gefühle als Eltern zu inspizieren. Alles, was sie jemals über Sucht gehört hatten, stammte aus der Psychologie. Dennoch war nur schwer etwas auszumachen, das traumatisch genug war, um zu erklären, was mit Phillip geschah. Er war ein glückliches Kind gewesen. Es hatte die üblichen Kindheitsprobleme gegeben – Alpträume eine Zeitlang, als er drei oder vier war, Angst vor der Dunkelheit. Als er fünf war, wachte er manchmal auf und dachte, es wäre jemand in seinem Zimmer. Eleanor hatte Phillip sogar zu einem Psychiater gebracht. Nach einigen Sitzungen hatte der Arzt erklärt, es handele sich um Trennungsangst, der Phillip schon entwachsen werde. *Hatten denn alle unrecht gehabt?* fragten sich Robert und Eleanor nun. *Waren denn alle verrückt gewesen?*

Als Phillip 17 wurde, hatte er bereits fünf Reha-Zentren hinter sich. Irgendwie war es ihm gelungen, einen High-School-Abschluß zu bekommen, ein Erfolg des letzten Zentrums, das darauf bestanden hatte, ihn sechs Monate dazubehalten und ihn durch einen Kursus zur Vorbereitung auf den Abschluß zu pauken. Jetzt lebte Phillip in einer Zwischenstation in North Carolina. Er fühlte sich nicht besonders gut. Er war so weit in Ordnung – zumindest fürs erste –, aber er war gedrückter Stimmung. Robert fragte sich, ob Phillip nicht depressiv sei, aber die Institution war eisern: *keine Antidepressiva.*

Einige Jahre zuvor hatte Robert Phillip einem Psychiater vorgeführt, der meinte, der Junge sei depressiv und brauche Medikamente. Phillip hatte das Antidepressivum einige Monate lang ausprobiert, aber die Nebenwirkungen störten ihn, und seine Therapeutin, eine Anhängerin der Gruppentherapie, die medikamentöse Behandlungen ablehnte, ermutigte ihn kaum, das Mittel weiterzunehmen. Sie hatte versprochen, mit dem Psychiater zu reden, aber sie tat es nicht. Jede Stimmungsverbesserung bei Phillip schrieb sie seinem »Willen zur Veränderung« zu. Bald setzte der Junge sein Medikament ab und wurde wieder *high.*

In keinem der Reha-Zentren, in denen er gewesen war, hatte man eine psychiatrische Evaluierung angeregt. Das war nicht ihre Sache. Ihre Sache war die Sucht.

Heute glauben Wissenschaftler, Jugendliche würden vor Eintritt der Sucht von Depressionen oder anderen psychiatrischen Störungen heimgesucht. »Niemand, der sich wohlfühlt, wird süchtig«, erklärt Bukstein.

Aber ein Trinker ist immer noch ein Trinker, würden die AA entgegnen. Das mag stimmen, aber es bleibt die Frage, welches die richtige Behandlung ist, wenn eine Stimmungsstörung den Grundstein für eine Sucht gelegt hat – wenn die Stimmungsstörung also die »primäre« Krankheit ist. Psychiater und Psychopharmakologen – und heute sogar manche Drogenberater – wissen, daß Menschen mit zwei Krankheiten für beide eine Behandlung brauchen. Sie können nicht einfach als Süchtige behandelt werden. Wenn doch, werden sie, wie Kitty Dukakis, noch kränker.

Angst vor Medizin

»Viele unserer Mitglieder sind nicht gerade der Inbegriff des AA-Ideals«, meint Eileen Fitzpatrick. »Als ich das erste Mal zu den Anonymen Alkoholikern kam, Mitte der siebziger Jahre, waren die meisten von ihnen gegen *jede* Art psychologischer Behandlung. Die AA galten für alle ehemaligen Alkoholiker als das A und O. Im Lauf der Jahre wurde man immer aufgeschlossener gegenüber Psychotherapie als Ergänzung zu den AA, aber hinsichtlich des Gebrauchs von Medikamenten herrschte unter den AA-Mitgliedern weiterhin eine rigide und ignorante Einstellung.«

»Manche ständig depressiven Alkoholiker können paradoxerweise die AA als entmutigend empfinden«, meint Roger Weiss, »weil sie sich möglicherweise anderen AA-Mitgliedern gegenüber entfremdet fühlen, wenn es ihnen nicht gelingt, die dramatische Verbesserung ihrer Lebensqualität zu erleben, die andere AA-Mitglieder als Folge der Abstinenz beschreiben.« Sie können sich noch weiter entfremdet fühlen, wenn andere in der Gruppe ihnen Selbstmitleid vorwerfen – im AA-Sprachgebrauch die »Ärmsten« oder die »Jammerlappen«. »Manche AA-Mitglieder machen gar gleichzeitige Antidepressiva-Behandlung, Psychotherapie oder Besuche beim Psychiater für die Depression eines Patienten verantwortlich«, erklärt Weiss.[37]

»Die AA brauchen Kenntnisse über psychiatrische Störungen«, meint eine Frau, deren Mann manisch-depressiv und ehemaliger Alkoholiker ist. Die Angst davor, der Gruppe mitzuteilen, daß er Lithium nimmt, erschwert seine Genesung unnötig, und ihr macht es Sorgen. »Man würde jemandem, der Krebs hat, auch nicht sagen, er soll keine Chemotherapie haben.« Sie glaubt, wenn die AA-Gruppe ihres Mannes herausfände, daß er Lithium nimmt, »würden sie ihm sagen, er solle es absetzen, und innerhalb von zwei Tagen wäre er im Krankenhaus«.

Viele Mitglieder haben wirre Vorstellungen von Stimmungsstörungen und ihrer medikamentösen Behandlung. »Sie setzen die Medikamente mit Drogen gleich«, meinte eine Frau, die ihrer Gruppe verheimlicht, daß sie Nardil nimmt. Manche AA-Mitglieder denken, Antidepressiva erzeugten einen »Cocktail-Effekt«, eine merkbare Veränderung der Stimmung kurz nach Einnahme der

Pille. Es ist klar, daß ein solches Medikament die Abstinenz untergraben könnte, aber Lithium und Antidepressiva haben keinen »Cocktail-Effekt«. Die von ihnen bewirkte Wiederherstellung des Gleichgewichts der Hirnsubstanzen dauert Wochen und wird stabil gehalten.

Angst vor Medikamenten wird sowohl durch Bücher wiedurch Zeitschriftenartikel über Sucht perpetuiert. In *The Invisible Alcoholics* schreibt Marian Sandmaier, bei Frauen würden emotionale Störungen mit größerer Wahrscheinlichkeit als Alkoholismus diagnostiziert und sie würden auch mit größerer Wahrscheinlichkeit auf »stimmungsverändernde« Medikamente gesetzt. Diese Medikamente, erklärt sie, »können von Alkoholikerinnen selbst begrüßt oder gar verlangt werden. Denn ein Beruhigungsmittel oder Antidepressivum gibt ihnen nicht nur ein weiteres chemisches Sicherheitsventil, (sondern) kann als ein respektables ›Frauenmedikament‹ offen und ohne Schuldgefühle genommen werden.«

Solche Äußerungen verraten nicht nur Ignoranz hinsichtlich der Unterscheidung von Beruhigungsmitteln und Antidepressiva; sie lassen auch eine gravierende Voreingenommenheit gegenüber Frauen erkennen. Solche Sätze implizieren, daß Frauen, die bei Depressionen medizinische Hilfe suchen, den bequemsten Weg einschlagen. Solche Äußerungen verunglimpfen Antidepressiva als Ausstiegsdrogen für willensschwache Frauen.

Nach Eileen Fitzpatrick rührt die eigenartige Engstirnigkeit mancher AA-Gruppen von genau diesem Schwarz-Weiß-Denken her, das bei Alkoholismus charakteristisch sei. Wenn jemand in die Fänge einer Droge gerät, wird diese am Ende gegenüber jeder anderen Bewältigungsform bevorzugt. Gefangen in einer immer eingeschränkteren Reaktion auf das Leben, wird der Trinker zunehmend unflexibler. Informationen, die der Abwehr zuwiderlaufen, mit der er sich eingerichtet hat, werden einfach verworfen.

Die gleiche Rigidität kann das Denken des ehemaligen Trinkers kennzeichnen. »Die alten Einstellungen verschwinden nicht, wenn jemand einen Drink ausschlägt«, meint Eileen. Die Abwehrhaltung wird Tag für Tag, von Treffen zu Treffen verstärkt. »Du lernst, was du zu sagen hast und was nicht. Die AA-Organisation ist ein machtvolles Vorurteil und durchaus in der Lage, bei den meisten Menschen Willfährigkeit zu erzwingen. Kritik zu wagen heißt Ächtung zu riskieren.«

Auf diese Weise können die therapeutischen Gemeinschaften genau die Fehlfunktionen perpetuieren, die sie korrigieren wollten. Nicht nachdenkende Alkoholiker können zu nicht nachdenkenden ehemaligen Alkoholikern werden. Mit dem Tausch eines alten Systems von Überzeugungen gegen ein neues verlassen sie sich auf die AA-Lehrsätze zur Auslegung der Wirklichkeit, so wie ein Kind sich an die Seiten des Katechismus hält. Das ist eine emotional fragwürdige Vorgehensweise. Wirklichkeitsmodelle verändern sich stets, entwickeln sich immer weiter, und ein selbstsicherer Mensch kann sich dementsprechend anpassen. In dem Maße, wie man dazu nicht in der Lage ist, bleibt man beeinträchtigt.

Verloren zwischen Behandlungsmodellen

Vorurteile finden sich auch auf der medizinischen Seite des Suchtthemas. Sie sind in der Psychiatrie besonders störend, weil Menschen mit psychischen Problemen, die durch eine Sucht noch verschärft werden, häufig abgeschreckt werden. »Meine Kollegen behandeln Süchtige nicht gern«, meint Bukstein. »Sie fühlen sich unbehaglich dabei. ›Ich beneide dich nicht, daß du mit dieser Population arbeiten mußt‹, sagen sie. Aber sie selbst arbeiten mit Patienten, mit Schizophrenen und anderen, die nicht weniger frustrierend sind.«

Die Behandlung von Süchtigen ist geprägt von polarisiertem Wissen. Als Folge davon sitzen die Patienten schließlich zwischen zwei Stühlen. Allzu häufig bieten Psychiatrie und AA rundum beschränkte Behandlungsmodelle an. Paßt der Patient nicht hinein, bekommt er Schwierigkeiten. »Ist der Patient resistent, so sagen die Reha-Leute, er ›verleugne‹«, meint Bukstein abschätzig.

Psychologisch orientierte Therapeuten hegen Vorurteile eigener Art. Zunächst einmal mögen sie Patienten, die noch gut beisammen sind. So meint Bukstein sarkastisch: »Die besorgten Gesunden geben die besten Patienten ab, weil sie nicht krank sind.«

Wie die meisten medizinischen Suchtexperten schätzt auch Roger Weiss die Vorteile der Unterstützung durch Gruppensitzungen und empfiehlt seinen Kollegen, sich genauer mit ihnen zu beschäftigen – und *mit* ihnen, nicht gegen sie zu arbeiten. Die Therapeuten, meint er, »sollten ihre Patienten wiederholt nach ihrer Teilnahme an AA-Treffen fragen, nach der Einstellung des Patienten gegenüber den AA und danach, ob der Patient einen ›Sponsor‹ bekommen hat und ob er bei den Treffen spricht«.

Grundsätzlich halten beide Behandlungsmodelle an destruktiven Vorurteilen fest, und beide sehen die nicht auf Behandlungen ansprechenden Patienten als verantwortlich an. »Ich denke, wir sollten aufhören, uns mit Vorwürfen gegenüber den Patienten herumzuschlagen«, meint Bukstein. »Wir sollten Behandlungsformen entwerfen, die unterschiedlichen Arten von Situationen und Menschen zugute kommen können.«

Herunterkommen von der rosa Wolke

Mit am umstrittensten bei der Suchtbehandlung ist zur Zeit die Frage, wie lange man nach der Abstinenz warten soll, ehe man eine medikamentöse Behandlung in Betracht zieht. Wie viele der Stimmungsturbulenzen nach der Abstinenz sind eine Folge dessen, was die AA als »Herunterkommen von der rosa Wolke« bezeichnen – der Zusammenprall mit der Realität, nachdem das erste Hochgefühl der erreichten Abstinenz verflogen ist?

Anfangs kommt es zu einer Aufheiterung, weil man wieder richtig schlafen und morgens ohne Kater in die Sonne schauen kann. Nach den täglichen Strömen von Alkohol fühlen sich die neuerlich Nüchternen bis zu einem gewissen Grad wieder körperlich und geistig gesund. Liegt aber eine unterschwellige psychiatrische Störung vor, so dürfte sich innerhalb von Wochen zeigen, daß längst nicht alles in Ordnung ist. Ehemalige Alkoholiker fühlen sich eben nicht so sonderlich gut. Tatsächlich fühlen sie sich erbärmlich. »In 30 Tagen war ich auf Antidepressiva«, erklärte eine Frau aus San Luis Obispo in Kalifornien, mit der ich nach einem Vortrag sprach. Als Frau eines Arztes zählte sie zu den Glücklichen, die bald nach erreichter Abstinenz mit einer Depressionsbehandlung beginnen. »Ich war zwar nüchtern, aber meine Neurotransmitter taten einfach nicht, was sie sollten«, erinnerte sie sich. Eine Medikation regulierte innerhalb von Wochen ihre gestörten Neurotransmitterfunktionen, und sie fühlte sich von da an ständig besser, bis sie ihr normales Stimmungs- und Energieniveau wieder erreicht hatte.

Katie Evans und J. Michael Sullivan, Spezialisten in der Sucht-

und Drogenberatung in Portland, Oregon, haben festgestellt, daß unter jungen Leuten die Quote des Drogenmißbrauchs die 50 Prozent übersteigt.[38] Virginia Hamilton berichtet, daß 70 bis 80 Prozent ihrer Klienten – zumeist ambulante Patienten der mittleren und der oberen Mittelschicht – als behaftet mit psychiatrischen Störungen eingestuft werden, mit Störungen, die medikamentöser Behandlung bedürfen. Die häufigste Diagnose lautet auf unipolare oder bipolare Depressionen.

Zwei Störungen bei einer Person schaffen ein Problem, das »größer ist als die Summe seiner Teile«, betonen Evans und Sullivan in *Dual Diagnosis*. Bei Drogenmißbrauch wird »ein verwirrter Mensch noch verwirrter, ein feindseliger Mensch noch bedrohlicher und gewalttätiger, und bei suizidgefährdeten Menschen steigt die Wahrscheinlichkeit selbstbeschädigender Handlungen«.

Bis vor kurzem warteten Kliniker monatelang, ja bis zu einem Jahr, ehe sie stimmungsgestörten ehemaligen Alkoholikern eine psychiatrische Begutachtung nahelegten. Drogenberater wie Evans und Sullivan sind heute der Ansicht, daß es töricht sei, so lange zu warten. »Unsere medizinischen Laborberater erklären uns, daß selbst der psychoaktive Bestandteil THC in Marihuana, von dem bekannt ist, daß er aufgrund seiner Affinität zu Fettablagerungen im Gewebe mehrere Wochen im Körper verbleibt, im Urin der meisten chronischen Haschischraucher nach 30 Tagen nicht mehr feststellbar ist. Außerdem sind die Ergebnisse von elektroenzephalographischen Untersuchungen (EEG) und von Dexamethason-Suppressions-Tests (einem Meßverfahren für neuroendokrine Funktionen) nach 30 Tagen Abstinenz wieder normal.«[39] Und schließlich zeigen Forschungsdaten und klinische Erfahrungen, daß viele der durch den Mißbrauch selbst verursachten psychiatrischen Symptome in weniger als einem Monat verschwinden. »Das gilt selbst für das Absetzen von Benzodiazepinen, bekanntermaßen ein langwieriger Prozeß.«

Manche meinen, einem ehemaligen Süchtigen Medikamente anzubieten sei gefährlich aufgrund der Möglichkeit, daß er sich wieder einer unerlaubten Droge zuwenden könnte. Jeder Stoff – ob kontrolliert oder nicht –, der dem Patienten ein besseres Gefühl beschert, wird damit als potentiell wieder süchtigmachend angesehen. Dieses Denken wandelt sich neuerdings. Die neuesten Programme integrieren alles, was die Wissenschaft über den Zusammenhang von chemischen Stoffen im Gehirn, Stimmungen und Süchten herausgefunden hat. Kliniker, die mit den neuen Programmen arbeiten, behandeln Stimmungsstörungen von Anfang an. Manche bezweifeln sogar, daß es wichtig ist zu wissen, ob die Depression Folge oder Ursache des Drogenmißbrauchs ist. »Nachdem der Patient einige Wochen *clean* gewesen ist, beginnt man sich zu fragen: ›Welche Risikofaktoren liegen hier vor?‹« erklärt Oscar Bukstein. »Wie sieht die Kosten-Nutzen-Rechnung aus, wenn man diese Person *nicht* behandelt, gleich ob ich glaube, die Depression sei vielleicht pharmakologisch induziert?«

Was auch immer die Ursache der Depression ist, es besteht die Gefahr eines Suizids, bemerkt Bukstein. Da sind auch noch die sozialen und beruflichen Kosten. »Man kann es sich nicht leisten, eine Person zwei Jahre von der Medikation abzusetzen, um festzustellen, ob sie dann immer noch depressiv ist. Wenn es dem Patienten nach einigen Wochen der Abstinenz nicht besser geht, sollte ernsthaft eine antidepressive Behandlung erwogen werden.«[40] Nach Buksteins Erfahrung sprechen 65 bis 85 Prozent der ehemaligen depressiven Süchtigen auf Antidepressiva an.

Manche Therapeuten und Drogenberater sind vorsichtig mit dem Verschreiben von Antidepressiva bei jugendlichen Drogenkonsumenten. »Im allgemeinen stellen wir fest, daß die meisten Jugendlichen von Interventionen in Richtung Sozialverhalten profitieren können«, schreiben Evans und Sullivan – von Therapie, mit anderen Worten. Aber Psychiater, die keine Bedenken haben, Erwachsenen Medikamente zu verordnen, versuchen dies häufig – mit Erfolg – auch bei Kindern und Jugendlichen. Bukstein gehört zu ihnen. Über sein Programm in Pittsburgh sagt er: »Wir evaluieren sie, und wenn sie depressiv sind, sagen wir: ›Ich werde nicht warten, bis dieses Kind einen Rückfall erleidet, um herauszufinden, ob seine Depression »primär« oder »sekundär« ist.‹ Der Nutzen der Verordnung von Antidepressiva ist unbedingt jedes kleine Risiko wert.«

Doch bisher gibt es nicht viele Dual-Diagnose-Programme, erklärt Bukstein: »Ich glaube, man wird sehr schnell erfahren, daß dies zu einem Schlagwort auf dem Suchtgebiet wird.« Schon behaupten einige Behandlungszentren, daß sie Jugendliche mit psychiatrischen wie auch Suchtstörungen behandeln, obwohl sie tatsächlich noch keine Programme dafür haben. »Sie erklären: ›Wir haben Psychiater, und wir geben den *Kids* Medikamente‹«, meint Bukstein, »aber das reicht nicht.« Um Erfolg zu haben, erklärt er, müsse ein Dual-

Diagnose-Programm besonderen Wert auf die psychische Gesundheitsfürsorge legen. »Bei ADAPT *(Adolescent Drug Abuse and Psychiatric Treatment)* haben wir recht lockere Zwölf-Schritt-Strukturen, und wir meinen, daß Fördergruppen nützlich sind. Aber wir achten *immer* auf die psychiatrische Pathologie, auf Familiengeschichte, auf die Geschichte des Kindes. Wir achten sehr genau darauf.«

Neue Hoffnung für Süchtige

Helen, eine Freundin von mir, sie lebt in New York, hatte ein Problem, das für alle Eltern erschreckend ist. Vor einem Jahr fand sie heraus, daß ihre 21jährige Tochter heroinsüchtig ist. Helen war dankbar, daß sie für Margaret ein Behandlungsprogramm fand, das ihr humaner und therapeutischer erschien als 28 Tage »strenger Liebe«.

Margaret flog früh von der High-School, da sie schon mit 13 Jahren mit verschiedenen Rauschgiften angefangen hatte. Danach gelang ihr nichts mehr in ihrem Leben. Sie war ein gescheites, äußerst liebenswertes Mädchen, doch sie konnte keine Arbeit länger als ein oder zwei Monate behalten, und sie konnte sich nicht aufraffen, für den High-School-Abschluß zu lernen. In ihrer freien Zeit, die sie praktisch immer hatte, hielt sie sich auf der Straße und in den Clubs der Stadt auf, mit Tätowierungen versehen und in schwarzes Leder gekleidet. Helen hoffte, das gehe vorbei.

Als Margaret heranwuchs, wurden ihre Stimmungen immer unberechenbarer und zeigten fremdartige Ausbrüche von Aggression und Feindseligkeit. Sie war 21, als ihre Mutter von ihrem Heroinproblem erfuhr, und 22, bevor irgend jemand sich vorstellen konnte, was dagegen zu tun sei. Von den Rückfällen ihrer Tochter zunehmend frustriert (zu jener Zeit ging Margaret bereits zwei Jahre lang zu NA-Treffen), rief Helen schließlich ihren alten Psychiater John Talbott an. Zu dessen Referenzen gehörte auch der Vorsitz der *American Psychiatric Association*. Helen erklärte, Margaret weigere sich, einen »Professionellen« – NA-Jargon für Arzt – aufzusuchen. Sie *wollte* einen Drogenberater konsultieren. Talbott rief Dr. Robert Milman, Leiter einer Klinik gegen Drogenmißbrauch in New York, zwecks einer Überweisung an. Milman erzählte ihm von Virginia Hamilton. »Sie ist genau die Richtige«, meinte Milman.

Helen suchte Hamilton auf und fühlte sich ermutigt. Sie sprach von ihrer Sorge über Margarets Ausbildungsmängel und ihre Unfähigkeit, einen Arbeitsplatz länger zu behalten, doch Hamilton erklärte: »An Arbeit sollten Sie nicht einmal *denken*. Zuerst muß ihre Tochter gesund werden.«

Virginia Hamilton hat als Drogenberaterin, wie viele ihresgleichen, von der Pike auf gelernt. Sie hatte zuvor jahrelang in der Werbung gearbeitet und war dort kokainsüchtig geworden: Werbung, Kokain und Valium, eine klassische weibliche »Erfolgsgeschichte« der siebziger und achtziger Jahre. Virginia unterscheidet sich von den meisten Ex-Süchtigen, die ihr Leben umkrempeln und beschließen, zur Drogenberatung zu gehen, durch ihr starkes Interesse an Psychiatrie. Auch das begann mit Selbstbeobachtung.

»Ich war seit drei Jahren in der Rehabilitation und hatte in der Zeit wiederkehrende Depressionen. Ich war sehr, sehr müde. Ich schlief viel. Ich weinte auf der Straße. Ich ging mir eine Pizza holen, und ich weinte in der Pizzeria. Ich sah einen Hund auf der Straße, und ich brach zusammen. Kein sexuelles Verlangen, meine Periode hatte aufgehört, und im Geist entwarf ich Pläne, wie ich mich umbringen könnte. Da dachte ich, warte noch eine Weile. Dafür bin ich nicht seit drei Jahren nüchtern.«

In früheren Jahren hatte man Helen trizyklische Antidepressiva verordnet, die ihr nicht geholfen hatten. »Aber ich habe immer gewußt, daß irgend etwas nicht stimmte«, meint sie. Nachdem sie *clean* war, nahm sie keine Medikamente, überredet von ihrer NA-Gruppe, dies sei der beste Weg. Schließlich trieb ihre gedrückte Stimmung sie zu einem Psychiater, und zwar zu einem, den sie gern aufsuchte, weil er zu den AA gehörte. »Er gab mir Nardil, ein Mittel für atypische Depressionen, und es hat mein Leben gerettet.«

Virginia war überrascht davon, daß Trizyklika ihre Krankheit nicht gebessert, Nardil jedoch alles geändert hatte. »Ich wollte wissen: Wo lag hier der Unterschied? Was unterscheidet die Medikamente und die verschiedenen Formen der Depression voneinander? Wie kommt es, daß manche Drogen bei manchen Menschen wirken, bei anderen nicht? Worum ging es hier eigentlich?«

Virginias Neugier hielt an, als sie studierte, um Drogenberaterin zu werden, und dann an eine Drogenberatungsstelle in Washington ging. Es verschlug sie nach New York, wo sie bei einem Methadon-Programm mitarbeitete, bevor sie ihr eigenes Drogenberatungsprogramm aufbaute. »Die Methadon-Sache ließ mich nicht mehr los. Ich dachte, wenn Methadon diese Menschen von Heroin abbringen kann, könnte dann ein nicht süchtigmachendes Medikament, das direkt auf das Gehirn einwirkt, nicht noch besser sein?«

Virginia besuchte neurowissenschaftliche Konferenzen und las Bücher über Neurowissenschaft und Psychiatrie. Als sie vor einigen Jahren an einer Konferenz in Harvard teilnahm, hörte sie einen Vortrag von Robert Milman. »Das war es. Ich mußte einen Weg finden, um mit ihm zu arbeiten.«

Virginia setzte Milman so lange zu, bis er sie schließlich zum Kommen aufforderte. Nicht lange, und sie wurde eingeladen, an den wöchentlichen großen Gesprächsrunden in der Suchtklinik teilzunehmen. Auf diese Weise kam eine traditionell ausgebildete Drogenberaterin mit der neuesten psychiatrischen Suchtforschung in Berührung. »Wir diskutierten über sehr spezifische Medikamente, darüber, was sie bewirkten und warum. Die Patienten kamen von der psychiatrischen Station zu uns. Milman oder einer der Rockefeller-Leute interviewten sie dann. Wir sprechen hier von der Crème de la crème psychiatrischen Wissens über Drogenmißbrauch«, erklärt sie. »Aber das ist nicht viel. Nach sechs Monaten stellte ich fest, daß ich mehr über das Thema wußte als die meisten Ärzte, die an den großen Gesprächsrunden teilnahmen.«

Drei Jahre lang hat sie ein eigenes Tagesklinik-Programm für Kokain-, Heroin-, Marihuana- und Alkoholmißbrauch unterhalten. Ein Psychopharmakologe, Malcolm Kaswan, untersuchte die meisten von Virginias Klienten in Hinblick auf psychiatrische Störungen. 70 bis 80 Prozent von denen, die zur Suchtbehandlung bei ihr kommen, zeigen gleichzeitige chemische Unstimmigkeiten. Virginia betrachtet Dr. Kaswans Fähigkeit, solche Krankheiten zu diagnostizieren und zu behandeln, als wesentliche Voraussetzung für ihre Behandlung. »Ich habe Klienten, die seit zwei oder drei Jahren *clean* sind, die es sonst nie geschafft hätten.«

In den ersten zwei Wochen sieht Hamilton ihre Klienten sieben Tage in der Woche. Während der ersten sechs Monate führt sie nach dem Zufallsprinzip Urintests durch und setzt antagonistische Medikamente wie Antabus oder Trexan ein, um den Betroffenen zu helfen, nicht ins Schleudern zu geraten. Nach dem ersten Monat sieht sie ihre Klienten dreimal wöchentlich in Gruppen und zweimal wöchentlich in Einzelsitzungen, bis sie stabilisiert sind. »Wir machen einige Rollenspiele, und wir betreiben eine Menge an Rückfallprävention. Wir beschäftigen uns mit ihrer persönlichen Geschichte, ihrem Familienkram. Ich mache Kunsttherapie. Es ist ein sehr eklektisches Programm, ich setze alles ein, was nutzt.

Nach etwa sechs Monaten gehe ich runter auf zwei Gruppen pro Woche und eine Einzelsitzung und nach etwa einem Jahr auf eine Gruppe pro Woche und eine Einzelsitzung. Ich habe Leute, die seit zwei Jahren abstinent sind und immer noch einmal wöchentlich kommen.«

Besonders am Anfang empfinden die Patienten das Programm als strapaziös. Margaret stellte sich auf die Hinterbeine. Sie nahm zwar teil, aber sie war wütend. Jeden Tag ging sie hin, pinkelte in einen Becher und hörte sich eine Stunde lang Virginias Gerede an. Nach einer Woche erklärte sie ihrer Mutter: »Virginia hat nur Scheiße im Kopf.« Helen meinte: »Geh einfach weiter hin.« Und Margaret ging weiter hin. Nach einer Weile erschien es ihr doch nicht so schlecht, sieben Tage die Woche zu dieser Frau gehen und mit ihr sprechen zu können. Nach einigen Wochen mußte Margaret mit den Gruppen beginnen, und sie haßte es. Sie meinte zu ihrer Mutter, alle in der Gruppe hätten Scheiße im Kopf. Helen erwiderte: »Geh einfach weiter hin.« Margaret ging weiter hin. Malcolm Kaswan hatte bei ihr eine atypische bipolare Depression diagnostiziert und behandelte sie mit Valproate, einem krampflösenden Mittel, das Stimmungsschwankungen ausgleicht. Nach einigen Wochen begann Margaret sich besser zu fühlen. Sie rief ihre Mutter an und erklärte: »Ich nehme jetzt meine Therapie selbst in die Hand. Ich werde Virginia sagen, daß wir diesen albernen Scheiß einstellen müssen. Ich will tiefer.«

Bessere Reha-Qualität

»Man hat immer angenommen, diese Heroinleute seien so soziopathisch, daß man ihre ganze Ichstruktur zerschlagen, völlig zerstören müsse, um sie neu aufzubauen. Falls Süchtige jemals so *waren*, so sind sie es, glaube ich, heute nicht mehr.«

Hamilton arbeitet an vielen Aspekten im Leben eines Süchtigen – Arbeit, Sexualität, Beziehungen, Emotionen, Intellekt. »Ich habe es auf eine bessere Qualität der Rehabilitation abgesehen«, meint sie. Häufig sind Medikamente hilfreich dabei. »Süchtige sind so sehr daran gewöhnt, daß ihre Emotionen im Keller sind. Und vielleicht bekommen sie, wenn sie *high* sind, einen winzig kleinen Stimmungsaufschwung. Nun, sie gehen zu Kaswan zwecks Evaluierung und stellen fest, daß ihre Emotionen in diesem Bereich wirklich weit oben sein sollten. Dann, innerhalb weniger Wochen, *sind* ihre Emotionen weit oben in diesem Bereich. Und sie fangen an zu denken: Ignoriere ich meine Probleme einfach? Ich sage nein. Die Menschen fühlen sich normalerweise so. Sie fühlen sich gut. Man *erwartet* nicht von dir, daß du dich immerzu erbärmlich fühlst.«

Als Virginia am Freedom Institute war, mußte sie verheimlichen, daß sie ihre Patienten psychiatrisch untersuchen ließ. »Dort war die Einstellung: ›Gib ihnen keine Medikamente; mach es ihnen nicht zu leicht.‹ Das ist das original calvinistische Modell. Harte Arbeit, Finger wundgeschafft und bergauf hecheln. *Falsch,* tut mir leid. Diese Menschen haben schon zu lange wie Sisyphus den Felsbrocken bergauf gerollt. Ich sage Menschen mit Stimmungsstörungen: ›Das ist so, als wenn du versuchst, ein Zentnergewicht bergauf zu tragen, und die Leute sagen: Warum kannst du nicht schneller laufen? Was ist los mit dir? Und du erwiderst: Aber ich trage doch dies Zentnergewicht. Und sie erklären: Also, *ich* sehe keinen Zentner. Du mußt schneller laufen.‹«[41]

KAPITEL 8
Hilfe bekommen

Mit der richtigen Behandlung werden 80 oder 90 Prozent der unter Stimmungsstörungen leidenden Menschen gesund. Aber die richtige Behandlung zu finden ist nicht immer leicht.

Hilfe zu erhalten beginnt mit der Erkenntnis, daß Depression und Angst behandelt werden müssen – und Behandlung verdienen. »Es kann sehr schwerfallen, Schmerzen zuzugeben«, erklärte mir kürzlich eine junge Nachbarin. Sie konnte dem Psychiater, der ihr ein Medikament verschrieben hatte, nur schwer erklären, daß es nicht wirkte. Er hatte ihr eine so geringe Dosis gegeben, daß sie kaum Linderung verspürte. Aber der Umstand, daß die Tabletten »nicht wirken«, ließ sie *nicht* fragen, ob der Psychiater ihr vielleicht nicht das Richtige verschrieben hatte, sondern sie bezweifelte in erster Linie, ob ihre Depression schwer genug war, um eine Behandlung zu rechtfertigen.

Es kann viel Mut kosten zu sagen: »Es tut mir immer noch weh.« Wir verbinden diese Art von Schmerz weiterhin mit moralischer Schwäche. Ärzte gewähren keine Hilfe, wenn sie selbst eine ambivalente Haltung gegenüber Stimmungsstörungen haben. Der Psychiater meiner Nachbarin hatte ihr erklärt, er verordne ihr nur eine geringe Dosis, weil er sich nicht sicher sei, wie »schlimm« ihre Depressionen seien. Das ist nach Michael Gitlin ein klassischer Verordnungsfehler. »So etwas wie ›eine geringe Dosis für eine kleine Depression‹ gibt es nicht«, schreibt er in *The Psychotherapist's Guide to Psychopharmacology.*[1] Jede Antidepressiva erfordernde Depression benötigt eine therapeutisch relevante Dosis, eine Dosis, die ausreichend Medizin in den Blutkreislauf gibt, um das angestrebte Ziel zu erreichen. Aber eine kürzlich in den Vereinigten Staaten durchgeführte Untersuchung kommt zu dem Ergebnis, daß neun von zehn Ärzten Antidepressiva in zu geringen Dosen verschreiben, als daß sie irgend etwas bewirken könnten.

Die Gründe der Ärzte für die Verschreibung zu niedriger Dosen sind unterschiedlich. Manche sorgen sich um die Nebenwirkungen und hoffen, geringere Dosen zögen weniger Beschwerden von seiten der Patienten nach sich. Andere sind sich im unklaren darüber, ob antidepressive Medikamente nicht zu Gewöhnung und Abhängigkeit führen. So viele früher verwendete psychotrope Drogen machten süchtig, daß auch die Antidepressiva in einen schlechten Ruf gerieten. Wieder andere Ärzte sind nicht darauf eingestellt, eine gründliche Überwachung hinsichtlich der Toxizität durchzuführen. Es handelt sich um starke und komplizierte Medikamente, deren richtige Anwendung große Sachkenntnis erfordert.

Um sicher und effektiv verschreiben zu können, ist die psychiatrische Krankengeschichte der Patienten gründlich und detailliert zu erforschen, und der Arzt muß sich mit den verschiedenen vorhandenen Medikationen gut auskennen und genau wissen, für welche Art von Symptomen sie am besten geeignet sind. Die meisten Allgemeinärzte fühlen sich auf diesem Gebiet unbehaglich, weil sie einfach nicht die entsprechende Ausbildung haben. Alles in allem läßt sich wahrscheinlich sagen, daß der Mangel an Wissen die Ärzte daran hindert, eine Depression zu erkennen – und sie richtig zu behandeln. Irgendwo *wissen* die Ärzte, die Antidepressiva verschreiben, daß sie nicht genug wissen, und deshalb gehen sie vorsichtig den Weg des geringsten Widerstandes. Unglücklicherweise kann das Verschreiben eines falschen Medikaments oder des richtigen in einer zu geringen und daher unwirksamen Dosierung den ohnehin hoffnungslosen Patienten zur Verzweiflung treiben. »Ich habe Medikamente erhalten und fühle mich immer noch elend! Da ist nichts mehr zu machen.«

Kein Arzt sollte einen depressiven Patienten dem Gefühl überlassen, für ihn könne nichts mehr getan werden. Wenn beim ersten Mal keine angemessene Reaktion erfolgt, sollte die Dosierung erhöht oder ein anderes Medikament angeboten werden. Bei den Erfolgen der Psychopharmakologie in den letzten zehn Jahren kann fast jeder Mensch Hilfe bekommen. Aber wie auch auf anderen Gebieten der Medizin gibt es Ärzte, die Experten sind, und solche, die sich mehr oder weniger durchwursteln. Man sollte nie davon ausgehen, daß der Arzt zu irgendeiner Frage das letzte Wort hat. Wenn es einem mit Hilfe des einen Arztes nicht besser geht, suche man sich einen anderen.

Die Behandlung von Gemütsstörungen wird durch die Abneigung der Menschen erschwert, sich und anderen die entsprechenden

Symptome einzugestehen. Depressiven Menschen widerstrebt häufig die Vorstellung einer medikamentösen Behandlung, weil sie sie als Bestätigung dafür ansehen, daß sie krank sind, außer Kontrolle oder womöglich gar verrückt. Akute Schuldgefühle oder Gewissensbisse – nämlich die Symptome ihrer Depression! – können sie veranlassen, sich selbst die Verantwortung für ihre Krankheit zuzuschieben, zu glauben, sie sollten mit ihren depressiven Gefühlen allein »fertig werden«. Solche Vorstellungen sind Folge des Stigmas, das wir der »psychischen Krankheit« zuschreiben.

Das amerikanische *National Institute of Mental Health* (NIMH) hat ermittelt, daß die *meisten* depressiv werdenden Menschen Angst haben, ihren Arbeitsplatz zu verlieren, wenn sie sich um Behandlung bemühen. Männern ist es sichtlich unangenehm, über das Thema Depressionen auch nur zu diskutieren, und sie tragen erheblich zur Stigmatisierung der Krankheit bei. Die Befragten der genannten Untersuchung meinten, sollten sie je depressiv werden, würden sie wahrscheinlich nicht einmal versuchen, Hilfe zu erhalten.

Frauen haben weniger Probleme mit Depressionen; sie halten sie für behandelbar und würden definitiv versuchen, Hilfe zu erhalten, wenn sie depressiv werden. Aber auch sie fürchten, daß ihre Karriere Schaden erleiden könnte, wenn nur ein Wort über ihre Krankheit nach draußen dränge.[2]

Manche Patienten möchten nicht einmal mit ihren Therapeuten über Stimmungsprobleme reden, sondern glauben, wenn sie in der Therapie nur hart genug arbeiteten, würden sie nicht länger unter Depressionen oder schweren Ängsten leiden oder nicht mehr unmäßig essen und sich anschließend übergeben. Sich das Problem einzugestehen heißt dann, sich einzugestehen, daß die Therapie ein Fehlschlag ist. Eileen Fitzpatrick erzählte uns, sie habe es als erniedrigend empfunden, ihren seelischen Zustand ihrer langjährigen Therapeutin zu offenbaren. »Ihr diese schlimmen Depressionen einzugestehen war wie ein Schlag gegen mein Ichgefühl.«

Viele Menschen halten das Einnehmen von Medikamenten für eine leichte »Ausflucht«, für eine schnelle Maßnahme, die zwar Symptome lindern kann, den tiefen inneren Konflikten, die gemeinhin als Ursache von Depressionen gelten, jedoch aus dem Weg geht. Wir sind so erzogen zu glauben, wir sollten uns selbst aus der Verzweiflung herausholen – durch Willensanstrengung oder Verstand –, auch wenn dies jahrelanges Leid bedeutet. Mühe und Leid werden für edler gehalten als die Einnahme der von der Medizin angebotenen »Zauberpille«.

Auch befürchten wir, Medikamente, die Veränderungen im Gehirn herbeiführen, könnten uns zu einem anderen Menschen machen.

»Ich glaube, dieses Medikament kann mir helfen, aber ich habe Angst, daß es mich verändert«, erklärte Gabrielle ihrer Therapeutin Dr. Monica Salerno, als sie ihre Behandlung mit Nardil, einem MAO-Hemmer, begann.

»Es *wird* Sie verändern«, erwiderte Dr. Salerno. »Sie werden wieder Sie selbst sein.«

Gabrielles Angst und die klare Antwort ihrer Therapeutin lassen die allgemeine Sorge erkennen, Antidepressiva könnten uns verändern, indem sie vielleicht genau das beseitigen, was uns einzigartig macht. Dr. Salerno erklärte, Antidepressiva veränderten die Persönlichkeit nicht, sondern sie *stellen sie wieder her,* indem sie die Symptome schwerer Depressionen – abnorme Gefühle, Gedanken und körperliche Beschwerden und Schmerzen – lindern und die *Stimmung* wieder in ihren Normalzustand versetzen.

Die Folgen können dramatisch sein. Gabrielle erinnert sich: »Eines Nachts erwachte ich aus einem Traum – es war vier Uhr morgens –, und ich fühlte mich überwältigt. Der Traum war von intensiver Klarheit gewesen, fast wie ein abstraktes Gemälde, und durch ihn wurde mir klar, daß ich diese Art von spontanem, schöpferischem Erleben seit Jahren nicht gehabt hatte – daß ein ganzer Teil von mir wie abgetrennt gewesen war.«

Gabrielles Traum war das erste Anzeichen dafür, daß ihre seit zehn Jahren währenden Depressionen sich endlich lichteten – fünf Wochen, nachdem sie mit der Einnahme von Antidepressiva begonnen hatte. »Es war, als seien die Lichter wieder eingeschaltet worden.«

Antidepressiva sind keine »Glückspillen«. Sie erzeugen nicht das euphorische »Hoch« verbotener Drogen, und sie machen nicht süchtig. »Wer nicht unter schweren Depressionen leidet und Antidepressiva einnimmt, wird keine wie auch immer geartete Stimmungsveränderung erleben«, schreibt Dr. Francis Mondimore in *Depression: The Mood Disease.*[3] Aber für einen *depressiven* Menschen kann die Stimmungsänderung, die eintritt, wenn ein Antidepressivum zu wirken beginnt, geradezu belebend sein. Wie im Fall von Mia, einer Frau, die Gabrielle in New York interviewte: Sie mußte drei Medikamente ausprobieren, bevor sie das Mittel bekam, das dann wirkte.

Mia war 40, ehe sie erkannte, daß es eine Depression war, die sie so lange geplagt hatte. »In der schlimmsten Zeit war es wie ununterbrochenes Unglücklichsein«, erzählte Mia mir. »Kennen Sie das Gefühl, wenn Sie morgens aufwachen und irgend etwas stimmt einfach nicht, aber Sie wissen nicht, was es ist? Als ich schließlich ein wirksames Medikament erhielt, war es, als wäre ein Gewicht von meinen Schultern genommen. Ich spürte eine Welle von Glück.«

Diese Welle von Glück bedeutet nicht »high zu sein«. Es ist ein Gefühl von Zufriedenheit und Selbstgewißheit, das die Menschen normalerweise erleben, wenn sie gesund sind – wenn ihre stimmungsregulierenden Neurochemikalien so wirken, wie sie sollten, und das kann den größten Unterschied in der Lebensqualität ausmachen. Wer glücklich ist, kann mehr tun, mehr fühlen, hat ein reicheres Erleben. »Ich kann jetzt Chancen wahrnehmen«, erklärt Mia. »Ich kann Dinge tun, die schwer für mich sind, Dinge, von denen ich nie geglaubt hätte, daß ich sie leisten könnte. Bei der Arbeit bin ich in den letzten fünf Jahren gewaltig vorangekommen. Ich habe alle möglichen neuen Verantwortungen übernommen, und ich habe Erfolg!«

Es ist nicht immer leicht, das Ausmaß zu erkennen, in dem Depressionen das Leben eines Menschen behindern, oder das Problem auch nur zu identifizieren. Wir neigen dazu, die Krankheit zu bekämpfen, ihren Druck auf unser Leben zu leugnen, was wirklich tragisch ist, denn Depressionen sind nichts, was erduldet werden müßte. Wenn sie richtig behandelt werden, besteht eine neunzigprozentige Heilungschance.[4]

Behandlung mit Antidepressiva

In den Vereinigten Staaten sind zur Zeit etwa 16 Antidepressiva in Gebrauch. Sie gehören zu drei größeren Gruppen. Die trizyklischen Antidepressiva oder TCAs umfassen Medikamente wie Imipramin (Tofranil) und Desipramin (Norpramin). Zu den Monoaminoxidase-Hemmern (MAO-Hemmern) gehören Phenelzin (Nardil) und Tranylzypromin (Parnate). Zur dritten Gruppe, auch als Antidepressiva der »zweiten Generation« bezeichnet, gehören u. a. Fluoxetin (Prozac) und Trazodon (Desyrel). Wenn sich auch die Mechanismen, aufgrund deren sie wirken, ein wenig unterscheiden, so verändern sie doch alle den Stoffwechsel der stimmungsregulierenden Neurotransmitter im Gehirn.

Antidepressiva sind bei der Depressionsbehandlung zum größten Teil gleichermaßen wirksam, wenngleich bei manchen Menschen mit dem einen Mittel bessere Ergebnisse erzielt werden als mit einem anderen. Es läßt sich nicht im voraus sicher sagen, welches Antidepressivum bei einer bestimmten Person wirken wird. Die verschiedenen Unterformen der Depression sprechen jedoch besser auf bestimmte Arten von Antidepressiva an. MAO-Hemmer sind besonders wirksam bei der Behandlung atypischer Depressionen – jener Form, die von Angst, vermehrtem Schlaf und übermäßigem Essen gekennzeichnet ist. Bulimikerinnen sprechen häufig gut auf MAO-Hemmer oder auf Fluoxetin an – Medikamente, die nicht nur die Depression lindern, sondern oft den Freß- und Brech-Zirkel anhalten oder erheblich einschränken.[5] Zwischen Euphorie und Depression schwankende Menschen benötigen häufig Lithium.

Im folgenden einige wichtige Überlegungen, von denen sich die Psychopharmakologen bei ihren Behandlungsstrategien leiten lassen.

- Wenn ein bestimmtes Medikament in der Vergangenheit entweder bei den Patienten selbst oder bei einem Verwandten wirksam war, ist es üblicherweise das Medikament der ersten Wahl. Leider ist diese Art von Informationen nicht immer zu bekommen. Manchmal vergessen die Betroffenen, welche Medikamente sie früher erhalten haben. Vielleicht ist ihnen auch nicht bekannt, daß Verwandte gegen Depressionen behandelt wurden und welches Medikament sich damals als wirksam erwiesen hat.
- Weil Depressionen Gefühle von Hoffnungslosigkeit hervorrufen, kann es vorkommen, daß man sogar ein Medikament vergißt, das man eingenommen hat und das dieselben Symptome linderte, unter denen man jetzt leidet. »Wie kommt es, daß Sie vor zehn Monaten über Fluoxetin so begeistert waren, weil es Ihnen gegen das unmäßige Essen geholfen hat?« fragte ich eine Frau, die ich in Kalifornien interviewte, »und jetzt klingt es, als

seien Sie weniger erpicht darauf?« »Weil jetzt eine schlechte Zeit ist«, erwiderte sie. »Nichts stimmt mich sonderlich optimistisch.«

- Psychiater sollten ihren Patienten für künftigen Gebrauch schriftliche Berichte über ihre medikamentöse Behandlung geben.
- Es ist von Bedeutung, ob die möglichen Nebenwirkungen eines bestimmten Medikaments für einen bestimmten Patienten unverträglich sein können. Manche Antidepressiva zum Beispiel bereiten aufgrund ihrer blutdrucksenkenden Eigenschaften älteren Menschen Probleme.
- Der verschreibende Arzt muß abschätzen, ob der Patient sich den gebotenen Einschränkungen fügen wird. Bei der Einnahme von MAO-Hemmern zum Beispiel müssen bestimmte Nahrungsmittel und Medikamente gemieden werden. Manche Menschen könnten emotional nicht hinreichend stabil sein, um sich an die Einschränkungen zu halten.

Die psychopharmakologische Behandlung von Gemütserkrankungen besteht nicht einfach darin, etwas verschrieben zu bekommen, das Mittel in der Apotheke zu bestellen und dann ein paar Stunden zu warten, bis das Medikament zu wirken beginnt. Im allgemeinen dauert es zwei bis vier Wochen, bis eine deutliche Besserung eintritt. Manchmal kann es bis zu sechs oder acht Wochen dauern. Je nach Art des verordneten Medikaments kann die Anfangsdosierung sehr niedrig sein und allmählich gesteigert werden, um so Nebenwirkungen zu reduzieren.

Wenn sich nach einigen Wochen keine deutliche Reaktion zeigt, wird der Psychopharmakologe wahrscheinlich versuchen, die Dosis zu erhöhen, nicht weil sich eine Toleranz gegenüber dem Medikament gebildet hat oder weil die Depression gar schlimmer geworden ist, sondern weil im Stoffwechsel individuelle Unterschiede bestehen. Zwei Menschen können die gleiche Form der Depression haben und das gleiche Medikament einnehmen und dennoch ganz unterschiedliche Dosierungen benötigen, um eine Linderung ihrer Beschwerden zu erfahren. Wichtig ist, daß die Dosierung hoch genug ist, um therapeutisch relevante Blutwerte zu erzielen. Bei bestimmten Antidepressiva können Blutwerte gemessen werden.

Wenn eine maximale Dosierung erreicht ist und die Symptome fortdauern, kann der Psychopharmakologe versuchen, zu einer anderen Gruppe von Antidepressiva überzugehen – etwa von Fluoxetin zu Imipramin oder von einem Trizyklikum zu einem MAO-Hemmer. Oder er kann die bestehende Medikation mit einem anderen Antidepressivum oder einem Verstärkerwirkstoff wie Lithium oder Schilddrüsenhormonen ergänzen. Wenn das nicht funktioniert, kann der Psychopharmakologe ein neues, noch experimentelles Medikament oder, sofern die Depression sehr schwer ist, eine Elektrokonvulsionstherapie (ECT) versuchen. ECT erzeugt unter sicheren, medizinisch kontrollierten Bedingungen im Gehirn einen Anfall. Bei schweren Depressionen ist diese Behandlung, die in den letzten Jahren ungeheuer verfeinert worden ist, wirksamer als jede andere. Sie ist nicht mehr die Schreckensprozedur, wie sie früher in Filmen und Romanen dargestellt wurde.

Bei den Unterschieden in der Wirksamkeit und bei den möglichen Nebenwirkungen ist die Antidepressiva-Behandlung natürlich keine Sache einer in allen Fällen tauglichen Pille. Häufig ist damit einiges an Versuch und Irrtum verbunden. Sie verlangt einen Spezialisten – das heißt einen *Psychopharmakologen* –, der das Richtige verschreibt. Zum Hausarzt zu laufen und sich schnell ein Mittel verordnen zu lassen ist keine gute Idee. Die meisten Allgemeinärzte wissen nicht genug von Depressionsdiagnose und -behandlung, denn sie haben keine besondere Ausbildung oder Erfahrung, was psychiatrische Erkrankungen angeht. Wie Dr. Jack Gorman bemerkt: »Was für einen Allgemeinarzt wie simpler Streß aussieht, können Symptome einer schweren Depression sein. Übererregung kann ein frühes Anzeichen von Manie sein.«[6]

Nach einer Untersuchung der US-Gesundheitsbehörde verschreiben Allgemeinärzte allzuoft Medikamente in Dosierungen, die zu niedrig sind, um wirksam zu sein.[7] Selbst Psychiater können über den richtigen Gebrauch von Medikamenten nicht völlig auf dem laufenden sein. Menschen, die unter Depressionen leiden, erklären zu oft: »Ich habe es mit Antidepressiva versucht, aber sie haben bei mir nicht gewirkt.« Wahrscheinlich haben sie nie ausreichend hohe Dosen erhalten. Oder wenn das eine Medikament keine Wirkung zeigte, hat der Arzt kein anderes verschrieben.

Manchmal trägt natürlich der Patient zum Scheitern der Behandlung bei, indem er die Medizin nicht wie verordnet einnimmt.

Sinnvollerweise sollte man die Anweisungen des Arztes aufschreiben. Man sollte unbedingt wissen:

- Was zu tun ist, wenn man eine Dosis des Medikaments oder gar die eines ganzen Tages zu nehmen versäumt.
- Welche anderen Medikamente die Wirksamkeit eines Antidepressivums beeinträchtigen oder gefährliche synergistische Reaktionen hervorrufen können.
- Welche Nebenwirkungen auftreten können, wie man sie behandelt, wenn sie tatsächlich auftreten, und welche Nebenwirkungen so gravierend sind, daß man sie sofort dem Psychopharmakologen mitteilen sollte.
- Welches die Anzeichen dafür sind, daß das Medikament zu wirken beginnt, und wie lange es dauert, bis die Wirkung des Medikaments sich zeigt.

Wenn man irgendwelche Fragen oder Zweifel hat, ob man das Medikament wie angegeben nehmen kann (zum Beispiel, wenn man an Bulimie leidet und fürchtet, das Medikament wieder auszuscheiden), sollte man es offen mit dem Psychopharmakologen besprechen. Diese Spezialisten sind nicht an Schuldzuweisung interessiert, sondern nur an *Therapie.* Sie kennen die Symptome der verschiedenen Krankheiten, die wir in diesem Buch besprochen haben. Je mehr sie über einen besonderen Fall wissen, desto besser werden sie in der Lage sein, ein erfolgreiches Behandlungsprogramm zu entwickeln.

Prozac: die Kontroverse

Fluoxetin (Prozac) ist 1987 von der amerikanischen Nahrungs- und Arzneimittelbehörde zur Behandlung von Depressionen zugelassen worden. Seitdem wurden mit dem Mittel mehr als drei Millionen Menschen behandelt. Es wird häufig zur Behandlung atypischer Depressionen, bei mit Panikanfällen oder Zwangsstörungen einhergehenden Depressionen und bei Bulimie verschrieben. Für Herzkranke (die trizyklische Antidepressiva nicht ohne Gefahr einnehmen können) oder für Patienten, die sich eine Gewichtszunahme nicht erlauben können, kann es das Mittel der Wahl sein.[8]

Entgegen verbreiteten Berichten, Fluoxetin habe *keine* Nebenwirkungen (und in der Tat hat es nicht die anticholinergischen Effekte, die üblicherweise bei Trizyklika zu beobachten sind), verursacht es *häufig* Übelkeit, Kopfschmerz, Nervosität, Schlaflosigkeit und einen verzögerten Orgasmus.[9] Meistens verschwinden diese Nebenwirkungen, wenn sich der Patient auf das Medikament eingestellt hat.

In den Medien hieß es, Fluoxetin habe Gewichtsabnahme und nicht -zunahme zur Folge. Während geringe Gewichtsabnahme recht häufig ist, nehmen einige Patienten bei Fluoxetin-Einnahme zu, und die Patienten, die Fluoxetin erhalten, um die von anderen Antidepressiva verursachte Gewichtszunahme rückgängig zu machen, werden oft enttäuscht.[10]

Auch Agitiertheit und Impulsivität – ein als *Akathisie* bekanntes Syndrom – können nach einigen Tagen oder Wochen der Fluoxetin-Therapie auftreten. Eine Frau, die ich kenne, bat einen Facharzt für Osteopathie um ein Rezept für Prozac und bekam es, ohne daß die medizinische Krankengeschichte gründlich erhoben wurde. Innerhalb von Tagen, erklärte sie, »hatte ich ein Gefühl, als müßte ich aus der Haut fahren«. Ein erfahrener Psychopharmakologe hätte das Syndrom schnell als Akathisie erkannt und ein Gegenmittel verschrieben, meint Harrison Pope.

Beunruhigender sind jüngste Berichte über Suizidgedanken bei Patienten, die Fluoxetin bekommen. 1989 hat ein Mann in Kentucky in einem Anfall acht Menschen erschossen und ein Dutzend verletzt und schließlich sich selbst getötet. Die Autopsie ergab, daß er Prozac eingenommen hatte. Im Februar 1990 stand im *American Journal of Psychiatry*[11] ein Bericht von Martin Teicher von der *Harvard Medical School*, in dem es heißt, daß »sechs depressive Patienten ohne (rezente) Suizidgedanken nach zwei bis sieben Wochen der Fluoxetin-Behandlung intensive, heftige suizidale Zwangsgedanken entwickelten«.

Teicher berichtete, seine Patienten hätten unter verschiedenen Krankheiten einschließlich Depressionen gelitten. Seine Veröffentlichung warf die Frage auf, ob diese Entwicklungen eine unmittelbare Folge der Behandlung mit Prozac waren. Nach Meinung des Autors kann der tiefgehende Einfluß von Prozac auf den Serotoninhaushalt ein Kausalfaktor sein. »Wir fangen gerade erst an zu verstehen, welche Rolle das Serotonin bei Depressionen, Aggressionen und Suiziden spielt«, erklärt er. »Es könnte sein, daß durch Verlängerung der Serotonin-Effekte bei besonders empfindlichen Patienten das

Gleichgewicht in die verkehrte Richtung verschoben wird, hin zur Gewalttätigkeit und Aggression.«

Nachdem die Medien die Publikation aufgegriffen hatten, wurde der Hersteller von Prozac mit Dutzenden von Gerichtsverfahren und Forderungen in Millionenhöhe eingedeckt. Allgemein ergaben die Prozesse, der Hersteller habe es versäumt, die Ärzte über eine Verbindung zwischen Prozac und suizidalem oder gewalttätigem Verhalten zu informieren, und es wurde der Vorwurf erhoben, das Medikament sei unsicher. Seitdem hat die Firma keine öffentlichen Kommentare abgegeben, außer daß sie erklärte, Prozac sei sicher. Im Mai 1990 ergänzte sie allerdings die Liste möglicher negativer Reaktionen um den Hinweis »Suizidversuch«.

Der Teicher-Aufsatz erhielt ein außerordentliches Maß an Publizität. *Nightline* zum Beispiel bezeichnete ihn als »eine große Untersuchung«. Der Psychiater Dr. Jeffrey M. Jonas schrieb: »Der Harvard-Bericht war weder groß noch eine Untersuchung.«[12] Er sei vielmehr ein Bericht über sechs Patienten, die an einer Reihe psychiatrischer Störungen litten und nach der Einnahme von Prozac Suizidgedanken entwickelt hätten. Jonas bemerkt, die übliche Vorgehensweise nach Sammlung solcher »vorläufiger Informationen« bestehe darin, sie einer Zeitschrift in Form eines Briefes an den Herausgeber mitzuteilen. »In diesem Fall jedoch erschien der Bericht als eigener Beitrag in einer hochgeachteten Fachzeitschrift. Der Titel des Artikels lautete: ›Das Auftreten intensiver suizidaler Präokkupation während einer Fluoxetin-Behandlung‹. Ein solcher Titel ist ein wenig irreführend, weil er keinen Hinweis darauf enthält, daß der Bericht nur aus einer Reihe von Fallgeschichten besteht und formal keine wissenschaftliche Untersuchung ist.«

Ein anderes ernsthaftes Problem der Teicher-Untersuchung war der Hinweis, die Patienten seien frei von *rezenten* Suizidgedanken gewesen. »Wenn man sich jedoch in die Einzelheiten der Fälle vertieft, erhält man ein völlig anderes Bild«, erklärt Dr. Jonas. Zum Beispiel »stellen die Autoren fest, ›Frau A‹ habe 17 Jahre an einer Depression gelitten, zu deren Symptomen ›gelegentliche passive Suizidgedanken‹, gehört hätten. ›Herr B‹ und ›Frau C‹ hätten beide lediglich *zwei Wochen* vor der Einnahme von Prozac passive Suizidgedanken gehabt. ›Frau C‹ habe sogar ›leichtes suizidales Verhalten an den Tag gelegt‹. ›Frau D‹ habe während der vorausgegangenen acht Jahre Wutanfälle gehabt und mindestens drei ernsthafte Suizidversuche mit Überdosen von Tabletten unternommen. Zwei Jahre, bevor ›Frau E‹ Prozac nahm, habe sie eigenen Angaben zufolge ständige Suizidgedanken gehabt. ›Frau F‹ habe in den letzten dreizehn Jahren ›drei signifikante Suizidversuche‹ unternommen und in den vergangenen fünf Jahren ›intermittierende Suizidgedanken‹ gehabt.

Offensichtlich also definieren die Forscher ›rezent‹ seltsamerweise als ›nur innerhalb der letzten zwei Wochen aufgetreten‹«, bemerkt Jonas und kommt zu dem Schluß: »Die zwingende Evidenz, daß die sechs Patienten in diesem Bericht Suizidgedanken hatten, bevor sie mit der Einnahme von Prozac begannen, reicht meiner Meinung nach aus, um die Glaubwürdigkeit der Befunde zu untergraben.«

Gewiß muß der Therapeut und Psychopharmakologe, der einen depressiven Patienten behandelt, ein wachsames Auge für alle Suizidgedanken haben, die der Patient nach Beginn der Behandlung mit Fluoxetin oder einem anderen Antidepressivum äußern sollte. Treten sie auf, sollte das Medikament *sofort abgesetzt* werden, da es Hinweise gibt, daß einmal aufgetretene Suizidgedanken unter Umständen fortdauern, nachdem das Medikament abgesetzt wurde.[13]

Medikamente zur Behandlung bipolarer Störungen

Menschen mit manisch-depressiven Störungen äußern häufig die Angst davor, eine Medikation könnte zum Verlust ihrer Energie und ihres kreativen Elans führen. Mondimore schreibt in seinem Buch *Depression: The Mood Disease:* »Lithium ist weder ein emotionaler Bremser noch ist bekannt, daß es die normale Energie oder Kreativität beeinflußt ... der Patient bleibt frei für das Erleben normaler Emotionen des Lebens, ist aber vor destruktiven oder bizarren Gemütsschwankungen geschützt.«[14]

Lithium (Lithiumkarbonat) wird seit den fünfziger Jahren zur Behandlung bipolarer Störungen eingesetzt und ist immer noch das Mittel der Wahl.[15] Andere Medikamente wie Carbamazepin (Tegretol) und Valproate (Depakene) werden immer häufiger entweder als Hauptbehandlung bestimmter Formen der bipolaren Störung, als Ergänzung zu Lithium oder für den Fall eingesetzt, daß jemand Lithium nicht verträgt.

Lithium ist in 70 bis 80 Prozent der Fälle wirksam. 20 Prozent der Patienten erleben ein vollständiges Abklingen der Symptome und die übrigen eine wesentliche, wenn auch nicht vollständige Linderung, das heißt, ihre manischen Phasen werden seltener, und die noch auftretenden sind kürzer und weniger gravierend. Außerdem erfreuen sie sich eines stabileren Gemütszustands in der Zeit zwischen den Phasen.

Lithium wirkt nur, wenn es im Körper ein bestimmtes Niveau erreicht hat. Im Gegensatz zu Antidepressiva ist das Niveau im großen und ganzen für alle Patienten gleich. Die richtige Menge des Medikaments wird eher durch den Plasmapegel festgelegt als durch die Dosierung, und so sind regelmäßige Blutuntersuchungen notwendig, um sicherzustellen, daß der Lithiumspiegel in einem therapeutisch relevanten Bereich bleibt. Diese Untersuchungen sind nicht nur entscheidend für die Feststellung, ob der Patient *genug* von dem Medikament erhält; sie stellen auch sicher, daß er nicht *zuviel* davon bekommt, da der therapeutische Lithiumspiegel nicht sehr weit unter dem toxischen liegt.

Wenn die therapeutische Dosierung festgelegt worden ist, sind immer noch regelmäßige Blutuntersuchungen erforderlich, da der Lithiumspiegel von Veränderungen im Körpergewicht, von weiteren Medikamenten und anderen Faktoren beeinflußt werden kann. Dr. Mondimore erklärt, der Zeitpunkt der Untersuchungen sei sehr wichtig. »Eine Blutuntersuchung zu kurz oder zu lange nach der letzten Dosis liefert ungenaue Informationen, und dann werden möglicherweise fragwürdige Veränderungen in der Dosierung vorgenommen.«[16] Bei Lithium gilt als allgemeine Regel, zwölf Stunden nach der letzten Dosis das Blut zu untersuchen.

Menschen mit bipolaren Störungen brauchen meistens eine Medikation über längere Zeit, da es nur selten vorkommt, daß ein Patient lediglich eine einzige manische Episode hat. Die Zyklen neigen zur periodischen Wiederkehr (alle paar Jahre, jährlich oder gar – in schweren Fällen – mehrmals pro Jahr). Da sich eine manische Episode äußerst destruktiv auf Beziehungen, Beruf und Bankkonto auswirken kann, ganz zu schweigen vom Selbstwertgefühl, ist im allgemeinen eine präventive (oder stützende) Behandlung notwendig.

Wann mit einer stützenden Behandlung begonnen werden sollte, ist umstritten. Manche Kliniker meinen, man sollte damit beginnen, sobald die Diagnose einer bipolaren Störung gestellt worden ist. Andere ziehen eine Langzeitbehandlung erst in Betracht, wenn die zweite Episode auftritt.[17] Dann nämlich kann der Patient einigermaßen sicher sein, daß die erste Episode kein »Zufall« war, und die zyklische Frequenz – der Zeitraum zwischen dem Beginn der ersten und dem der zweiten Episode – wird kalkulierbar.[18]

Manische Episoden können zwar von kurzer Dauer sein und spontan wieder aufhören, aber bei den meisten Menschen nehmen sie einen unerbittlichen Verlauf, verbunden mit leichtsinnigem Verhalten, was körperliche Gefahren für den Patienten selbst und für andere oder auch enthemmtes Sozialverhalten implizieren kann.[19] Wenn eine manische Episode zur Psychose eskaliert, ist eine Hospitalisierung erforderlich, damit die Störung schnell unter Kontrolle gebracht werden kann.

Die Behandlung einer akuten manischen Episode beginnt meistens mit der Verabreichung eines antidepressiven Medikaments wie Haloperidol (Haldol) oder Chlorpromazin (Thorazin).[20] Wenn diese Medikamente auch unangenehme und manchmal schwere Nebenwirkungen haben (wenn sie als Langzeitmittel eingesetzt werden), so ist es dennoch sehr wichtig, einen extremen manischen Zustand schnell unter Kontrolle zu bringen. Die therapeutische Wirkung antipsychotischer Medikamente ist innerhalb von Stunden sichtbar, während die Wirkung von Lithium erst nach fünf bis zehn Tagen einsetzt. Da antipsychotische Medikamente nur während der »Krise« verabreicht werden, ist die Gefahr schwerer Nebenwirkungen, etwa tardiver Dyskinesie, nicht sehr wahrscheinlich.[21] Dystonie (leichte bis schwere Muskelkrämpfe) ist zwar eine häufige Nebenwirkung, die oft innerhalb der ersten 24 bis 48 Stunden der Behandlung auftritt, kann aber durch Verabreichung anticholinergischer Medikamente schnell zum Stillstand gebracht werden.[22]

Üblicherweise wird Lithium zwei bis drei Tage nach Behandlungsbeginn stufenweise eingeführt, und nach Erreichen eines therapeutisch relevanten Lithiumspiegels läßt man das antipsychotische Medikament auslaufen. Dr. Gordon Johnson zufolge »sind bei den meisten manischen Patienten drei Wochen Behandlung erforderlich, um eine deutliche Besserung und/oder eine Remission zu erzielen«.[23]

Ist die akute manische Phase behandelt, werden zur Stützung der meisten Patienten Lithiummengen von 0,8 mmol/L. empfohlen, wenngleich manche Patienten etwas höhere Mengen (1,0–1,2) benötigen und andere, vor allem die älteren, gute Reaktionen bei einer Menge von 0,4 zeigen können. Ist die richtige Menge einmal festgesetzt, muß man sich konsequent daran halten.[24]

Einige Untersuchungen haben gezeigt, daß Menschen mit schwererer oder schnell wiederkehrender Manie oder solche ohne Familiengeschichte bipolarer Störungen mit geringerer Wahrscheinlichkeit auf Lithium ansprechen. Für diejenigen, die auf Lithium allein überhaupt nicht reagieren, kann Carbamazepin (ein krampflösendes Mittel) anstelle von oder als Ergänzung zu Lithium verabreicht werden. Es kann auch bei Intoleranz gegenüber den von Lithium hervorgerufenen Nebenwirkungen effektiv sein. Unter den Alternativen zu Lithium ist Carbamazepin am besten untersucht, und seine klinische Anwendung ist derzeit sehr verbreitet.

Medikamente zur Behandlung von Angst- und Panikanfällen

Die sogenannte *Epidemiological Catchment Study* der US-Gesundheitsbehörde (NIMH) überraschte viele mit dem Befund, daß Angsterkrankungen heute die häufigsten psychiatrischen Störungen darstellen. In einem beliebig gewählten Zeitabschnitt von sechs Monaten leidet mindestens einer von 20 Amerikanern an einer Angsterkrankung, die so gravierend ist, daß sie von einem Facharzt für psychische Störungen behandelt werden muß. »In vielen Fällen«, erklärt Jack Gorman, »ist eine Medikation die beste und sicherste Art der Behandlung solcher Angsterkrankungen.«[25] Wer Alkohol, Tranquilizer oder irgendeine Droge benutzt, um sich zu beruhigen, sollte um eine psychiatrische Konsultation nachsuchen. Angsterkrankungen können Alkohol- und Drogenmißbrauch nach sich ziehen.

Wie in Kapitel 3 erörtert, gibt es eine normale Angst, die sich auf reale Lebensereignisse bezieht, eine extreme Angst, die bei einer realen Bedrohung das normale Maß übersteigt, und Angsterkrankungen. Diese letzteren werden eingeteilt in generalisierte Angsterkrankung, eine Form chronischer Angst, die mindestens sechs Monate dauert, in Panikerkrankung, die fast immer eine Behandlung erfordert, und in Phobie, eine extreme oder irrationale Angst vor einem bestimmten Gegenstand oder einer Situation. Und schließlich haben wir die obsessiv-zwanghafte Störung, eine Krankheit, die den

Betroffenen zwingt, nahezu ununterbrochen bestimmte Dinge zu waschen, zu zählen oder zu kontrollieren.

Die *generalisierte Angsterkrankung* wird häufig mit Benzodiazepin und mit einem relativ neuen Medikament namens Buspiron (Bu-Spar) behandelt. Es ist wichtig festzuhalten, daß bestimmte Depressionsformen von Angst begleitet sind, und wenn dies der Fall ist, sollten sie mit Antidepressiva und nicht mit angsthemmenden Mitteln behandelt werden. (Unglücklicherweise sind angsthemmende Mittel die am häufigsten gegen Depressionen verordneten Medikamente. Einer vom NIMH 1982 durchgeführten großen Untersuchung zufolge »waren mehr als die Hälfte der befragten depressiven Patienten mit Anxiolytica statt mit Antidepressiva behandelt worden«, berichtet das *American Journal of Psychiatry.*)[26]

Patienten mit einer generalisierten Angsterkrankung sind fast immer beunruhigt, angespannt und angstvoll. »Bei Panikerkrankungen besteht das Hauptproblem in den plötzlichen episodischen Angstanfällen und den körperlichen Symptomen (wie Herzklopfen, Schwindelgefühl und Atembeschwerden), die im allgemeinen zehn bis dreißig Minuten dauern«, meint Gorman.[27]

Zur Behandlung von Panikerkrankungen werden gewöhnlich Antidepressiva verabreicht. Nach Gorman ist »das erprobte und richtige« Medikament gegen Panikanfälle Imipramin. Meistens beginnt er mit etwa 10 mg pro Tag – viel weniger, als man depressiven Patienten geben würde. Dann wird die Dosis auf die bei depressiven Patienten verabreichte erhöht. Panikanfälle werden meistens innerhalb von vier Wochen vollständig beseitigt. Währenddessen kann die Angst mit einem der Benzodiazepin-Mittel behandelt werden.

Einige Kliniker behandeln mit Xanax, das sehr effektiv bei der Beseitigung von Panikanfällen, aber wegen der Entzugsprobleme, die weiter unten beschrieben werden, schwieriger abzusetzen ist als Imipramin.

Das stärkste Medikament gegen Panikanfälle sind MAO-Hemmer. Medikamente wie Phenelzin (Nardil) und Tranylcypromin (Parnate) wirken bei nahezu jeder Panikerkrankung. Wegen der damit verbundenen Diät werden jedoch die meisten Psychiater zuerst Imipramin oder Xanax ausprobieren. Prozac ist bei Panikanfällen ebenfalls nützlich, und weil es nur wenige Nebenwirkungen hat und nicht abhängig macht, ist es vielleicht, so Gorman, »das ideale Antipanik-Medikament«. Panikpatienten seien tendenziell empfindlicher gegen Prozac als depressive Patienten, so daß in der ersten Woche eine Viertel- bis halbe Kapsel pro Tag eingenommen werden sollte. Die Dosierung sollte allmählich bis zu einer 20-mg-Kapsel gesteigert werden – was meistens ausreicht, um Panikanfälle abzuwehren.

Einige zur Behandlung von Herzbeschwerden und Bluthochdruck eingesetzte Medikamente hat man auch bei Panikanfällen erprobt. Betablocker zum Beispiel werden oft verordnet, weil sie die Wirkung von Adrenalin hemmen und die Herzfrequenz senken. Doch Panikanfälle lassen sich mit diesen Medikamenten gewöhnlich nicht verhindern.

Zur Panikkontrolle wird ebenfalls eine spezielle Therapie angeboten, die bis zu drei Monate dauern kann. Die Patienten lernen, wie man richtig atmet, wie man sich entspannt, wie man es sich abgewöhnt, jedes Herzklopfen und -flimmern zu übertreiben. Sie können auch das Atmen ohne Hyperventilation üben. Die Aussichten für diese Form der Therapie sind vielversprechend, wenn auch noch nicht erwiesen ist, ob sie genauso wirksam ist wie antipanische Medikamente.

Manche Therapeuten glauben, Patienten, die eine spezielle Therapie zur Panikkontrolle erhalten, blieben nach Beendigung der Therapie länger von Anfällen verschont als Patienten, die antipanische Medikamente nehmen und sie dann absetzen. »Diese Hypothese ist ganz und gar unbewiesen«, erklärt Gorman und fügt eine wichtige Warnung hinzu: Viele Therapeuten, Psychologen und Psychiater behaupteten zwar zu wissen, wie man solche Behandlungen durchführt, »tatsächlich aber übernehmen sie eher traditionelle Formen der Psychotherapie und sehen den Patienten am Ende monate- oder jahrelang regelmäßig«. Manche psychiatrischen Probleme erforderten derart lange Psychotherapien, doch Gorman meint, die spezielle Therapie zur Panikkontrolle sollte *nicht* länger als drei Monate dauern.

Bis in die achtziger Jahre hinein schenkten die Psychiater der *Sozialphobie* kaum Beachtung. Inzwischen hat man erkannt, daß sie recht verbreitet ist und zuweilen ein ernstes Problem darstellt. Manche Kliniker glauben, unterbewußte Kräfte ließen Menschen in bestimmten sozialen Situationen zittern und erröten, und sie empfehlen in solchen Fällen eine Langzeitpsychotherapie oder gar eine Psychoanalyse. Andere raten auch zur kurzfristigen Verhaltens- und kognitiven Psychotherapie: sie glauben, die Sozialphobie rühre von Passivität und dürftigen sozialen Fähigkeiten her.

Die Pharmakologie hält so wirksame Behandlungen für Sozialphobien bereit, daß viele Kliniker heute eine Kombination von Medikation und Kurztherapie empfehlen. Zwei Arten von Medikamenten werden in solchen Fällen verabreicht: Beta-adrenergische Blokker und MAO-Hemmer. Die erfolgreichsten Medikamente sind bisher Propranolol (Inderal) bei gelegentlichen Problemen – Angst vor einem Vortrag oder einem öffentlichen Auftritt etwa – und Atenolol (Tenormin) und Phenelzin (Nardil) bei eher chronischen Problemen. Prozac kann ebenfalls bei Sozialphobien wirksam sein. Auftrittsangst kann erheblich gemindert werden, wenn man eine Stunde zuvor eine Dosis Inderal zu sich nimmt. Viele Musiker bekämpfen damit ihr Lampenfieber. Das Medikament hält gewöhnlich Herzklopfen, Zittern, Schwitzen und Erröten für Stunden unter Kontrolle. Bei einer solchen Einnahme hat es nur wenige Nebenwirkungen.

Etwa 70 Prozent der Patienten mit Sozialphobien reagieren auf MAO-Hemmer. »Nach vier Wochen stellen sie fest, daß ihre sozialen Ängste nahezu vollständig beseitigt sind«, behauptet Gorman. Nardil ist zwar meistens wirksam, aber wer es einnimmt, muß eine spezielle Diät einhalten, die in Anhang D kurz beschrieben wird. Menschen, die dieses Medikament einnehmen, werden meistens feststellen, daß sie sich immer häufiger geselligen Situationen aussetzen. Nach einer Weile können sie möglicherweise sogar das Medikament absetzen und werden immer noch Selbstvertrauen haben.

Nach Gorman werden manche Patienten, die gegen Sozialphobien MAO-Hemmer einnehmen, überstimuliert und berauscht. Sie werden zu gesellig, reden, lachen, brüsten sich und gehen in sozialer Hinsicht leichtfertig Risiken ein. Wenn das geschieht, sollte die Dosis herabgesetzt werden.

Im Januar 1990 wurde der Vertrieb des Medikaments Clomipramin (Anafranil) in den Vereinigten Staaten schließlich offiziell zugelassen. Dieses Medikament ist ein Durchbruch in der Behandlung einer der schwierigsten psychiatrischen Störungen – der obsessiv-zwanghaften Störung (OCD = *obsessive-compulsive disorder*). Wenngleich weitere Forschung notwendig ist, scheint Prozac bei der Behandlung der OCD gleichfalls nützlich zu sein. Es sind viele psychologische Theorien darüber aufgestellt worden, was diese quälende

Krankheit verursacht. Biopsychiater freilich halten sie für eine der psychischen Störungen, die am stärksten biologisch bedingt ist. Derart gestörte Menschen erscheinen dem Beobachter meistens völlig normal, aber sie werden von ständig wiederkehrenden Gedanken und sinnlosen Ritualen gepeinigt. Interessanterweise glauben obsessiv-zwanghafte Menschen nicht wirklich, sie müßten sich ununterbrochen die Hände waschen oder vor Verlassen des Hauses zehnmal nachprüfen, ob das Licht noch an ist. Etwas zwingt sie dazu – möglicherweise irgendeine Abnormität im Gehirn.

Obsessiv-zwanghafte Menschen brauchen fast ausnahmslos eine Verhaltenstherapie, mit der die Zeit, die sie auf Rituale verwenden, eingeschränkt wird. Einige Kliniker haben festgestellt, daß sie Zwänge auch ohne Medikamente verhaltenstherapeutisch behandeln können. Eine Kombination von beidem scheint jedoch am besten zu sein.

Die Ärzte müssen solchen Patienten erklären, daß sie an ihren Gedanken und Handlungen nicht schuld sind. »Obwohl wir die Patienten dazu ermutigen, ihre Symptome möglichst zu kontrollieren, wollen wir doch auch, daß sie verstehen, daß sie keine Schuld haben und nicht verurteilt werden«, erklärt Gorman.

Warum Psychotherapie?

Man könnte sich fragen: Wenn Gemütsstörungen biologischen Ursprungs sind, warum ist dann überhaupt Psychotherapie notwendig?

Gemütsstörungen sind komplizierte Krankheiten, die ganz reale Auswirkungen auf das Leben der Betroffenen haben. Die Beziehungen zu Freunden, Familienangehörigen und Kollegen können Schaden nehmen, vor allem wenn jemand schon lange krank ist.

Dr. med. Frederick Goodwin von der US-Gesundheitsbehörde erklärt, daß diese Krankheiten, mögen sie auch einen biologischen Kern haben, sich in vielerlei Weisen manifestieren, die »das Verhalten und die Psyche betreffen und einhergehen mit tiefgehenden Veränderungen hinsichtlich Wahrnehmung, Einstellungen, Persönlichkeit, Gemüt und kognitivem Vermögen. Psychotherapie kann von einzigartigem Wert sein für Menschen, die solch verheerende Veränderungen in bezug auf die Art und Weise durchmachen, wie sie sich selbst wahrnehmen und von anderen wahrgenommen werden«.

Psychotherapie kann auch bei anderen Lebensproblemen hilfreich sein, die im Zusammenhang mit Gemütsstörungen eine Rolle spielen mögen. Eine Frau namens Marion, deren Depression aufgrund von Alkoholismus noch verkompliziert wurde, glaubte, die Depression sei durch ihre Trinkerei verursacht und werde verschwinden, sobald sie eine Weile nüchtern bliebe. Aber das tat sie nicht. Zwei Jahre nach Beginn ihrer Rehabilitation war sie immer noch depressiv. An diesem Punkt meinte ihre Therapeutin, vielleicht sei etwas anderes als das Trinken die Ursache der Depression, und empfahl eine medikamentöse Behandlung. Obgleich ihr mehrere verschiedene Medikamente verschrieben wurden, bevor sich ein wirksames fand, hatte Marion das Gefühl, die Ergebnisse seien das Warten wert. Sie fühlte sich nicht nur nicht mehr deprimiert, sondern glaubte auch, die Antidepressiva würden ihr helfen, Nutzen aus ihrer Therapie zu ziehen. »Man kann besser mitarbeiten, wenn man nicht die ganze Zeit so furchtbar zerquält ist.«

Psychotherapie kann die Nachwirkungen einer Gemütsstörung beseitigen. »Die Kombination von Antidepressiva und Psychotherapie hat bei mir gut funktioniert«, erklärte Marion, »weil die Depression psychische, emotionale und soziale Weiterungen hatte, die ebenso schwerwiegend waren wie die vom Alkohol herrührenden. Als ich mich besser fühlte, stellte ich fest, daß ich eine Menge Probleme zu bereinigen hatte, die sich durch die Depression ergeben hatten.«

Wenn sich Gemütsstörungen in der Kindheit, in der Jugend oder im frühen Erwachsenenalter einstellen, stören sie die entwicklungsmäßigen Aufgaben, die in diesen Lebensabschnitten normalerweise auf den Menschen zukommen. Nach den Worten von Fred Goodwin: »Die Trennung von Eltern und Familie, die Entwicklung enger persönlicher Beziehungen, Liebesgeschichten, Verletzungen und Zurückweisungen, Kinderkriegen und Kindergroßziehen und Karriere – all das wird beeinträchtigt oder zum Stillstand gebracht.« So kann Psychotherapie wiederum eine lebenswichtige Rolle spielen. Diese Entwicklungs-»Aufgaben« sind wichtig beim Heranwachsen zu einer ganzen Person. Außerdem entwickeln sie Aspekte der Persönlichkeit, die für die Zukunft einen Rückfall in Gemütsstörungen vermeiden helfen. Untersuchungen haben erwiesen, daß bei Menschen, die mit Psychotherapie und Medikamenten behandelt werden, die Wahrscheinlichkeit von Rückfällen geringer ist.

Wie wirkt Psychotherapie?

Menschen mit Gemütsstörungen brauchen von seiten der Therapie im allgemeinen nicht Konfrontation, sondern Bestätigung. »Ermutigung, Unterstützung und Erziehung« sollten im Brennpunkt der Therapie stehen, erklärt Mondimore, »nicht das Bemühen, ihnen ein besseres Verständnis ihrer selbst nahezubringen«.[28]

In der Psychotherapie für Gemütsstörungen werden Selbstwertgefühl und Selbstvertrauen gestärkt und zugleich die realen Probleme angesprochen wie zum Beispiel Nebenwirkungen und Angst vor Krankheitsrückfällen. Sie hilft den Betroffenen, Verluste zu akzeptieren, die im Zusammenhang mit der Krankheit aufgetreten sind – hinsichtlich Beziehungen, Kreativität und Karriere.

Zum anderen beruht Psychotherapie auf einer vertrauensvollen Beziehung zwischen Therapeut und Patient. Ziel der Behandlung ist für den Patienten ein besseres Verständnis seiner Gefühle und seines Verhaltens und die Anwendung dieses Wissens im Sinne effektiveren Funktionierens.

Zwar gibt es ebenso viele Formen der Therapie, wie es Therapeuten gibt, doch zwei haben sich als besonders hilfreich für die Behandlung von Depressionen erwiesen: *kognitive Therapie* und *interpersonale Therapie*. Beide sind kurzfristig, dauern eher Monate als Jahre, und beide orientieren sich am »Hier und Jetzt«. Therapeuten können einen dieser Ansätze oder beide mit anderen kombinieren und die von ihnen angewandten Techniken auf den einzelnen Patienten zuschneiden.

Die von Dr. Aaron Beck begründete *kognitive Therapie* sieht Depressionen als Folge negativer Einstellungen und verzerrter Wahrnehmungen der Welt. Ziel dieser Therapie ist es, die Patienten den Zusammenhang zwischen Negativität und Depression erkennen und verzerrte Wahrnehmungen korrigieren zu lassen. Interessanterweise haben einige Praktiker der kognitiven Therapie die biologische Grundlage von Depressionen erkannt und verwenden ihre Techniken nun, um den Widerstand des Patienten gegen die Einsicht zu lockern, daß seine Depression mit einer Medikation erfolgreich behandelt werden kann.

Die *interpersonale Therapie* soll den Patienten gegenwärtige Probleme in Beziehungen erkennen lassen, die vielleicht zu der depressiven Stimmung beigetragen haben (oder ihre Folge sind), und ihm dabei helfen, mit diesen Problemen fertig zu werden. Interpersonale Therapie ist zeitlich nicht unbegrenzt. Wie andere Kurztherapien konzentriert sie sich auf ein oder zwei Problembereiche, auf die sich Patient und Psychotherapeut nach dem Erstinterview geeinigt haben. Da Beziehungen häufig entgleisen, wenn ein Partner depressiv wird, kann diese Form der Therapie besonders nützlich sein, wenn man sie zusammen mit einer Medikation anwendet.[29]

Die klassische, psychoanalytisch orientierte Psychotherapie wiederum betrachtet Gemütsstörungen vor allem als psychisch bedingt, als wurzelnd in unbewußten Erinnerungen aus der Vergangenheit. Das Ziel dieser Therapie – die typischerweise Jahre dauert – ist die Einsicht in die aus früheren Erfahrungen herrührenden Konflikte und ihre schließliche Lösung. Sie mag zwar für die Behandlung anderer Problemfelder nützlich sein, für die Behandlung von Gemütsstörungen jedoch ist psychoanalytische Therapie nicht geeignet. Tatsächlich kann sie sie sogar verstärken. Nach den Worten von Mondimore: »Traditionelle Langzeitpsychotherapie mit dem Ziel, den Patienten zu helfen, ihre Einstellung zum Leben zu ändern, kann alles noch verschlimmern, da sie ihnen zuviel Verantwortung für die Heilung aufbürdet.«[30]

Wie Therapeuten eine medikamentöse Behandlung unterstützen können

Es ist außerordentlich wichtig, daß Psychotherapeut und Psychopharmakologe *zusammen*arbeiten können. Wir waren überrascht, wie viele der von uns interviewten Menschen sich innerlich zerrissen fühlten, weil ihr Therapeut an der Ansicht festhielt, ihre Depression sei rein psychischer Natur, und weil ein Psychopharmakologe einen rein biologischen Standpunkt vertrat. Ideal ist es, sich von einem Therapeuten und einem Psychopharmakologen behandeln zu lassen, welche die Arbeit des anderen anerkennen – und schätzen – und zusammenarbeiten. In dieser Weise verfährt Rima Greenberg, Psychotherapeutin in Manhattan, mit der medikamentösen Behandlung ihrer depressiven Patienten:

»Ich empfehle den Patienten immer, sich einer gründlichen Untersuchung zu unterziehen, um mögliche zugrundeliegende

Krankheiten auszuschließen. Dann lege ich ihnen nahe, einen Psychopharmakologen aufzusuchen. Er ist der Experte, der die Behandlung wirklich auf den einzelnen zuschneiden kann. Im allgemeinen versuche ich, jemanden zu finden, der sich in der Forschung auskennt, denn so jemand wird über das Neue auf diesem Gebiet auf dem laufenden sein.«

Frau Greenberg erklärt, für sie sei es entscheidend, daß sie eng mit dem Psychopharmakologen zusammenarbeiten könne. »Wenn irgendeine Entscheidung zu treffen ist, etwa über eine Änderung der Dosierung oder über einen Wechsel des Medikaments, so sollte diese sich aus einem offenen Gespräch zwischen Patient, Psychopharmakologe und mir ergeben. Ich habe das Gefühl, daß das Geschehen in der Therapie bei jeder Entscheidung über die Medikation ein wichtiger Faktor ist.«

Eine enge Beziehung zwischen Patient, Therapeut und Psychopharmakologe ist ausschlaggebend für eine erfolgreiche Behandlung. Greenberg erzählte die Geschichte einer jungen Frau, die sie Donna nannte, einer Frau, deren frühere Behandlungsstrategie erfolglos geblieben war. »Als Donna zu mir kam, war sie Mitte zwanzig. Seit ihrem sechzehnten Lebensjahr hatte sie unter zyklischer Depression gelitten, und in ihrer Familiengeschichte gab es gravierende Depressionen, bipolare und unipolare. Alle eineinhalb Jahre machte Donna eine eineinhalbjährige Phase der Depression durch. Nach Erhebung ihrer Krankengeschichte hatte ich den Eindruck, ihr früherer Psychiater habe keine gute Arbeit geleistet. Jedesmal, wenn er das Medikament absetzte, hatte sie wieder einen Rückfall.«

Frau Greenberg überwies Donna an einen Psychopharmakologen, der leichte Schilddrüsenbeschwerden konstatierte – Beschwerden, die zu Donnas Depression beitrugen – und ihr ein Schilddrüsenmedikament verschrieb. Und dann entschieden sie sich alle drei für etwas Neues. »Wir faßten den gemeinsamen Beschluß, einen doppelten Zeitraum antidepressiver Medikation – drei Jahre ohne Unterbrechung – zu versuchen, um ihr die Möglichkeit zu geben, an der Therapie festzuhalten. Aber als wir ihr nach drei Jahren das Medikament entzogen, sahen wir sofort, daß sie wieder depressiv zu werden begann. Also setzten wir das Medikament noch einmal für einen doppelten Zeitraum ein und brachten es so auf insgesamt sechs Jahre Medikation. Als wir das Medikament diesmal absetzten, hatte sie keinen Rückfall. Tatsächlich nimmt sie seit einem Jahr keine Medikamente mehr, und vor sechs Monaten hat sie die Therapie beendet. Es geht ihr außerordentlich gut.«

Greenberg glaubt, der Psychopharmakologe, zu dem sie Donna geschickt hatte, habe einen wichtigen Beitrag zu ihrer Behandlung geleistet. »Donna ist eine sehr kluge Frau, und er behandelte sie als Gleichberechtigte. Als sie an bestimmten Aspekten ihrer Krankheit Interesse zeigte, gab er ihr Fachliteratur zu lesen. Mit ihrem früheren Arzt war alles eher nach dem Motto abgelaufen: ›Sie sind die Patientin, ich bin der Arzt, und ich sage, was Sie zu tun haben.‹«

Menschen mit schweren Depressionen brauchen manchmal im Anschluß an die formale Behandlungszeit weitere Hilfe. Als Donna beispielsweise schwanger zu werden beschloß, besprachen sie und ihr Psychopharmakologe eingehend die Situation. Greenberg erklärt: »Obwohl Donna ihre Behandlung beendet hat, werden ihr Psychopharmakologe und auch ich sie begleiten, wenn ihr Kind geboren ist. Sie wird ihr Baby in dem Krankenhaus zur Welt bringen, in dem er tätig ist, um für jeden Fall gewappnet zu sein.«

Frauen mit schweren Depressionen bekommen auch mit größerer Wahrscheinlichkeit eine Wochenbettdepression. Schnelle Intervention ist wichtig, um zu verhindern, daß sich die Dinge zuspitzen. Mit Hilfe ihrer beiden Therapeuten steht Donna wieder auf festem Boden.

Wie in Kapitel 2 erörtert, ist die Profession weiterhin gespalten in diejenigen, die bei Gemütsstörungen eine medikamentöse Behandlung in den meisten Fällen für angebracht halten, und diejenigen, die glauben, Psychotherapie allein sei besser.

Manche Therapeuten glauben irrigerweise, eine Medikation arbeite *gegen* die Therapie, und sie raten ihren Patienten von einem solchen Versuch ab. Forschung hat aber ergeben, daß genau das Gegenteil der Fall ist: Nicht nur läßt eine Psychotherapie jemanden wahrscheinlicher an seiner Medikation festhalten, sondern die Medikation läßt ihn auch wahrscheinlicher an seiner Psychotherapie festhalten.

Selbst wenn die Therapeuten ihren Patienten nicht aktiv davon abraten, eine medikamentöse Behandlung anzustreben, können ihre Vorbehalte die Patienten doch beeinflussen. Die Ambivalenz des Therapeuten kann so das Vertrauen des Patienten zur medizinischen

Methode und zu seiner eigenen Fähigkeit, die Medikation durchzuhalten, untergraben.

Was sich im Fall von Ariel abspielte, zeigt, was geschehen kann, wenn der Therapeut nicht kooperativ ist. Mit 29 hatte Ariel bereits einige Jahre Therapie hinter sich und dank dieser Hilfe viele ihrer zwischenmenschlichen Probleme erfolgreich gelöst. Doch trotz der Therapie war sie weiterhin depressiv. Schließlich verschlimmerte sich ihre Krankheit so sehr, daß sie sich von ihrer Arbeit beurlauben lassen und den Besuch von Seminaren an der örtlichen Universität einstellen mußte. Ihr Leben war an einen toten Punkt gelangt.

Ariel hatte immer geglaubt, ihre Depression würde sich geben, wenn sie in der Therapie nur hart genug arbeitete. In dieser Auffassung wurde sie von ihrem Therapeuten Steve unterstützt. Aber die Schwere ihrer jüngsten depressiven Phase ließ sie zweifeln, ob Therapie allein jemals ausreichen würde, um ihr zu helfen.

»Schließlich erklärte ich Steve, ich wolle es mit Antidepressiva versuchen. Er befürchtete, ich würde nicht mehr motiviert genug sein, mich mit den Themen, die wir in der Therapie bearbeitet hatten, auseinanderzusetzen. Aber ich war in einem elenden Zustand – ich konnte nicht arbeiten, ich weinte den ganzen Tag –, und so bestand ich darauf. Widerstrebend überwies er mich an einen Psychiater, der mir Imipramin verschrieb.«

Leider war der konsultierte Psychiater nicht erfahren in der Anwendung von Antidepressiva. Er verschrieb Ariel eine sehr niedrige Dosis des Medikaments, und als sie in der ersten Woche nach Behandlungsbeginn erklärte, daß sie sich besser fühle, glaubte er, sie habe alles Notwendige bekommen. So gab er ihr einen Termin für einen neuerlichen Besuch *sechs Wochen später.*

Ariel fühlte sich nicht allzu lange gut. Wie oben erwähnt, dauert es vier bis sechs Wochen, ehe die volle Wirkung eines Antidepressivums einsetzt. Daß Ariel sich so kurz nach Behandlungsbeginn bereits besser fühlte, war Folge ihrer Hoffnung angesichts eines neuen Anlaufs. Ihre Depression kehrte bald in voller Stärke zurück, und binnen kurzem stellten sich Suizidgedanken ein.

Ariels Psychiater hatte nicht nur eine zu niedrige Dosis des Antidepressivums verschrieben, sondern er konnte, da er sie nicht genau beobachtete, auch nicht sehen, daß das verschriebene Medikament nicht wirkte. Dann ließ er sie mit sich allein, und als ihre

Depression sich verschlimmerte, war sie nicht in der Lage, ihre Situation genau einzuschätzen. Sie wollte die medikamentöse Behandlung völlig aufgeben. Glücklicherweise wurde ihr von einer Freundin ein anderer Psychopharmakologe empfohlen, der sich auf die richtige Behandlung von Ariels Depression verstand.

Lernen, was »Gutgehen« bedeutet

Angst vor Rückfällen ist nicht ungewöhnlich bei Menschen, die von Gemütsstörungen genesen. Es ist eine berechtigte Sorge, aber manche Menschen sind von solchen Ängsten völlig beherrscht und werden übersensibel für Anzeichen eines bevorstehenden Rückfalls. »Ich glaube, jemand, der eine Depression hinter sich hat, fürchtet ständig, den Boden zu verlieren und wieder depressiv zu werden«, erklärte Marion. Vielleicht befürchten sie auch, ihre Familienangehörigen und Freunde könnten sie weniger unterstützen, wenn sie einen Rückfall erleiden.

Wie Marion, so erklärte auch Gabrielle, sie habe zuerst nicht daran glauben können, daß ihre Genesung andauern würde. »Zu Anfang fühlte ich mich beobachtet. Es dauerte eine Weile, bis sich das verlor.« Ihre Angst wurde schlimmer, als sie wieder zu arbeiten begann. »Ich hatte große Angst, daß ich morgens nicht würde aufstehen können«, erinnerte sie sich. »Ich fühlte mich viel besser, aber ich fürchtete, das alte Muster werde sich wieder einstellen – daß ich es in den ersten paar Tagen schon irgendwie schaffen würde, ins Büro zu kommen, doch dann würde ich wieder zu spät kommen, und am Ende würde ich mich überhaupt nicht mehr aufraffen können.«

Die Therapeutin versicherte Gabrielle, dies sei unwahrscheinlich, und bekräftigte erneut die Veränderungen, die sie mit Hilfe der Antidepressiva erreicht hatte. »Zu meiner großen Erleichterung«, sagte Gabrielle, »tauchte das alte Muster nicht wieder auf. Tatsächlich fand ich, daß ich es wirklich genoß, früh aufzustehen, und oft war ich eine der ersten im Büro! In sechs Monaten kam ich nur einmal zu spät ... Jeder verschläft hin und wieder.«

Gemütsstörungen im allgemeinen und eine bipolare Störung im besonderen können »Beziehungen, berufliche Aktivitäten und die Fähigkeit zur Bewältigung emotionaler Belastungen in den affektiven Episoden schwer beeinträchtigen«, erklärt Dr. Goodwin. Der persönliche Tribut kann gleichfalls erheblich sein. Wie Joshua Logan in seiner Autobiographie schreibt: »Ich war erst 45 Jahre alt, aber ich fühlte mich von diesem letzten Erlebnis erschöpft, ausgehöhlt, als wäre ich ein Fisch auf dem Trockenen.«[31]

Der Lernprozeß zur Unterscheidung zwischen normalen und abnormen Stimmungen und Zuständen ist ein weiterer Bereich, in dem Psychotherapie eine wichtige Rolle spielen kann. »Normale« Stimmungen sind natürlich veränderlich. Wir alle erleben Zeiten von Kummer, Zorn, Hochstimmung und Freude. Aber für diejenigen, die unter einer Gemütsstörung gelitten haben, kann es schwierig sein, die normalen Schwankungen von den Anzeichen einer bevorstehenden Krankheit zu unterscheiden. Wenn sie zornig, gereizt oder ein wenig niedergeschlagen sind oder sich gar besonders gut fühlen, können sie sich berechtigte Sorgen machen, ob und inwieweit diese Gefühle zur normalen Bandbreite menschlicher Emotionen gehören oder aber frühe Symptome einer Depression oder Hypomanie sind.

Dr. Goodwin meint: »Diese sich überlappenden Emotionen können verwirrend sein und bei vielen Patienten Angst hervorrufen, so daß sie ihr eigenes Urteilsvermögen in Zweifel ziehen und sich wegen eines möglichen Rückfalls ihrer affektiven Krankheit allzu große Sorgen machen.« Die Therapie kann dabei helfen, »unterscheiden zu lernen, was normale Persönlichkeit ist und was die Krankheit hinzugefügt hat – Unruhe, Impulsivität, Mangel an Berechenbarkeit und Depression«.

»Keine Pille kann mir helfen, mit dem Problem fertig zu werden, daß ich keine Pillen nehmen will; ebensowenig kann eine Analyse, von welcher Dauer auch immer, meine Manien und Depressionen verhindern. Ich brauche beides«, erklärte einer von Dr. Goodwins Patienten.[32]

Selbst wenn die Medikation ihnen geholfen hat, glauben manche Patienten weiterhin, daß sie imstande hätten sein sollen, ohne Medikation auszukommen. Die Menschen, mit denen ich gesprochen habe und die *nicht* in Therapie waren, als ihre medikamentöse Behandlung anfing – und sie waren sicher in der Minderzahl –, hatten allergrößte Schwierigkeiten, mit den Nebenwirkungen fertig zu werden *und* zu akzeptieren, daß ihre Krankheit biologischen Ursprungs ist. Sie hatten immer noch das Gefühl, sie wären nicht krank geworden, hätten sie sich noch ein bißchen mehr angestrengt oder dies oder jenes anders gemacht. Selbst wenn das Medikament offenkundig wirkte, waren sie weiter der Ansicht, sie sollten es absetzen. Bei Meinungsverschiedenheiten unter Freunden oder Familienangehörigen über die von ihnen gewählte Behandlung war ihre Situation um so schwieriger, als kein Therapeut ihnen Unterstützung gewährte.

In den Köpfen mancher Patienten wird das Stigma, unter einer »psychischen Krankheit« zu leiden, durch das Stigma ersetzt, eine Pille einnehmen zu müssen, um gesund zu sein. Oder sie können paradoxerweise das Gefühl haben, daß sie mit ihrer Entscheidung für die medizinische Methode (die laut Goodwin »*die stärkste reale Kontrolle darstellt, die ein Mensch über seine Krankheit ausüben kann*«) die Kontrolle über sich aufgegeben oder daß sie absolut keinen Anteil an ihrer Genesung haben. Ein Therapeut kann bei der Lösung solcher Konflikte behilflich sein.

Je schwerer die Krankheit, desto wichtiger ist Psychotherapie. Zur Behandlung bipolarer Störungen zum Beispiel ist sie fast immer angezeigt. Bipolare Störungen können für die Beziehungen, das Selbstwertgefühl und das Selbstbild des Betroffenen besonders zerstörerisch sein. Manische Phasen sind besonders quälend und führen häufig zu gesellschaftlichen Unannehmlichkeiten. »Medikamente können die Symptome unter Kontrolle halten, doch Psychotherapie ist notwendig, um die Belastungen durch die Krankheit zu verstehen, um die von der Erkrankung aufgeworfenen Probleme zu regeln und um die Beziehungen und das gesunde Selbstbild wiederherzustellen, die von der Krankheit erschüttert worden sind«, schreibt Fred Goodwin in *Manic Depressive Illness*, einem kürzlich erschienenen, außerordentlich lesbaren Lehrbuch.[33]

Bipolare Störungen beeinträchtigen das Selbstwertgefühl, zerstören Beziehungen und können zu sekundärem Alkoholismus und Drogenmißbrauch, zu wirtschaftlichem Chaos, zu Hospitalisierungen und zur Arbeitslosigkeit führen. »Das Ringen mit einer solchen Realität versetzt die Betroffenen verständlicherweise in Zorn«, erklärt Goodwin. »Der Zorn kann Menschen dahin bringen, eine wirksame Behandlung irrationalerweise abzulehnen.«

Einer von Dr. Goodwins Patienten beschreibt seine Gefühle gegenüber der Krankheit folgendermaßen: »Die Leute erwarten, daß du es begrüßt, ›normal‹ zu sein, daß du Lithium, Ärzte und die moderne Wissenschaft zu würdigen weißt und ohne Mühe normale Energie und normalen Schlaf erreichst. Aber wenn du es gewohnt bist, nachts nur fünf Stunden zu schlafen, und jetzt acht schläfst, wenn du es gewohnt bist, tage- und wochenlang die ganze Nacht aufzubleiben, und es jetzt nicht mehr kannst, stellt es eine sehr reale Anpassungsleistung dar, sich auf einen normalen Stundenplan einzustellen, der, so angenehm er auch vielen sein mag, neu, einschränkend, scheinbar weniger produktiv ist und mit Sicherheit weniger Spaß macht. Die Leute sagen, wenn ich mich darüber beklage, daß ich weniger lebhaft, weniger energiegeladen bin: ›Ja, jetzt bist du so wie wir alle‹, was, unter anderem, beruhigend klingen soll. Sie realisieren nicht, daß ich mich mit meinem früheren Selbst vergleiche und nicht mit anderen. Nicht nur das, ich vergleiche mich immer damit, wie ich in meinen besten Zeiten gewesen bin, das heißt, als ich hypomanisch war. Wenn ich jetzt ›normal‹ bin, dann bin ich weit entfernt davon, wie ich in meiner lebhaftesten, produktivsten, intensivsten, am stärksten extravertierten und überschäumenden Verfassung war. Kurz, ich selbst habe es mit mir nicht leicht.«[34]

Es wird deutlich, daß Menschen mit bipolaren Störungen ein besonderes Bedürfnis nach Psychotherapie haben. Die Krankheit ist durchaus nicht leicht zu handhaben: Häufig beginnt sie, wenn die Menschen jung sind, und das Ausmaß ihrer zerstörerischen Kräfte ist erschreckend. Nach der ersten manischen Phase möchte man die Krankheit am liebsten verleugnen. Besonders junge Leute können es nur schwer akzeptieren, daß sie möglicherweise über eine längere Zeit Medikamente nehmen, regelmäßigen Schlaf einhalten sowie Drogen und Alkohol meiden müssen. Sobald die akute Phase behandelt ist und sie zum normalen Zustand zurückfinden, möchten sie glauben, alles sei vorüber. Dinge, die sie an ihre Krankheit erinnern, werden unangenehm. Sie wollen nicht krank, sondern gesund sein. Gesunde Menschen nehmen nicht jeden Tag Medikamente. Und doch geht jemand, der nach einer manischen Phase aufhört, sein Medikament zu nehmen, ein sehr hohes Risiko ein, wieder krank zu werden – und zwar viel früher und schwerer, als wenn er das Medikament nehmen würde.

Kontrolle ist ein weiteres Problem. Niemand hat das Gefühl besonders gern, Medikamente nehmen zu müssen und selbst dann nicht sicher sein zu können, daß er gesund bleiben wird. Junge Leute fühlen sich angesichts einer episodischen Krankheit mit ziemlicher Sicherheit hilflos. Statt zu lernen, die Realität ihrer bipolaren Störung zu akzeptieren, können sie ein starkes Bedürfnis nach Verleugnung entwickeln. Eltern und Freunde, die ihnen beistehen wollen, können sie unwissentlich in ihrer Verleugnung bestärken. Psychotherapie kann aus verschiedenen Gründen eine sehr nützliche Rolle spielen. Tatsächlich würden die meisten Spezialisten für bipolare Störungen es lieber sehen, wenn ihre Patienten nicht versuchten, nur mit Medikamenten auszukommen. Wie Fred Goodwin in seinem Buch *Manic Depressive Illness* schreibt: »Formale Psychotherapie ist für viele Manisch-Depressive außerordentlich hilfreich und für viele andere fraglos wichtig, besonders für Suizidgefährdete oder für Patienten, die ihr Medikament nicht in der vorgeschriebenen Weise nehmen wollen.«

Wiederum nehmen jüngere Patienten ihr Medikament wahrscheinlich eher nach einem selbsterdachten Plan ein. Manche mögen ihre Tabletten nicht in der Gegenwart anderer nehmen und lassen deshalb die zu den Mahlzeiten vorgeschriebenen Dosen aus. So war es bei Steven, als er auf dem College war. Wie in Kapitel 6 geschildert, pflegte er sein Lithium einen oder zwei Tage vor einer Verabredung zum Wochenende abzusetzen, weil er meinte, auf diese Weise gefahrlos Alkohol trinken zu können. Bald nahm er sein Medikament nur noch ein paarmal in der Woche. Steven hätte mit den Problemen, die er zu bewältigen hatte, leichter fertig werden können, wenn er die Unterstützung eines Therapeuten gehabt hätte. Doch er wollte lieber keine Therapie, weil er das Gefühl hatte, daß sie ihn beständig an seine Krankheit erinnern würde. »Ich will das hinter mir lassen«, erklärte er. Seine Mutter tat ihr Bestes, um ihn zu ermutigen, aber gleichzeitig empfand sie Sympathie für seinen Wunsch, »normal« zu sein. Wahrscheinlich teilte sie diesen Wunsch.

Streß gilt als ein Auslöser für Manie und Depression. Je besser ein Mensch mit Streß umzugehen oder ihn zu vermeiden vermag, desto größer ist seine Chance, ein relativ stabiles Leben zu führen. Psychotherapie soll dabei helfen, mit Streß umzugehen und auch die Bedeutung der Krankheit zu erkunden. Die Patienten wie auch ihre Familien profitieren von der laufenden Unterrichtung über den normalen Krankheitsverlauf und von Diskussionen über Risiken und

Nutzen der Medikation. Wie ein Patient erklärte: »Lithium verhindert meine verführerischen, aber verhängnisvollen Hochstimmungen, mildert meine Depression, klärt das Gefilz und Gespinst meines durcheinandergeratenen Denkens, beruhigt mich, besänftigt mich, bewahrt mich davor, daß ich meine Karriere und meine Beziehungen ruiniere, verhindert Krankenhausaufenthalte, hält mich am Leben und ermöglicht die Psychotherapie. Aber die Psychotherapie *heilt*. Sie bringt Sinn in die Verwirrung, hält die erschreckenden Gedanken und Gefühle im Zaum, erlaubt mir wieder eine gewisse Kontrolle, gibt mir Hoffnung und die Möglichkeit, aus all dem zu lernen.«[35]

Außerdem können die ersten Anzeichen einer manischen Episode so gelinde sein – leichte Erregtheit, Grandiosität oder Schlafprobleme –, daß es einen Experten braucht, um sie zu erkennen. Wenn diese Anzeichen auftreten, entwickeln sich die Symptome oft sehr schnell zu einer vollen manischen Episode. Wenn der Patient regelmäßig einen Therapeuten aufsucht, stehen die Chancen für ein schnelles Eingreifen am besten.

Fachleute, die helfen können

Selbst Psychiater sind selten auf dem neuesten Stand der Psychopharmakologie, die sich als ein hochspezialisiertes Gebiet darstellt. Wenn möglich, sollte man am besten einen Psychopharmakologen aufsuchen, der zugleich ein auf Drogenbehandlung spezialisierter Psychiater ist. Die medizinischen Fakultäten informieren über mögliche Überweisungen. Auch Freunde, Familienangehörige und Hausärzte können Informationen liefern.

Wenn Sie einen Psychopharmakologen gefunden haben, müssen Sie feststellen, ob er bereit ist, die vorgeschlagene Behandlungsmethode zu erklären und zu begründen. Es ist Ihr Recht, vollständig über Ihre Behandlung informiert zu werden. Wie Jack Gorman betont: »Ein guter Psychiater weiß die Dinge hinreichend zu vereinfachen – ohne herablassend zu sein –, so daß der Patient verstehen kann, wie die verschiedenen empfohlenen Medikamente wirken.«[36] Der Arzt sollte auch in der Lage und willens sein, all die möglichen Alternativen zur medikamentösen Behandlung zu erklären und auch zu begründen, warum sie nicht gewählt wurden.

Der Arzt sollte regelmäßige Sprechstunden im Anschluß an die Medikation vereinbaren, und er oder ein Kollege sollte für den Notfall 24 Stunden täglich über das ganze Jahr erreichbar sein. Es ist ein schreckliches Gefühl, eine unerwartete oder beängstigende Nebenwirkung zu erleben und dann festzustellen, daß man seinen Arzt nicht sofort erreichen kann. Das sollte man nicht *unbedingt* erleben. Gorman lakonisch: »Wenn dein Arzt schwer zu erreichen ist, geh zu einem anderen.«[37]

Wie man einen Therapeuten findet

In den Vereinigten Staaten gibt es drei zugelassene Arten von Therapeuten: Psychiater, Psychologen und Sozialarbeiter. Psychiater sind Mediziner. Von den verschiedenen heilenden Berufen, die Gemütsstörungen behandeln, sind nur Psychiater berechtigt – und qualifiziert –, Medikamente zu verschreiben.

Psychologen absolvieren gewöhnlich nach dem College eine Fachausbildung in klinischer Psychologie und ein praktisches Jahr, in dem sie Patienten begutachten und behandeln. Sie sind häufig qualifiziert, Diagnosen zu stellen und Psychotherapien durchzuführen.

Sozialarbeiter haben einen Magistertitel in Sozialarbeit, für den im allgemeinen zwei Jahre Ausbildung und praktische Arbeit mit Patienten erforderlich sind. Viele machen nach ihrem Magister noch eine Zusatzausbildung in Psychotherapie.

Leider gibt es in den meisten US-Bundesstaaten keine gesetzliche Definition für den »Psychotherapeuten«. Wer will, kann sich Psychotherapeut nennen, ob er nun eine Ausbildung auf diesem Gebiet hinter sich hat oder nicht. Wahrscheinlich ist es am besten, keinen Therapeuten, der nicht Psychiater, Psychologe oder Magister der Sozialarbeit ist, aufzusuchen, da man unmöglich sagen kann, ob dieser in seiner Tätigkeit erfahren und gut ist. Referenzen sind natürlich keine Garantie für Effektivität, aber sie lassen zumindest erkennen, ob der Betreffende ausgebildet ist.

Einen Therapeuten zu finden, der mit den biologischen Aspekten von Gemütsstörungen vertraut ist und bei dem man sich auch noch wohlfühlt, kann mit Schwierigkeiten verbunden sein. Freunde, Familienangehörige und/oder Hausärzte können vielleicht zu Überweisungen verhelfen. Fast jede US-Gemeinde hat ein kommunales Zentrum für seelische Gesundheit. Sie haben von Staat, Bezirk oder Stadtverwaltung den Auftrag, für jedermann, ungeachtet seiner Zahlungsfähigkeit, hochqualifizierte psychische Versorgung bereitzustellen. Kommunale Gesundheitszentren haben im allgemeinen auch Listen von privat praktizierenden Psychiatern und werden bei Anfragen gern überweisen.

Wenn Sie einen Therapeuten einer Therapeutin vorziehen oder umgekehrt, zögern Sie nicht, dies deutlich zu sagen. Manche Therapeuten halten sich auch ihre positive Einstellung gegenüber schwulem und lesbischem Sexualverhalten zugute.

Genieren Sie sich auch nicht, mit mehr als einem Therapeuten oder Psychopharmakologen zu sprechen, bis sie jemanden gefunden haben, bei dem Sie sich gut aufgehoben fühlen. Sie werden vielleicht überrascht sein, wie leicht Sie diese eine Person allen anderen vorziehen, und es ist wichtig, daß Sie mit jemandem arbeiten, dem Sie vertrauen. Nachdem Sie alle verfügbaren Auskünfte erhalten haben, um an den bestmöglichen Therapeuten überwiesen zu werden, konsultieren Sie so viele Fachleute wie möglich – und vertrauen Sie Ihren Instinkten.[38]

Wie man Nebenwirkungen verkraftet

Wie die meisten Medikamente können auch Antidepressiva unangenehme Nebenwirkungen haben. Bei manchen nimmt man zu; andere führen zu trockenem Mund oder zu Verstopfung; und wieder andere haben sedierende Effekte. Da viele von diesen Nebenwirkungen auch Depressions*symptome* sind, ist es manchmal schwer zu beurteilen, ob sie durch das Medikament oder durch die Krankheit hervorgerufen werden. Nur ein in der Verabreichung psychotroper Mittel versierter Arzt ist in der Lage, Symptome von Nebenwirkungen zu unterscheiden.

Es ist nicht möglich, im voraus zu erkennen, ob ein bestimmtes Medikament bei einem bestimmten Patienten nicht tolerierbare Nebenwirkungen hervorrufen wird oder überhaupt keine. Das kann für den Patienten wie für den Arzt sehr frustrierend sein.

Glücklicherweise sind die Nebenwirkungen selten so schwer, daß zu einem anderen Medikament gegriffen werden muß. »Mein schlimmstes Problem war Mundtrockenheit, die zu Rissen in den Mundwinkeln führte«, erklärte uns Eileen Fitzpatrick. »Da ich in der Psychotherapie und beim Unterrichten meine Stimme brauchte, war das schon ein Problem.« Aber Eileen hielt den Nutzen der Antidepressiva für größer als die Belästigung durch Nebenwirkungen oder die tägliche Einnahme von Tabletten. »Ich habe zuviel zu verlieren, sollte ich wieder abstürzen«, meinte sie.

Die Frage lautet letztlich: Ist die therapeutische Wirkung eines bestimmten Medikaments es wert, seine Nebenwirkungen in Kauf zu nehmen? Im allgemeinen ist die Antwort ja.[39] Auch ist es wichtig, daran zu denken, daß die auftretenden Nebenwirkungen gewöhnlich im Lauf der Zeit zurückgehen.

Gewichtszunahme ist eine übliche Nebenwirkung vieler Antidepressiva. Weder ist klar, warum sie diese Nebenwirkung haben, noch kann man voraussagen, wer wahrscheinlicher als andere davon betroffen sein wird. Nicht jeder nimmt bei diesen Medikamenten zu, wenngleich bereits übergewichtige Menschen nach Beginn der Behandlung tendenziell stärker zunehmen als andere. Sicher ist aber, daß die Zunahme gewöhnlich auf das Medikament zurückgeht, *nicht* auf übermäßiges Essen. Jack Gorman betont: »Viele psychiatrische Medikamente führen zur Gewichtszunahme, *selbst wenn der Patient nicht viel ißt«*[40] (meine Hervorhebung).

Wenn auch Patienten, die als Folge ihrer Depressionen zuviel Gewicht verloren haben, einige zusätzliche Pfunde begrüßen mögen, so empfinden die meisten Menschen die Gewichtszunahme als eine der eher ärgerlichen Nebenwirkungen von Antidepressiva. Wenn eine mögliche Gewichtszunahme Ihnen Sorge bereitet, denken Sie daran: Wenn Sie tatsächlich zunehmen, ist das Ausmaß möglicherweise zu vernachlässigen. Sowohl sportliche Aktivitäten wie sorgsame Einschränkungen der Ernährung können hilfreich sein, wie bei allen, die abnehmen sollten. Außerdem werden Sie nach beendeter Behandlung wieder abnehmen, was Sie infolge der Antidepressiva zugenommen haben.

Die Gewichtszunahme kann auch schlicht und einfach eine natürliche Folge der sich auflösenden Depression sein – und folglich der Rückkehr des normalen Appetits. Oder sie kann mit Wasseransammlung im Gewebe, Stoffwechseländerungen und/oder Schilddrüsenunterfunktion zu tun haben.[41] MAO-Hemmer können zu Ödemen (Schwellungen aufgrund von Wasseransammlungen) in

Beinen und Gelenken führen und so zur Gewichtszunahme beitragen. Manchmal werden in solchen Fällen Diuretika verschrieben, obgleich Dr. Jonathan O. Cole und J. Alexander Bodkin vom McLean Hospital berichten, sie würden wahrscheinlich nicht helfen.[42]

Bulimikerinnen graut es vielleicht schon bei der bloßen Vorstellung einer auch nur geringen Gewichtszunahme. Wenn das Ihre Empfindung ist, versuchen Sie, daran zu denken, daß die extreme Angst vor Gewichtszunahme zur Krankheit gehört. Wenn die Behandlung erfolgreich ist, schwindet die Angst, zusammen mit dem Drang, übermäßig zu essen.

Gewichtszunahme infolge antidepressiver Behandlung kann man nur durch Diät und Körpertraining loswerden. Sportliche Übung ist ohnehin sinnvoll, weil sie die natürlichen Endorphine vermehrt und so die Depressionen lindern hilft. (Wenn Sie nicht schon ein Trainingsprogramm haben, wäre es sicher gut, damit zu beginnen – selbst wenn Sie keine Gewichtsprobleme haben.) Wenn Sie Diät halten müssen, meiden Sie extreme Methoden wie Flüssigkeitsdiäten, da sie die Art und Weise, wie Ihr Stoffwechsel das Antidepressivum verarbeitet, beeinflussen können und den Serotoninspiegel senken.

Sollte die Gewichtszunahme ein ernstes Problem sein, kann man es mit einem anderen Medikament versuchen. Es gibt jedoch keine *Garantie* dafür, daß ein anderes Medikament auch wirkt. Wenn Ihr derzeitiges Antidepressivum die Depression lindert, müssen Sie sorgfältig abwägen, ob der mögliche Verlust an überflüssigem Gewicht das äußerst reale Risiko wert ist, daß der Medikamentenwechsel die Depression zurückkehren läßt.

Die meisten trizyklischen Antidepressiva hemmen partiell die Wiederaufnahme des stimmungsregulierenden Neurotransmitters Acetylcholin. Diese Wirkung wird *anticholinergisch* genannt. Da das Acetylcholin jedoch an verschiedenen Körperfunktionen (etwa dem Verdauungssystem und der Augenakkomodation) beteiligt ist, führt der anticholinergische Prozeß häufig zu einigen unerwünschten Nebenwirkungen. Sie haben jedoch, wenn sie denn auftreten, die Tendenz, sich mit der Zeit zu bessern, da der Körper sich allmählich auf das Medikament einstellt.

Verstopfung und trockener Mund sind die häufigsten Nebenwirkungen. Zuckerfreier Kaugummi oder saure Drops regen den

Speichelfluß an und können die Mundtrockenheit lindern. Die Verstopfung kann gewöhnlich durch die Einnahme ballaststoffreicher Abführmittel und durch reichliches Trinken behoben werden.[43]

Bei manchen Menschen führen trizyklische Antidepressiva zu einer Reihe von Harnproblemen, in extremen Fällen auch zur völligen Harnverhaltung.[44] Gewöhnlich treten sie bei älteren Männern mit Prostatabeschwerden auf. Wenn ein Mann nach der ersten Einnahme eines Antidepressivums Schwierigkeiten hat, seine Blase zu entleeren, sollte er mit der Einnahme des Medikaments sofort aufhören und seinen Arzt anrufen. In einem solchen Fall muß wahrscheinlich das Medikament gewechselt werden.[45]

MAO-Hemmer haben im allgemeinen weniger anticholinergische Wirkungen, aber manche Patienten, die mit diesen Mitteln behandelt werden, bekommen einen trockenen Mund, Verstopfung und auch Probleme beim Urinieren. Diese speziellen Nebenwirkungen sind jedoch bei MAO-Hemmern weniger häufig als bei den trizyklischen Antidepressiva.[46]

Eine *sedierende* Wirkung kann sich bei bestimmten zyklischen Antidepressiva und MAO-Hemmern wie auch bei einigen der neueren Antidepressiva einstellen. Wenn die Depression zur Schlaflosigkeit führt, kann diese Nebenwirkung allerdings hilfreich sein. Wenngleich sich gegenüber sedierenden Effekten gewöhnlich Toleranz entwickelt, so kann das doch eine ganze Weile dauern. Unerwünschte Sedierung kann man reduzieren, indem man die volle Dosis des Medikaments vor dem Schlafengehen einnimmt, doch wenn sie persistierend und gravierend ist, muß man möglicherweise das Medikament wechseln.[47] Bemerkenswerterweise kann Trazodon (Desyrel), ein ziemlich schwaches Antidepressivum, aber ein sehr wirksames Sedativ, verordnet werden, sollte Schlaflosigkeit ein Problem darstellen.

Andere Antidepressiva sind leicht stimulierend, was für Patienten hilfreich sein mag, die sich lethargisch fühlen und/oder zuviel schlafen. Natürlich wäre es nicht angebracht bei jemandem, der unter Schlaflosigkeit leidet. In diesem Fall könnte man Trazodon verordnen oder ein anderes Antidepressivum versuchen. Der Psychopharmakologe sollte bei seiner Wahl des Medikaments das Schlafverhalten des Patienten berücksichtigen.

Alle Antidepressiva können gelegentlich zu *sexuellen Problemen* wie verminderter Libido, gehemmter oder schmerzhafter Ejakulation oder Impotenz führen. Ein verzögerter Orgasmus ist die häufigste dieser Nebenwirkungen und scheint bei MAO-Hemmern und Prozac eher aufzutreten als bei anderen Antidepressiva.

Bestimmte Medikamente können hilfreich zur Behebung sexueller Dysfunktionen sein, aber mit der Zeit können sich die Probleme auch spontan verlieren.[49] Dr. Mark H. Pollack und Dr. Jerrold F. Rosenbaum berichten, daß einige ihrer Patienten, die seit mehr als einem Jahr unter Orgasmusverzögerung litten, »schließlich ohne medikamentöse Intervention oder Einbuße an therapeutischem Nutzen wieder eine normale sexuelle Reaktionsfähigkeit erlangten«.[50] Die beste Methode zur Meisterung dieser Probleme besteht vielleicht darin, »dem Patienten zu versichern, daß diese Auswirkungen medizinisch gutartig sind, sich im Lauf der Zeit verlieren«.[51]

MAO-Hemmer führen häufig zu Schwäche- oder Schwindelanfällen, die als *orthostatische* oder *haltungsbedingte Hypotonie* bezeichnet und vom Absinken des Blutdrucks beim Stehen hervorgerufen werden. Sie sind eine der häufigsten Nebenwirkungen bei MAO-Hemmern und können mit Ohnmacht, Schwindel, Muskelschwäche und Tachykardie sowie mit Übelkeit, Schwitzen, Hyperventilation und möglicherweise Verwirrtheit einhergehen. Selten, und dann gewöhnlich bei Älteren, kann es aufgrund von Stürzen zu Knochenbrüchen kommen. Diese Symptome sind beim Aufwachen, wenn der Blutdruck normalerweise am niedrigsten ist, potentiell am schlimmsten.[52]

Wie die meisten anderen von Antidepressiva hervorgerufenen Nebenwirkungen bessert sich die orthostatische Hypotonie im allgemeinen im Lauf der Zeit. Sie läßt sich reduzieren, indem man beim Aufstehen vorsichtig ist und besonders darauf achtgibt, daß man morgens langsam aus dem Bett aufsteht und eine Weile auf der Bettkante sitzen bleibt, bevor man sich erhebt.[53] Man kann auch mit körperlichen Übungen versuchen, die Wadenmuskeln zu stärken, wodurch sich verhindern läßt, daß sich Blut in den Beinen staut, oder man kann Stützstrümpfe benutzen, die bis über die Waden gehen. Viel Flüssigkeit zu sich zu nehmen ist ebenfalls hilfreich.

Schwächegefühle kann man sofort beheben, wenn man sich hinsetzt oder hinlegt.

Wenn die Hypotonie fortbesteht, können die folgenden Strategien helfen (obwohl man sich natürlich zuerst mit dem Psychopharmakologen verständigen sollte):

- Verteilen Sie die ganze Dosis auf mehrere Gaben über den Tag.
- Nehmen Sie die Dosen nach den Mahlzeiten.
- Nehmen Sie Salztabletten.

Der Psychopharmakologe kann Ihnen auch für einige Wochen oder Monate ein Medikament zur Erhöhung des Blutdrucks verschreiben, so lange bis die Hypotonie abklingt.

In seltenen Fällen können alle Antidepressiva auch bei solchen Patienten *Manie* oder *Hypomanie* (eine mildere Form der Manie) auslösen, von denen keine frühere bipolare Erkrankung bekannt ist. Warum dies geschieht, weiß man nicht so genau, wenngleich man heute vermutet, daß dies Problem nur bei Patienten auftritt, die tatsächlich an einer bipolaren Störung leiden, aber noch keine manische Phase gehabt haben.

Antidepressiva werden leicht von der Plazenta aufgenommen und sollten während der *Schwangerschaft* nicht genommen werden, zumindest nicht während der ersten drei Monate. Bei Patientinnen, deren Behandlung während der Schwangerschaft unumgänglich ist, empfiehlt es sich, das Medikament einige Zeit vor der voraussichtlichen Konzeption abzusetzen und seine Einnahme erst nach den ersten drei Monaten wiederaufzunehmen.

Einer der unangenehmsten Aspekte der Therapie mit MAO-Hemmern ist die sogenannte »Käse-Reaktion« oder *hypertone Krise*. Wenn man MAO-Hemmer einnimmt, können Lebensmittel mit hohem Anteil an Tyramin eine hypertone Krise auslösen – einen drastischen Anstieg des Blutdrucks. Diese Wirkung kann auch durch eine große Anzahl von Medikamenten hervorgerufen werden. Wenn auch selten, kann sie doch für den Betroffenen eine erschreckende Erfahrung sein.

MAO-Hemmer sind jedoch grundsätzlich sicher, da die Nahrungsmittel und Medikamente, die Probleme bereiten könnten, wohlbekannt sind (siehe Anhang D mit einer Liste der verbotenen Nahrungsmittel und Medikamente). Wenn Sie die Behandlung mit einem MAO-Hemmer beginnen, wird Ihr Arzt Ihnen eine Liste dessen, was Sie meiden müssen, aushändigen – halten Sie sich auf jeden Fall strikt daran! Er sollte Sie auch mit einem Medikament versorgen für den Fall, daß Sie aus Versehen etwas zu sich nehmen, das eine hypertone Reaktion auslösen könnte. (Eine vollständigere Beschreibung der MAO-Hemmer und dieser Nebenwirkung siehe in Anhang C.)

Ein abruptes Absetzen von MAO-Hemmern kann zu einem *Entzugssyndrom* führen, das von einem Rückfall in die Depression praktisch nicht zu unterscheiden ist. In Extremfällen kann es zu schwerer Angst, Agitiertheit, hastiger Sprechweise, Schlaflosigkeit oder Schläfrigkeit, Halluzinationen, Delirium und paranoider Psychose kommen.[54] Deshalb ist es wichtig, daß die Dosierung langsam abgesetzt wird.[55] Beschließen Sie *niemals* allein, die Einnahme Ihres Medikaments einzustellen.

Benzodiazepine (wie Xanax, Valium, Librium und Ativan) sind die bei weitem am häufigsten verordneten Medikamente zur Behandlung von Angstproblemen. Sie haben zu erhitzten Debatten geführt, da manche Kliniker sie für relativ harmlos, andere für potentiell süchtig machend halten.

Tatsächlich ist *Toleranz* gegenüber Benzodiazepinen (Toleranz impliziert eine notwendige Erhöhung der Dosierung, um die Wirkung aufrechtzuerhalten) laut Gorman ungewöhnlich.[56] Es tritt jedoch in der Tat ein definitives Entzugssyndrom auf. In gewissem Sinne, so Gorman, »werden die Patienten von Benzodiazepinen ›abhängig‹«. Der Terminus *Sucht* sei jedoch unangebracht, da mit Sucht im allgemeinen ein starker, völlig in Anspruch nehmender Zwang, die Droge zu konsumieren, bezeichnet wird. Es ist medizinisch korrekt zu sagen, daß Benzodiazepine sowohl körperliche wie psychische *Abhängigkeit* erzeugen. »Wenn man sie nimmt, ist es wichtig, daß man versucht, die Dosis niedrig zu halten und so bald wie möglich wieder aufzuhören«, meint Gorman. Je höher die Dosis *und* je länger der Zeitraum der Einnahme, desto schlimmer sind die Entzugserscheinungen, wenn Benzodiazepine abgesetzt werden. Sehr potente Benzodiazepine (Klonopin, Xanax und Ativan) rufen wahrscheinlich auch schwere Entzugserscheinungen hervor.

Menschen, die andere Drogen zu sich nehmen, vor allem Alkohol, haben es schwerer, mit der Einnahme von Benzodiazepinen aufzuhören, als Patienten, die keine Drogen mißbrauchen.

Die Entzugserscheinungen sind schwerer, wenn die Medikamente plötzlich abgesetzt werden. Extrem schneller Herzschlag, Schlaflosigkeit, Übelkeit, depressive Verstimmungen und in seltenen

Fällen schwere Depressionen oder Psychosen sind unter anderem zu gewärtigen. Deshalb ist es äußerst wichtig, daß die Medikation langsam ausläuft. Dazu Michael Gitlin: »Es gibt praktisch keinen klinischen Grund für das abrupte Absetzen eines Benzodiazepins.«[57] Je nach der Dosierung und der Behandlungsdauer können vier bis sechs Monate erforderlich sein, um eine Medikation allmählich auslaufen zu lassen.

»*Lithium* ist dem Natrium (Salz) eng verwandt, und der Körper behandelt es ganz ähnlich«, erklärt Mondimore.[58] Wie Natrium wird auch Lithium über die Nieren ausgeschieden, und viele seiner Nebenwirkungen ähneln denen, die auftreten, wenn man seinen Salzkonsum steigert: verstärkter Durst, Harndrang und Wasseransammlungen (Ödeme). Häufig jedoch stellt sich der Körper auf das neue »Salz-Wasser-Gleichgewicht« ein, und die Symptome verschwinden. Diuretika sollten *nicht* eingenommen werden, es sei denn unter ärztlicher Aufsicht, da sie die Lithiumkonzentration im Blut erhöhen und so möglicherweise eine Lithiumtoxizität hervorrufen können.

Lithium kann Irritationen des Magens und des Verdauungssystems hervorrufen, und einige Patienten leiden unter Übelkeit und/oder Durchfall. Diese Symptome kann man vermeiden oder wenigstens abmildern, indem man das Medikament direkt vor oder nach den Mahlzeiten einnimmt. Wenn die Schwierigkeiten fortbestehen, kann man möglicherweise auf ein sich langsam auflösendes Lithiumpräparat wechseln, das tendenziell weniger Irritationen hervorruft.

Lithium kann auch zu einem leichten Zittern, meistens der Hände, führen, das sich durch Angst oder Nervosität verstärken kann. In der Tat berichtet Mondimore, daß viele seiner Patienten nur in solchen Augenblicken auf dieses Problem aufmerksam werden. Gewöhnlich ist diese Nebenwirkung kein signifikantes Problem, und wenn doch, können andere Medikamente verordnet werden, um es zu mildern.

Manche Patienten erleben leichte Veränderungen ihres Gedächtnisses und ihrer Konzentrationsfähigkeit. Diese Effekte scheinen glücklicherweise von der Dosierung abzuhängen und bessern sich häufig, wenn die Lithiumdosis verringert wird.

Die Einnahme von Lithium ist *nicht gefahrlos* während der Schwangerschaft, vor allem nicht während der ersten drei Monate, wenn die wichtigste Fötalentwicklung stattfindet. Untersuchungen haben gezeigt, daß die Einnahme von Lithium während der Schwangerschaft die Wahrscheinlichkeit von Geburtsdefekten signifikant erhöht. Wenn Lithium im Wochenbett (in einer Zeit hohen Risikos manischer Episoden) verabreicht wird, ist Stillen kontraindiziert, da das Präparat von der Muttermilch aufgenommen wird. Wenn eine Medikation während der Schwangerschaft notwendig ist, dürfte Carbamazepin das bessere Mittel der Wahl sein, da es weniger wahrscheinlich Geburtsfehler zu verursachen scheint. Vorläufige Daten lassen erkennen, daß es ein »relativ gutartiges Medikament ist, für das wenige systematische Beweise konsistenter fötaler Mißbildungen bei Anwendung während der Schwangerschaft vorliegen«.[59] Es gibt auch keine Belege dafür, daß antipsychotische Medikamente Geburtsfehler verursachen, so daß sie, falls während der Schwangerschaft eine manische Episode auftritt, relativ gefahrlos eingesetzt werden können.

Lithiumtoxizität

Die schwerwiegendste Nebenwirkung bei der Lithiumbehandlung ist die Toxizität. Dehydration im besonderen kann bewirken, daß das Lithium sich im Blut zu stark konzentriert. Aus diesem Grund sollten Patienten, die Lithium einnehmen, viel Wasser trinken, um eine Dehydration zu vermeiden, besonders bei heißem Wetter. Patienten sollten die Anzeichen einer Vergiftung kennen, so daß sie sich sofort behandeln lassen können, wenn sie eintreten sollte. Zu den Symptomen gehören Mattheit und Lethargie, unklares Denken und verminderte Konzentration, schwere Übelkeit und Erbrechen, Schwindel, Muskelschwäche, undeutliches Sprechen und unsicherer Gang.[60]

Ärzte sollten ihre Patienten über die Nebenwirkungen von Lithium und über die Anzeichen einer Vergiftung informieren.

Familie und Freunde können helfen

Es sind zahlreiche Informationen aufzunehmen, wenn die Behandlungsstrategie mit dem Psychopharmakologen besprochen wird. Wenn man deprimiert ist, mag es schwierig sein, das alles zu verdauen. Es kann sogar verwirrend oder ein wenig erschreckend sein.

Die Anwesenheit eines guten Freundes oder eines Familienangehörigen kann der Beruhigung und der Aufnahme alles Besprochenen dienlich sein. So kann er oder sie einen erinnern, falls man etwas vergessen sollte.

Auch die Symptome der Depression (wie unrealistische Hoffnungslosigkeit oder Rückzug aus jeglicher Kommunikation) können Sie daran hindern, die Informationen, die Ihr Arzt gibt, aufzunehmen. Freunde oder Verwandte können Fragen stellen, die Ihnen vielleicht entgehen, und sie können bei Ihrer Genesung hilfreicher sein, wenn sie die Einzelheiten Ihrer Behandlung aus erster Hand gehört haben.

Wenn die Behandlung mit Antidepressiva begonnen hat, können Schlaf und Appetit sich bessern, noch bevor Stimmungsänderungen eintreten. Ein Depressiver bemerkt solche Veränderungen möglicherweise nicht. Familienangehörige können dem Patienten wie auch dem behandelnden Psychiater oder Psychopharmakologen eine große Hilfe bei der Erkennung früher Anzeichen für die Wirksamkeit des Antidepressivums sein. »Ohne Hinweise von seiten eines Familienangehörigen können dem Patienten und dem Arzt die ersten Anzeichen einer positiven Wirkung des Medikaments entgehen, und sie könnten die Medikation vorzeitig abbrechen«, erklärt Dr. med. Jack Gorman, Verfasser von *The Essential Guide to Psychiatric Drugs.*[61]

Familienangehörige können den Arzt auch über Nebenwirkungen unterrichten, sollten diese auftreten, denn wenn der Patient sich anfangs schlecht fühlt, wird er einem Ausschlag oder einer Übelkeit womöglich keine Bedeutung beimessen.

Bob Hausman, Leiter eines Therapiezentrums im Staat New York, das Familienangehörige von Patienten behandelt, die unter Depressionen und anderen Erkrankungen leiden, meint: »Mit den richtigen Mitteln kann die Familie immense Hilfe leisten. Die Familie gehört wie der Psychiater, oder wer immer mit dem Patienten arbeitet, zum selben Team.«

Andererseits können Familienangehörige, wenn sie über die Behandlung und die Krankheit im allgemeinen *nicht* gut informiert sind, kontraproduktiv sein und die Genesung unabsichtlich behindern. Deshalb ist es wichtig, daß sie soviel wie möglich über die Krankheit wissen.

Ein depressiver Mensch muß nicht nur mit seinen Ängsten vor

der Medikation fertig werden; häufig hat er es auch mit negativen, mißbilligenden Kommentaren von Freunden, Familienangehörigen und selbst von relativ fremden Leuten zu tun. Deren Besorgnis ist zwar gut gemeint, aber oft unangebracht und sogar potentiell schädlich für den Menschen, der gesund zu werden versucht. Wenn Sie erfahren, daß Sie Krebs haben, würden Sie von einem Freund wohl kaum die Frage erwarten, ob Sie wirklich eine Chemotherapie oder Strahlenbehandlung benötigen. Oder daß er die Ansicht äußert, Ihre »negative Einstellung« habe den Krebs verursacht und was Sie wirklich brauchen, sei eine Psychotherapie.

Aber wenn es um Depressionen geht, geben die Leute häufig ebendiese Art von Ratschlägen. »Hast du versucht, deine Ernährung umzustellen?« sagen sie vielleicht, oder: »Vielleicht solltest du den Therapeuten wechseln.« Sie können sogar so weit gehen zu sagen: »Also, wenn ich deprimiert bin, reiße ich mich zusammen und mache einen langen Spaziergang, und damit ist die Sache meistens erledigt.« Solche Kommentare können jemanden, der wirklich unter Depressionen leidet, zu dem Glauben verleiten, seine Krankheit sei nicht schwer genug, um eine medizinische Intervention zu rechtfertigen.

Dr. Priscilla Slagle erklärt dazu: »Wenn Sie einen depressiven Menschen bedrängen, ›positiv zu denken‹, ist es fast so, als würden Sie darauf bestehen, er solle lateinisch mit Ihnen sprechen, und dann wird er hilflos und noch stärker von Schuldgefühlen geplagt. ›Ich kann keinen einzigen dieser positiven Gedanken denken, über die andere reden. Mit mir stimmt einfach etwas nicht. Ich bin schlecht. Ich bin ein hoffnungsloser Fall.‹ Und der Teufelskreis geht weiter.«[62]

Zu Beginn einer antidepressiven Behandlung unternimmt man etwas, um die *Kontrolle* über die Krankheit zu gewinnen. Hat man diese Entscheidung einmal getroffen, so ist es wichtig, Unterstützung von den anderen zu bekommen und es mit denjenigen aufzunehmen, die negativ reagieren, oder sie zu verbannen. Hat die Behandlung einmal begonnen, versuchen Sie, daran zu denken, daß Sie eine medizinische Entscheidung hinsichtlich Ihrer Gesundheit getroffen haben und daß, wenn es um die bestmöglich Behandlung *für Sie* geht, die letzte Entscheidung bei Ihnen liegt.

Wenn es einen geliebten Menschen trifft

Nur wenige Dinge sind verwirrender als der eigenartige Dämmerbereich einer Unterhaltung mit einem depressiven Menschen. Es ist so, als säße man auf dem hochstehenden Ende einer Wippe, während der andere unten sitzt und jede Bewegung verweigert. Man ruft ihn an, winkt mit den Armen und springt auf und ab, aber er sitzt da, schweigend und mit grimmigem Gesicht. *Warum ist er zornig?* Man fragt sich, ob man etwas falsch gemacht hat, und zugleich versetzt einen die Situation in Wut.

»Wann immer wir miteinander sprachen, hatte ich das Gefühl, daß ich John enttäuschte«, erklärte eine Frau während eines Interviews, als sie die Erfahrungen mit ihrem Mann beschrieb, bevor sie von seiner Depression erfahren hatte. »Immer wieder war da diese Leere. Ich versuchte, sie zu füllen. Ich dachte: ›Bin ich das? Was geht hier vor sich?‹«

Da Ellen nicht die leiseste Ahnung hatte, was da vor sich ging, hatte sie Schuldgefühle. *Sie* bekam Angst, wenn sie versuchte, ihre seichten Gespräche mit ihrer eigenen Energie zu beleben. Was sie am meisten störte, war das schleichende Gefühl, daß John *wußte,* was vor sich ging – es wußte und Befriedigung daraus zog. »Ich glaubte mich paranoid zu fühlen, als wenn er die ganze Sache manipulierte und ich keinerlei Einfluß darauf hätte.«

Von einem nahestehenden Menschen, der depressiv ist, fühlt man sich leicht schikaniert. In der Tat hatte John wenig Sinn für das, was Ellen durchstand. Er war zu sehr von seinem eigenen Zustand überwältigt, um viel Sensibilität für sie aufbringen zu können.

Wir haben uns angewöhnt, Traurigsein mit Depression gleichzusetzen, und glauben, wir könnten ohne weiteres ein wenig Mitleid für einen sich traurig fühlenden Freund oder Ehepartner aufbringen. Aber das ist nicht die Wirkung, die depressive Menschen auf uns ausüben. Sie erscheinen selten traurig, sondern niedergeschlagen, düster, stumpf und gefühllos. Und manchmal stellen wir fest, daß wir uns über sie ärgern – als ob sie uns etwas *täten.*

Depressionen, so wissen Psychiater, ähneln eher einem emotionalen Zwischenstadium, so als wären alle Gefühle auf Eis gelegt. Selbst Menschen, die viel weinen, erklären, sie fühlten sich nicht traurig. Tatsächlich fühlen sie sich leer. Und dieser Zustand der Leere verblüfft die anderen, die sich fragen, warum *sie* sich leer fühlen.

Ganz augenfällig ist bei Depressiven der Mangel an Interesse. Sie haben keine Neugier. Nichts ist aufregend. Der Betreffende scheint nicht viel von der Welt um sich herum aufzunehmen. Diese kühle Abgeschlossenheit kann als Kritiklosigkeit erscheinen. Eine Freundin, die uns kürzlich übers Wochenende besuchte, erschien seltsam reserviert. Sie schien keine Unterhaltung zu beginnen, sondern gab bloß Antworten, und das mit wenig Begeisterung. »Was ist los?« fragte ich. »Oh, nichts«, erwiderte sie. Sie meinte, sie wolle ein bißchen in die Sonne gehen, aber sie blieb weiter im Schatten sitzen und blätterte lustlos in einer Zeitung. Ich schlug vor, ins Theater zu gehen, aber sie winkte ab und erklärte, sie möge den Autor des Stückes nicht. Eine Gruppe afrikanischer Musiker, die in einem örtlichen Club spielte, schien ein wenig Interesse auszulösen, aber als wir eintrafen, stieß irgend etwas an dem Lokal sie ab, und sie wollte gehen. Ich verzweifelte langsam daran, irgend etwas vorzuschlagen, das sie anregen könnte, als mir plötzlich in den Sinn kam: »Sie ist depressiv!« Ich hatte drei Tage oben auf der Wippe gesessen und auf eine Bewegung ihrerseits gewartet, ehe ich ihr Problem herausfand.

Wie viel Sie auch immer über Depressionen wissen mögen, bei einem Freund oder einem nahestehenden Menschen kann sie dennoch schwer zu erkennen sein. Die zuverlässigsten Hinweise erhält man durch Beobachten der eigenen Reaktionen. Depressionen bei einem nahestehenden Menschen versetzen uns in hellen Alarm. Wir fühlen uns kritisiert und sind verärgert. Bei Unterhaltungen müssen wir alle Arbeit leisten. Und da ist dieser leere Gesichtsausdruck, der äußerst irritierend ist – *»le masque«* nennen es die Franzosen, und das scheint es genau zu treffen. Dieses unbewegliche Gesicht scheint ein düsteres Vergnügen aus der Verweigerung einer Antwort zu ziehen.

Man fühlt sich von einem Depressiven leicht manipuliert. Ein Psychoanalytiker schrieb einen langen, recht brillanten Aufsatz, in dem er seine Theorie darlegte, nach der das Wesen der »depressiven Position«, wie er sie nannte, ihre Aggression sei. Bei der Depression, so argumentierte er, gehe es dem Betroffenen vor allem darum, andere zu zwingen zu reagieren, aufmerksam zu sein, die Liebe und

Bestätigung zu vermitteln, die so lange vorenthalten worden seien. Er beschrieb ihre »Anspruchshaltung« als feindselig und ausbeuterisch. Statt die Leere in ihrem Innern selbst zu füllen, versuchten sie stets auf aggressive Weise, sie von jemand anderem füllen zu lassen.

Als ich vor zehn Jahren diesen Aufsatz zum erstenmal las, fand ich die Vorstellung faszinierend, daß die Depressiven uns ganz schön zusetzen. Dieses Gefühl habe ich ganz sicher gehabt. (Geht es nicht uns allen so?) Wenn mir das nächste Mal jemand auf die Nerven gehen sollte, würde ich nicht klein beigeben.

Heute würde ich sagen, wie glänzend auch immer der Aufsatz argumentativ sein mochte, er hat sein Ziel verfehlt. Ein gemütsgestörter Mensch versucht nicht, irgend jemanden in Alarm zu versetzen. Verschlossen und nicht kommunikativ ist er aufgrund der chemischen Vorgänge in seinem Gehirn. Wenn wir seinetwegen aus der Fassung geraten, dann vielleicht aufgrund unserer eigenen Bedürfnisse. Statt zu akzeptieren, daß unser depressiver Freund zu einer guten Unterhaltung nicht imstande ist, hetzen wir uns ab, inszenieren alles mögliche und versuchen die Reaktionen zu erhalten, die *uns* behagen. Geschieht das nicht, fühlen wir uns mißachtet oder gar mißbraucht.

Solange die Krankheit im Vordergrund steht, sollte man am besten nicht zuviel von den leidenden Menschen erwarten. Andere müssen unter Umständen die Verantwortung übernehmen. Depression ist eine Krankheit, die ihr Opfer unfähig machen kann, Hilfe zu suchen. Wenn das der Fall ist, müssen andere die Dinge in die Hand nehmen. Wenn der Patient sich später besser fühlt, kann er allmählich Verantwortung übernehmen.

Der erste Schritt

Vielleicht das Wichtigste, was Freunde und Familie tun können, ist, den Depressiven zu ermutigen, sich behandeln zu lassen. Die Depression – das Gefühl von Hoffnungslosigkeit und Wertlosigkeit – kann ihrem Wesen nach die von ihr Betroffenen dermaßen lähmen, daß sie außerstande sind, die notwendigen Schritte zur Besserung zu unternehmen, und das führt dazu, daß sie sich noch schlechter fühlen.

Wenn die Symptome andauern – auch wenn es so aussieht, als

hätte ein Ereignis sie ausgelöst –, ist Hilfe notwendig, und der Freund oder Verwandte, der sich um den Depressiven kümmert, sollte einen Spezialisten ausfindig machen. Bis zu meiner Erfahrung mit Gabrielle hatte ich immer gedacht, das wäre eine Einmischung und würde nicht geschätzt. Seitdem jedoch habe ich angeboten, für andere Überweisungen zu besorgen und Termine zu vereinbaren. Eine Freundin begleitete ich zum Arzt und wartete im Wartezimmer. Ich habe festgestellt, daß depressive Menschen dankbar sind, wenn man ihnen Hilfe anbietet. Wenn auch unklar, so wissen sie doch, daß sie Hilfe brauchen.

Die Depression zerstört Selbstwertgefühl und Vertrauen, und Freunde und Familie können dem Depressiven dabei helfen, sich als wertvoll zu empfinden, indem sie Liebe, Unterstützung und Ermutigung anbieten. Es ist jedoch nicht immer leicht, die beste Art und Weise der Hilfe zu erkennen. Die US-Gesundheitsbehörde hat Richtlinien herausgegeben, die ich als hilfreich empfunden habe.[63]

Als erstes sollte eine möglichst normale Beziehung aufrechterhalten werden. Wichtig ist, mit dem betreffenden Menschen Zeit zu verbringen und auf seine Rückzugswünsche nicht einzugehen. Telefonieren Sie häufig und geben Sie sich nicht damit zufrieden, eine Nachricht auf dem Anrufbeantworter zu hinterlassen. So bringen Sie den Betreffenden dazu, sich auf Sie einzulassen, und lassen ihn nicht nur wissen, daß Sie sich um ihn bemühen.

Es ist hilfreich, sich klarzumachen, daß Ihr Freund oder der Ihnen nahestehende Mensch leidet und Schmerzen hat. Es ist nicht nötig zu sagen: »Ich weiß genau, wie du dich fühlst.« Möglicherweise wissen Sie eben nicht, wie der Betreffende sich fühlt, vor allem wenn Sie selbst noch nicht in jenem Zustand gewesen sind. Andererseits können Sie vielleicht erklären: »Ich weiß, Depressionen sind eine Krankheit, bei der die Betroffenen sich wirklich furchtbar fühlen. Es tut mit leid, daß dir das widerfährt, aber es gibt Behandlungen, die dazu führen, daß du dich wieder besser fühlst.« Es ist äußerst wichtig, Ihre Überzeugung mitzuteilen, daß Hilfe zu bekommen ist und daß der Betroffene sich anschließend wirklich besser fühlen wird. Der für die Depression so symptomatische Selbstzweifel steigert sich zum Pessimismus, der jede Änderung ausschließt. Natürlich kann man keinen Optimismus vortäuschen. Wenn Sie Vergewisserung brauchen, sprechen Sie persönlich mit dem Psychiater oder Therapeuten, den Sie der geliebten Person empfehlen wollen. Als ich den Psychiater in New York anrief, um einen Termin für Gabrielle zu vereinbaren, hatte ich ein ausführliches Gespräch mit einer sachkundigen Assistentin, deren Überzeugung, Gabrielle sei zu helfen, so stark war, daß ich Gabrielle sofort anrief und ihr erklärte: »Sie sagen, sie können dir helfen, und ich bin sicher, sie können es.«

Zu keiner anderen Zeit sind freundliche Worte und Komplimente so wichtig, auch wenn sie auf taube Ohren zu stoßen scheinen. Vergessen sie nicht, daß es sich um eine Krankheit handelt, die die Fähigkeit zu *reagieren* beeinträchtigt. Erwarten Sie also keine üblichen Reaktionen; bieten Sie einfach weiterhin Ermutigung und Freundlichkeit an und ignorieren Sie das Gefühl, es falle alles in ein Faß ohne Boden. Ihre Sorge kommt an.

Nochmals, auch wenn es auf der Hand zu liegen scheint, zeigen Sie offen Ihre Zuneigung. Lassen Sie erkennen, daß Sie die depressive Person schätzen und respektieren. Das muß verbalisiert werden, weil die Krankheit den Betroffenen daran hindert, ein gutes Gefühl gegenüber sich selbst zu haben. Der Gedanke ist nicht: »Wie kannst du dich so niedergeschlagen fühlen, wo du schon so viele Leistungen in deinem Leben vollbracht hast?« Genau das fragt sich der Betreffende vielleicht selbst. Der Punkt ist, *daß* er sich niedergeschlagen fühlt. Er braucht Sie, damit Sie ihn daran erinnern, daß dieser furchtbare Gemütszustand unabhängig davon besteht, was und wer er ist, unabhängig von seinen Leistungen, seinem Charakter, seiner Güte. Das verzerrte Gefühl gegenüber sich selbst ist ein Symptom, das vorübergehen wird wie nächtliches Fieber, sobald es behandelt wird.

Die folgenden wichtigen Punkte sind unbedingt zu beachten. Den Depressiven für seinen Zustand verantwortlich zu machen ist abträglich. Mittlerweile müßte es klar geworden sein, daß die Menschen ihre Gemütsstörungen nicht selbst verursachen. Desgleichen ist es wichtig, nichts zu unternehmen, was das negative Selbstbild Ihres Freundes weiter beeinträchtigen könnte. Enthalten Sie sich jeglicher Äußerung von Kritik oder Mißbilligung. Glauben Sie mir, die Versuchung ist groß, besonders wenn es um einen Ehepartner oder ein Kind geht. Schlampige Unordnung und selbst körperliche Nachlässigkeit sind Merkmale dieser Krankheit. Unterdrücken Sie jeglichen Wunsch zu sagen: »Liebling, deine Haare sehen unordentlich aus.« Oder: »Kannst du dieses Zimmer nicht aufräumen?« Sie können jedoch sagen: »Laß uns zusammen zum Friseur gehen«, oder: »Ich weiß, daß du keine Lust zum Aufräumen hast. Kann ich es für dich tun?«

Die Hauptsache ist, alles zu tun, was Ihrem Freund oder dem geliebten Menschen hilft, sich besser zu fühlen, und an der Überzeugung festzuhalten, daß die Krankheit behandelbar ist.

EPILOG

Gibt es ein Leben nach der Medikation?

Mag sein, es ist Teil unseres puritanischen Erbes, daß wir uns abmühen, zurechtzukommen, dabei zu grinsen und alles auszuhalten. Doch ich neige eher zu der Ansicht, daß es wesentlich die in diesem Buch besprochenen Störungen sind, die uns zu lethargisch machen, um noch für ein besseres Leben kämpfen zu wollen. Krank, wie wir sind, konzentrieren wir uns auf die guten Tage und verleugnen die schlechten, bestehen wir darauf, »Einser« zu bekommen, und wenn wir sie nicht erhalten, gehen wir nicht mehr zur Schule, weil wir nicht verstehen, daß dieses Bedürfnis nach »Einsern« symptomatisch ist für eine Gemütsstörung, die uns in einem engen, leistungsmäßig eingeschränkten Leben festhält, wenn wir keine Hilfe erhalten.

Krank, wie wir sind, können wir nicht klar genug denken – sind zu angstvoll und/oder zu deprimiert –, um studieren, lesen, schreiben zu können. Das Bemühen um all diese Dinge ist so qualvoll, daß wir sie lieber vermeiden. Wir fühlen uns dumm, wenn man uns ständig einreden will, wie gescheit wir sind, wo wir doch außerstande sind, Dinge zu tun, die man von uns erwartet. Was ist los? Wir versuchen, an die guten Zeiten zu denken und die schlechten abzutun. Wir hoffen, uns zu verlieben. Wir essen exzessiv; wir trinken. Wir leben aus Verzweiflung promiskuös. Wir steigen in die Berge, geben zuviel Geld aus, arbeiten vierzehn Stunden am Tag und nehmen im Badezimmer Kokain, um weitermachen zu können. Kurzum, wir leiden, und das Schlimmste daran ist, wir *erwarten* zu leiden; wir haben uns an den Gedanken gewöhnt, es sei das, was uns zusteht.

Einige Menschen, deren Krankheitsgeschichten hier erzählt wurden, hatten Glück. Aus verschiedenen Gründen haben sie *die* Hilfe gefunden, die sie brauchten, und ihr Leben hat sich infolgedessen fundamental geändert. Margaret ist weiterhin unabhängig von Drogen und versorgt sich zum erstenmal selbst. Sie lebt in ihrer eigenen Wohnung in Berlin und arbeitet als Beleuchterin und Assistentin für Rockkonzerte. Von Zeit zu Zeit spricht sie am Telefon mit ihrer Therapeutin und mit ihrer Mutter, und die erklärt, Margaret habe nie zuvor so sicher und glücklich geklungen.

Nikka, deren Erfahrungen mit ihrer Depression mich zuerst veranlaßten, mich um eine medizinische Behandlung für Gabrielle zu bemühen, ist kürzlich in ein New Yorker Apartment eingezogen. Sie interessiert sich für Schauspielerei und wurde als Schülerin in die *American Academy of Dramatic Arts* aufgenommen.

Gabrielle recherchiert und schreibt über Gesundheitsfürsorge und hat ein Geschäft für Computerberatung. Sie hat vor kurzem Nachricht von Jim Dailey erhalten, den sie für dieses Buch interviewt hat und dessen kognitive Probleme im Zusammenhang mit seiner Depression in Kapitel 3 geschildert wurden. Er schrieb: »Vor sechs Wochen hatte ich einen regelrechten Durchbruch. Mein ganzes Leben lang, von den ersten Schuljahren an, habe ich mich mit bestimmten Aufgaben herumschlagen müssen, von denen die Leute meinten, sie müßten mir leichtfallen, vor allem das Schreiben. Es war eine Qual, und mein Erfolg war ziemlich dürftig. Ich war die meiste Zeit meines Lebens deprimiert und habe in den letzten zehn Jahren fast ununterbrochen Antidepressiva genommen. Ich bin 43 Jahre alt.« Einige Monate zuvor hatte Jim beschlossen, erneut einen Psychiater zu konsultieren. Dieser Arzt »folgte einer Ahnung« und setzte ihn auf eine hohe Dosis Nardil, 90 mg pro Tag.

»Selbst bei 75 mg pro Tag«, schrieb Jim, »trat keine Wirkung ein, aber bei 90 verschwand mein Schreibproblem! Ich kann mich an die Maschine setzen und von Anfang an produktiv arbeiten, statt stundenlang dumpf und wirr herumzusitzen. Meine Stimmung hat sich erheblich gebessert, seit das zwanghafte Bemühen, meinem Hirn Gedanken abzupressen, nachgelassen hat. Es ist, als hätte mein richtiges Gehirn die ganze Zeit bereitgestanden und sei erst jetzt in Gang gekommen.«

Jim ist zwar nach eigenen Worten von einigen guten Psychiatern behandelt worden, »aber erst dieser Mann, ein älterer Arzt, im Begriff, sich zur Ruhe zu setzen, hatte diese besondere Erfahrung und Einsicht. Es war ein außerordentliches Glück, ihn gefunden zu haben. Leidensgenossen rate ich immer: Gebt nicht auf und glaubt nicht, euer derzeitiger Arzt weiß alles, was es heute an Wissen gibt. Wenn er nach einer annehmbaren Zeit keine Ergebnisse erzielt, denkt doch daran, einen anderen Arzt zu konsultieren.«

Steven beendete sein Hochschulsemester in Kanada und beschloß, nach Israel zu gehen, um sein Studium zum Abschluß zu bringen. Er ist glücklich und produktiv, nimmt jedoch sein Lithium nur einige Male in der Woche und sieht weder einen Therapeuten noch einen Arzt. Als Steven zur Jahresmitte zu Besuch nach Hause kam, suchte er auf Drängen seiner Mutter einen New Yorker Psychopharmakologen auf. Seine Mutter befürchtete, er nähme nicht genug von seinem Medikament ein. Der Arzt erklärte, er würde Steven zwar nicht raten, Lithium weniger als täglich einzunehmen, aber im Lauf der Jahre habe er mehrere Patienten gehabt, die sich wie Steven verhalten hätten, ohne wieder manisch zu werden. Esther teilte dem Arzt mit, Steven habe, seit er in Israel sei, seinen Lithiumspiegel nicht mehr überprüfen lassen. Der Arzt erwiderte, es gebe keinen Anlaß für Blutuntersuchungen, da Steven ohnehin nicht genug Lithium nehme, um die geeignete Menge im Blut zu gewährleisten. Sowohl Steven wie Esther hatten nach dieser Konsultation das Gefühl, der Arzt habe die stillschweigende Erlaubnis gegeben, Steven könne bei seiner Unterdosierung bleiben.

Laut Statistik haben die *meisten* Menschen, die eine manische Episode hinter sich haben, irgendwann später eine weitere, und die Wahrscheinlichkeit, daß dies geschieht, steigt erheblich bei Menschen, die keine angemessene Medikation erhalten. Psychopharmakologen sollten ihren Patienten psychologische Unterstützung anbieten und sie über Natur und Verlauf ihrer Krankheit informieren. Gabrielle und ich machen uns Sorgen wegen Steven. Wir erinnern uns an den Tag, als wir in meinem Arbeitszimmer am Fluß saßen und er uns von seinen qualvollen Erfahrungen mit Manien und Depressionen erzählte. Wir erinnern uns an seinen Horror, an seine Gottesvisionen, an seine Schilderung, wie er in eine Zwangsjacke gesteckt wurde. Dabei fragen wir uns, was wohl im Kopf dieses Psychopharmakologen vor sich gegangen sein mag, als er erklärte, *manche* Manisch-Depressiven seien, zumindest für eine Weile, mit ihrem Leben zurechtgekommen, ohne Medikamente zu nehmen. Hatte er den typischen Narzißmus von Adoleszenten vergessen, der unmöglich zu glauben vermag, er werde nicht darüber hinwegkommen? Oder hatte der Arzt, als er zu Steven und seiner Mutter über die »Fakten« seiner Praxis sprach, die Verbindung zu seinem Herzen verloren?

Damit kein Leser dieses Buch als ein einseitiges Plädoyer für

Tabletten versteht (ich hoffe, das letzte Kapitel wird jeden eines besseren belehren), soll Stevens Geschichte am Schluß verdeutlichen, daß Therapie und Psychoerziehung wichtige Helfer der Pharmakologie sind. Gemüts-, Angst- und Suchtstörungen sind schwere Krankheiten, die Leben zerstören können. Das ist der Grund, warum die Biopsychiatrie so aufregend ist: Sie bietet Hoffnung und Glück jenen Menschen, die andernfalls verzweifeln müßten. Aber so wichtig die Medizin für viele dieser Erkrankungen ist, sie ist nur Teil des therapeutischen Gesamtbildes. Psychiatrisch kranke Menschen brauchen Hilfe, um ihr Leben wieder ordnen zu können. Sie müssen ihre Krankheiten verstehen lernen und vielleicht auch, daß andere Familienangehörige auf gleiche Weise krank waren – oder sind. Man muß ihnen helfen zu erkennen, wie ihr Denken verzerrt worden ist – *durch ebendiese Krankheit.* Sie müssen erkennen lernen, daß die Krankheit zu Defekten in der Denkfähigkeit führen kann und ein großes Maß an Negativität und Ängstlichkeit hervorruft, daß die Krankheit aber nicht zu ihrer Persönlichkeit gehört: *Es liegt nicht an ihnen.*

Dies zu erreichen, erfordert Therapie, nicht nur Medikation. Aber es verlangt eine Therapie von einem Therapeuten, der die biologische Natur dieser Krankheiten versteht. Die Praxis der Psychotherapie ändert sich zum Glück, da die Ergebnisse biopsychiatrischer Forschung einer größeren Öffentlichkeit zugänglich werden. Gabrielle und ich hoffen, der Tag ist nicht mehr fern, da *kein* Therapeut einem Menschen mit einer Gemüts-, Angst- oder Abhängigkeitskrankheit eine medikamentöse Behandlung vorenthält.

Schließlich liegt das Spannende an der Biopsychiatrie nicht in dem intellektuellen Triumph, Muster, Symptomgruppen, Verbindungslinien zwischen verwandten Gemütsstörungen zu erkennen, die sich in einer Familie weit zurückverfolgen lassen. Das Spannende an der Biopsychiatrie liegt in der Möglichkeit, Lebensqualität zu verbessern oder, wie Virginia Hamilton es formulierte (wenngleich sie sich auch speziell auf Süchte bezog), »eine bessere Qualität der Rehabilitation« zu erreichen.

Die Untersuchung der US-Gesundheitsbehörde über psychiatrische Störungen hat gezeigt, daß viele Menschen Tag für Tag am Rande eines Abgrunds leben, ohne zu wissen, daß sie mehr haben können – eine bessere Lebensqualität. Sie schleppen sich durchs Leben, sie »hängen herum«, wie man so sagt, aber sie kommen kaum mit sich zurecht. Und es ist nicht Armut an sich, Kindesmißhandlung an sich oder Frauenfeindlichkeit an sich, daß viele Menschen ihr Leben als so schwierig empfinden, sondern weil ihre Neurotransmitter nicht angemessen »arbeiten« – ein Problem, das bei richtiger Behandlung zu korrigieren ist.

Richtig funktionierende Neurotransmitter, die uns mehr Tatkraft verleihen, können uns helfen, Armut, Kindesmißhandlung und Frauenfeindlichkeit zu *bekämpfen.* Die Entdeckungen der Biopsychiatrie können nicht nur individuelles Leben verbessern, sondern auch die Gesellschaft, in der wir leben. Indem wir Fehler in der Neurotransmission medizinisch korrigieren, werden wir am Ende vielleicht in der Lage sein, Armut, Gewalt und Krankheit mit einem gewaltigen Schritt hinter uns zu lassen, Katastrophen, die sich über Generationen endlos wiederholt haben. Wenn das aber geschehen soll, müssen die Erfolge dieser wissenschaftlichen Revolution erst einmal anerkannt werden.

Und dann müssen sie mit klugem Verstand und liebevollem Herzen angewandt werden.

ANHANG A

Ist Ihr Kind depressiv?

Dieser Fragebogen soll Ihnen helfen, Informationen darüber zu sammeln, wie sich Ihr Kind in verschiedenen Situationen des Alltagslebens verhält. Bei jeder Feststellung sollen Sie beurteilen, ob das entsprechende Verhalten *nie*, *manchmal* oder *immer* auftritt. Das Kind sollte diese Verhaltensweisen wenigstens zwei Wochen lang erkennen lassen, um in die Kategorie *immer* zu gehören. *Manchmal* heißt, daß das Kind diese Verhaltensweisen hin und wieder, *nie*, daß es sie überhaupt nicht zeigt. Überlegen Sie bei jeder Feststellung, welche Antwort das Verhalten Ihres Kindes am besten beschreibt.

	nie	*manch-mal*	*immer*
1. Ihr Kind wird zehn Minuten vor dem Schlafengehen unruhig.	☐	☐	☐
2. Ihr Kind scheint zu den Mahlzeiten keinen Hunger zu haben.	☐	☐	☐
3. Ihr Kind mag nicht spielen.	☐	☐	☐
4. Ihr Kind ißt seine Mahlzeiten nicht auf.	☐	☐	☐
5. Ihr Kind klagt über Müdigkeit. Es schläft lange und ist unausgeschlafen, wenn es aufwacht.	☐	☐	☐
6. Ihr Kind schaut anderen Kindern beim Spielen zu und zeigt wenig Interesse, mitzuspielen.	☐	☐	☐
7. Ihr Kind klagt, es sei müde, zu müde, um zu spielen.	☐	☐	☐

	nie	manchmal	immer
8. Ihr Kind kommt mit anderen Kindern nicht aus.	☐	☐	☐
9. Ihr Kind weint, ohne zu wissen, warum.	☐	☐	☐
10. Wenn Ihr Kind eine Geschichte erzählt, etwa darüber, was beim Spielen mit anderen Kindern vorgefallen ist, spricht es laut, voller Begeisterung und Aufregung.	☐	☐	☐
11. Ihr Kind muß aufgefordert werden, mit anderen Kindern zu spielen.	☐	☐	☐
12. Die Bewegungen Ihres Kindes sind langsam.	☐	☐	☐
13. Ihr Kind freut sich über Freundschaften mit anderen Kindern.	☐	☐	☐
14. Wenn Ihr Kind schlechter Stimmung ist, ist es leicht aufzumuntern.	☐	☐	☐
15. Ihr Kind will zu den Mahlzeiten immer mehr essen, als Sie anbieten.	☐	☐	☐
16. Ihr Kind erklärt, es sei die meiste Zeit des Tages müde.	☐	☐	☐
17. Ihr Kind klagt über Schmerzen. Das schlägt sich im Spiel mit anderen Kindern nieder.	☐	☐	☐

	nie	manch-mal	immer
18. Zu den Schlafenszeiten hat Ihr Kind Schwierigkeiten durchzuschlafen. Es wacht häufig auf oder schläft überhaupt nicht.	☐	☐	☐
19. Ihr Kind erscheint unglücklich, ohne ersichtlichen Grund.	☐	☐	☐
20. Ihr Kind macht mindestens zweimal in der Woche die Hosen naß.	☐	☐	☐
21. Ihr Kind muß ernstlich verletzt werden, ehe es über Schrammen und Beulen weint.	☐	☐	☐
22. Ihr Kind lacht und lächelt.	☐	☐	☐
23. Ihr Kind sieht traurig aus und spricht nicht.	☐	☐	☐
24. Ihr Kind kotet zwei- oder dreimal in der Woche die Hosen voll.	☐	☐	☐
25. Ihr Kind hat wiederkehrende Ängste vor dem Tod.	☐	☐	☐

Quelle: Participant Manual, *Mountain West Training in the Treatment of Depression*, Wasatch Canyon Hospital, Western Institute of Neuropsychiatry, Salt Lake City, Utah.

ANHANG B

Hudsons und Popes Behandlung der Bulimie*

In den meisten Fällen von Bulimie schlagen wir vor, mit dem Antidepressivum Fluoxetin (Prozac) zu beginnen, wobei wir die Dosis bis zum Ende der ersten Woche auf 60 mg täglich steigern. Manche Patientinnen reagieren zwar auch auf Dosierungen unter 60 mg täglich, aber bulimische Patientinnen sind im allgemeinen jung, und Antidepressiva werden von ihrem Stoffwechsel schnell verarbeitet; von daher mag es angezeigt sein, eine volle 60-mg-Dosis zu geben, außer in den Fällen, in denen die Patientinnen damit Probleme haben. Fluoxetin kann in einer einzigen Tagesdosis verabreicht werden, morgens oder abends, da das Medikament eine Halbwertzeit von mehreren Tagen hat. Fluoxetin hat meistens nur geringe Nebenwirkungen (gastrointestinale Störungen, Sedierung und Stimulation sind am häufigsten), aber bei einem geringen Prozentsatz der Patientinnen kann ein allergischer Hautausschlag auftreten, der das Absetzen des Medikaments und den Wechsel zu einem anderen notwendig macht.

Obwohl derzeit noch keine kontrollierten Daten über die Verabreichung von Fluoxetin in Fällen von Bulimie vorliegen, legen die Erfahrungen der Autoren nahe, daß bei mindestens 50 Prozent der Patientinnen innerhalb von 21 bis 28 Tagen eine Remission oder zumindest eine wesentliche Besserung (Rückgang der Freßanfälle um mehr als 75 Prozent) eintritt. Bei Patientinnen, die keine oder nur unzureichende Besserung zeigen, kann man das Fluoxetin um Lithiumkarbonat ergänzen, beginnend mit 300 mg dreimal täglich, und die Lithiumdosis steigern, bis man einen Blutwert (gemessen zwölf Stunden nach Einnahme der Dosis) von etwa 1,0 mEq pro Liter erreicht hat. Für Patienten, die nach zweiwöchiger Lithium-plus-Fluoxetin-Behandlung noch keine Besserung zeigen, ist im allgemeinen ein anderes Antidepressivum erforderlich.

In solchen Fällen können Fluoxetin und Lithium ohne nachteilige Folgen sofort abgesetzt werden, weil beide Medikamente sich im Effekt »selbst aufheben«, insofern sie langsam aus dem zentralen Nervensystem abgebaut werden. Dann kann man sofort mit einem trizyklischen Antidepressivum mit geringen Nebenwirkungen, etwa Desipramin (Norpramin) oder Nortrip-

* Auszüge aus »Pharmacological Treatment of Bulimia Nervosa: Research Findings and Practical Suggestions« von Harrison G. Pope, Jr., M.D., und James I. Hudson, M.D., *Psychiatric Annals*, 19 (1989), 483–487.

tylin (Aventyl), beginnen und es innerhalb einer Woche auf die volle Dosis anheben. Da bulimische Patientinnen im allgemeinen jung sind und Trizyklika von ihrem Stoffwechsel schnell verarbeitet werden, sind bei diesen Medikamenten möglicherweise überdurchschnittliche Dosierungen notwendig: mindestens 3,5 mg pro Kilogramm Körpergewicht bei Desipramin und 1,5 mg pro Kilogramm Körpergewicht bei Nortriptylin. Wegen der großen Unterschiede in der Metabolisierung dieser Medikamente ist es wichtig, nach fünf bis sieben Tagen voller Dosierung die Plasmawerte zu messen. Desipramin sollte sich dann auf einen Plasmawert von 200 ng pro ml eingependelt haben; der Nortriptylinwert auf Werte zwischen 50 und 140 ng pro ml. Wenn die Plasmawerte nicht bestimmt werden, werden viele Patientinnen nicht angemessen mit Trizyklika behandelt ...

Bei Patientinnen, bei denen die Behandlung sowohl mit Fluoxetin wie mit einem Trizyklikum scheitert, wird möglicherweise ein Monoaminoxidase-Hemmer wie Tranylcypromin (Parnate) erfolgreich sein. Wenn die Hersteller von MAO-Hemmern auch im allgemeinen eine vierzehntägige Ausscheidungszeit nach dem Absetzen von Trizyklika und vor der Einnahme von MAO-Hemmern empfehlen, sind viele Sachverständige der Auffassung, das sei nicht notwendig und man könne das Folgemedikament innerhalb weniger Tage oder gar unmittelbar nach Absetzen der Trizyklika geben. Ein MAO-Hemmer sollte jedoch nicht früher als fünf Tage nach dem Absetzen von Fluoxetin eingenommen werden ...

Wie im Fall von Fluoxetin und Trizyklika brauchen und vertragen junge bulimische Patientinnen häufig erstaunlich hohe Dosierungen von MAO-Hemmern, etwa 40 bis 80 mg pro Tag* bei Tranylcypromin (Parnate) oder 75 bis 105 mg pro Tag bei Phenelzin (Nardil). Typischerweise beginnt man bei diesen Medikamenten mit geringen Dosen (etwa 10 mg zweimal täglich bei Tranylcypromin oder 15 mg zweimal täglich bei Phenelzin), wobei die Dosis alle paar Tage erhöht wird, bis die Patientin eine leichte Benommenheit verspürt. An diesem Punkt kann die Dosis meist nicht weiter gesteigert werden, denn sonst könnte es zu einer orthostatischen Hypotonie mit Behinderungen kommen.

Bei Tranylcypromin kann schwere Insomnie (Schlaflosigkeit) auftreten, in geringerem Ausmaß auch bei Phenelzin. Die Schlaflosigkeit läßt sich häufig mit Trazodon behandeln, im allgemeinen mit 100 bis 400 mg vor dem Schlafengehen. Das Beruhigungsmittel Trazodon führt selten zu einem »Kater« am nächsten Morgen und hat selbst eindeutig antidepressive Wirkung und kann so bei der Bulimie-Behandlung Monoaminoxidase-Hemmer synergistisch verstärken ...

Eine deutliche Mehrheit der bulimischen Patientinnen reagiert auf eine der drei oben genannten antidepressiven Behandlungsmethoden entwe-

* Überschreitet die vom Hersteller empfohlene maximale Dosierung.

der mit einer Remission oder mit einem deutlichen Rückgang der Symptome. Eine weitere, kleine Gruppe bulimischer Patientinnen zeigt Symptome einer gleichzeitigen bipolaren Störung und reagiert möglicherweise auf Lithium, Carbamazin oder Valporate. Manche Patientinnen schließlich, die gegen die Standardmedikation unempfindlich sind, reagieren möglicherweise auf anorexigene Medikamente wie Fenfluramin (Pondamin) ...

Gruppen für Frauen mit Eßstörungen, häufig von örtlichen Selbsthilfe-Einrichtungen organisiert, gibt es in vielen Ländern. Häufig nicht teuer, bieten sie Unterstützung und Beruhigung, besonders für Frauen, die bisher keine Gelegenheit hatten, ihre Erfahrungen mit Leidensgenossinnen auszutauschen.

ANHANG C

MAO-Hemmer und hypertone Krise

Tyramin findet sich in einer Reihe von Nahrungsmitteln, von denen die meisten fermentiertes Eiweiß sind. Bei *jedem* Patienten – ob er MAO-Hemmer einnimmt oder nicht – steigt der Blutdruck, wenn genügend Tyramin vom Blutkreislauf absorbiert ist. Wenn ein Mensch, der keine MAO-Hemmer zu sich nimmt, tyraminhaltige Nahrung verspeist, wandelt das Enzym Monoaminoxidase (MAO), in der Innenschicht des Verdauungstraktes und in der Leber enthalten, das Tyramin um, so daß sehr wenig davon ins Blut gelangt. Aber jemand, der einen die Monoaminoxidase aufspaltenden MAO-Hemmer einnimmt, absorbiert natürlich mehr Tyramin. Ist das Tyramin absorbiert, wird es von den Zellen aufgenommen, wo es Noradrenalin freisetzt, und dies wiederum läßt den Blutdruck ansteigen. Da MAO in den Zellen Noradrenalin metabolisiert, haben Patienten, die MAO-Hemmer nehmen, größere Reserven von Noradrenalin, die freigesetzt werden und so den Blutdruck noch stärker ansteigen lassen können. Diese beiden Vorgänge – *die erhöhte Absorption von Tyramin und die erhöhte Freisetzung von Noradrenalin* – erklären, warum es bei Patienten, die MAO-Hemmer nehmen, zu hypertonen Reaktionen kommen kann, wenn sie stark tyraminhaltige Nahrung zu sich nehmen.

Eine hypertone Krise kann man vermeiden, indem man sich strikt an die verordnete Diät hält. Wenn der Patient jedoch starke (einseitige) Kopfschmerzen oder unvermittelt schnelles Herzklopfen bekommt, kann es sein, daß er tyraminreiche Lebensmittel konsumiert hat. In diesem Fall sollte der Patient sofort die Kapsel Procardia einnehmen, die er von seinem Arzt für einen solchen Notfall bekommen hat.

Die für die hypertone Krise typischen, anfallartig auftretenden, klopfenden Kopfschmerzen werden von Patienten häufig als die schlimmsten Kopfschmerzen beschrieben, die sie je erlebt haben. Gesichtsröte und/oder heftiges Schwitzen, verschwommenes Sehen, steifer Hals, Übelkeit und Erbrechen sind weitere Symptome. Dauer und Schwere der hypertonen Reaktionen variieren stark. Im allgemeinen dauern sie weniger als 24 Stunden, und die Symptome reichen von leichten Kopfschmerzen bis zu (extrem seltenem) Tod durch Gehirnblutung. Die Symptome treten zwischen zehn Minuten und zwei Stunden nach Einnahme der tyraminreichen Nahrung auf.[1]

Gabrielle sagt, ihr erster Psychopharmakologe habe unvorsichtigerweise die Diät-Vorschriften heruntergespielt, als er ihr einen MAO-Hemmer (Nardil) verschrieben habe: »Er sagte mir« ›Ja, es gibt ein paar Diät-Vorschriften. Sie mögen sicher keinen eingelegten Hering oder? Für die meisten Menschen ist das kein Problem. Und Wein, vor allem Chianti. Und Käse.‹ Ich stutzte bei der Erwähnung von Käse. Nicht nur, daß ich Käse besonders gern mochte, er war der hauptsächliche Eiweißlieferant meiner Ernährung. Aber ich glaubte, ich könnte ihn weglassen, wenn das hieße, daß ich nicht mehr depressiv sein würde.«

Nach Aufzählung der Einschränkungen durch den Arzt war Gabrielle überrascht von der Liste kontraindizierter Nahrungsmittel und Medikamente, welche die Krankenschwester ihr gab. Außer denen, die der Arzt erwähnt hatte, gab es noch viele weitere Einschränkungen, darunter Hühnerleber, Stangenbohnen, reife Feigen, saure Sahne, Avocados, Sojasoße, Bananen, Rosinen und Schokolade. Als sie die Krankenschwester um weitere Informationen bat, erhielt sie einen technischen Bericht, in dem die einzuschränkenden Lebensmittel in Kategorien aufgeteilt werden: »Zu vermeidende Lebensmittel«, »Lebensmittel, die fragwürdig sind: verursachen wahrscheinlich nur Probleme, wenn in großen Mengen verzehrt« und »Erlaubte Lebensmittel: keine hinreichenden Beweise, die für ein Verbot sprechen«.

Was Gabrielle wünschte – und was man ihr hätte gewähren sollen –, war eine Erörterung des gesamten Themas, wie wir sie hier bieten. Leider wird die berechtigte Sorge von Patienten darüber, was sie gefahrlos essen können und was nicht, manchmal so behandelt, als wäre diese Sorge kindisch oder neurotisch. Eine New Yorker Psychoanalytikerin interpretierte den Wunsch ihrer Patientin zu wissen, was mit einer »überreifen« Banane gemeint sei, als »provozierend«. Dabei ist es in der Tat eine völlig legitime Sorge bei jemandem, der einen MAO-Hemmer einnimmt und eine hypertone Krise vermeiden möchte: Wie reif *ist* überreif?

Ein Grund für die Konfusion hinsichtlich der Lebensmittel, die unbedenklich sind oder nicht, ist laut *The Psychotherapist's Guide to Psychopharmacology* darin zu suchen, daß viele Listen *alle* Lebensmittel anführen, über die jemals berichtet wurde, daß sie eine Reaktion hervorgerufen haben. Die Listen unterscheiden nicht zwischen Lebensmitteln, die bei einem einzelnen Patienten zu einer bestimmten Gelegenheit eine Reaktion hervorgerufen haben, und solchen, die wahrscheinlich oft Reaktionen hervorrufen. Leider sind viele der verbotenen Lebensmittel chemisch noch nicht gründlich untersucht worden. Die Hauptübeltäter sind jedoch fast immer die gleichen. Mit nur wenigen Ausnahmen (z. B. breite Stangenbohnen, die Dopamin enthalten) sind diese verbotenen Lebensmittel *fermentiertes Eiweiß*. Das hängt damit zusammen, daß Tyramin entsteht, wenn sich Eiweiß ablagert oder fermentiert.

Die in Anhang D angeführte Liste ist ein verläßlicher Leitfaden für Lebensmittel, die zu vermeiden sind oder nicht im Übermaß verzehrt werden sollten (z. B. eine halbe Avocado *könnte* ungefährlich sein, während der Verzehr von vier Avocados eine hypertone Reaktion hervorrufen kann). Aber vergessen Sie nicht, daß die Wirkungen jener Lebensmittel, die bei »mäßigem« Verzehr ungefährlich sind, sich summieren. Es wäre nicht ratsam, zwei Glas Bier zu trinken und dann eine Avocado mit saurer Sahne und eine Schüssel Dosensuppe zu essen!

An zwei wichtige Dinge sollte man bei den Diät-Vorschriften denken. Zum einen kann ein Lebensmittel, das nach zehnmaligem Verzehr keine Reaktion hervorgerufen hat, dies nach dem elften Mal sehr wohl tun. So geschieht es zum Beispiel bei Käse, weil jede Käsesorte unterschiedlich viel Tyramin enthält. Außerdem variiert der Tyramingehalt stark, je nachdem, ob es sich um eine Scheibe vom Rand oder aus der Mitte des Käsestücks handelt. Deshalb kann man nicht wissen, ob irgendein Käse (außer Hüttenkäse, Frischkäse oder frischem Ricotta) unbedenklich ist, einerlei, wie oft man ihn früher gegessen hat. Von Käse sollte man sich am besten fernhalten, wenn er abgelagert ist.

Als zweites sollte man daran denken, daß *die Menge des aufgenommenen Tyramins* ausschlaggebend ist. Vier Gläser Chianti (Rotwein) zum Beispiel rufen wahrscheinlicher eine hypertone Reaktion hervor als ein halbes Glas. Die Lebensmittel und Getränke, die unter »in Maßen zu genießen« aufgelistet sind, enthalten im allgemeinen eine kleine Menge Tyramin. Wenn jedoch sehr viel davon verzehrt wird, kann eine hypertone Reaktion eintreten.

In Anhang D ist auch eine Reihe von Medikamenten aufgeführt, die bei Patienten, die MAO-Hemmer nehmen, eine hypertone Reaktion bewirken können. Mit Ausnahme zweier Opiate, Meperidin (Demerol) und Dextromethorphan (in vielen Erkältungsmitteln enthalten und meistens mit DM gekennzeichnet), sind diese Medikamente sämtlich Stimulanzien und bewirken durch die erhöhte Freisetzung von Noradrenalin eine Hypertonie (wie weiter oben erläutert). Tyramin ist kein Faktor bei den durch Medikamente verursachten Reaktionen.

Die gefährlichsten Medikamente sind Erkältungsmittel, die über den Ladentisch verkauft werden. Es gibt wenige Erkältungstabletten, die *nur aus Antihistaminen* bestehen, aber die meisten Erkältungsmittel (etwa Dristan und Contac) enthalten schleimlösende Stoffe, die leicht eine hypertone Reaktion auslösen können.

Manchmal kann die Zusammensetzung eines bestimmten Medikaments ungefährlich sein, aber ein anderes kann zusätzliche Bestandteile enthalten, die nicht harmlos sind. Ich habe zum Beispiel vor kurzem Benadryl Plus genommen, weil ich dachte, es sei nur eine stärkere Version des normalen Benadryl. Nach einer schlaflosen Nacht entdeckte ich, daß es zusätzlich zum Diphenhydramin, das im normalen Benadryl enthalten ist, Pseudoadrenalin, ein schleimlösendes Mittel, enthielt. Für mich war die Folge nur

Schlafmangel; wenn Gabrielle aber diesen simplen Fehler gemacht hätte, hätte sie sehr wahrscheinlich eine hypertone Krise bekommen. Eine gute Grundregel lautet: *Rufen Sie Ihren Psychopharmakologen an, bevor Sie irgendein neues Medikament nehmen,* und überprüfen Sie unbedingt die auf der Packung angegebene Zusammensetzung.

ANHANG D

Diät bei der Einnahme von MAO-Hemmern

Absolut zu vermeidende Lebensmittel und Getränke

Käse – alle Sorten, außer Hüttenkäse und Frischkäse
Geräucherter oder eingelegter Fisch (Thunfisch in Dosen ist erlaubt)
Fermentiertes Fleisch wie Pepperoniwurst, Salami
Rinder- und Hühnerleber
Hefe-/Eiweiß-Extrakte – wie Marmite und Bovril
Sherry, Wermut, Weinbrand, Rotwein, besonders Chianti (Weißwein und Champagner sind erlaubt)
Stangenbohnen (Buschbohnen sind erlaubt)
Überreife Bananen (junge Bananen mit weißem Fruchtfleisch sind erlaubt)

In Maßen zu genießende Lebensmittel und Getränke

Bier
Joghurt
Saure Sahne
Suppen in Dosen oder aus Pulver
Avocados
Himbeeren
Sauerkraut
Schokolade
Koffein
Merke: Diese Anweisungen sind auch noch zwei Wochen nach Absetzen des MAO-Hemmers zu befolgen.

Medikamente mit anregender Wirkung

Praktisch alle Grippe-, Husten- und Schnupfenmittel (ausgenommen reine Antihistamine)
Prüfen Sie die Aufschrift, um sicherzugehen, daß keine schleimlösenden Mittel zugesetzt wurden.
Appetitzügler und Aufputschmittel

Asthma-Inhaliermittel (ausgenommen Steroid-Sprays oder Intal)
Mittel zur örtlichen Betäubung, die Adrenalin enthalten, wie sie z. B. in der zahnärztlichen Praxis benutzt werden (solche Mittel ohne Adrenalin sind ungefährlich)
Kokain
Amphetamine (Speed)
Andere Antidepressiva (außer unter besonderen Umständen)

Andere Opiate

Demerol (Meperidin)
Dextromethophan, in vielen Erkältungs- und Hustenmitteln enthalten und gewöhnlich mit DM gekennzeichnet
Merke: Alle Antibiotika sind ungefährlich, wie auch Aspirin, einfaches Tylenol und Motrin. *Besprechen Sie sich mit Ihrem Psychiater, ehe Sie ein weiteres Medikament nehmen.* Informieren Sie Ihre Ärzte und den Zahnarzt unbedingt, wenn Sie einen MAO-Hemmer nehmen. Führen Sie einen Paß mit sich, der die Einnahme eines MAO-Hemmers ausweist, so daß ein Anästhesist gegebenenfalls gewarnt ist.

ANHANG E

Fragebogen zum übermäßigen Essen

	häufig	*gelegentlich*	*selten oder nie*
1. Erleben Sie Freßanfälle, bei denen Sie große Mengen kalorienreicher Lebensmittel konsumieren, meistens in weniger als zwei Stunden? (Wenn Ihre Antwort »selten oder nie« lautet, können Sie die Fragen 2 bis 6 überspringen.)	☐	☐	☐
2. Neigen Sie dazu, sich auf kalorienreiche, leicht zu verzehrende Lebensmittel zu stürzen, die man nicht zuzubereiten braucht, wie Süßigkeiten, Eis etc.?	☒	☐	☐
3. Versuchen Sie Ihrem Freßrausch unauffällig nachzugehen, damit andere nichts merken?	☒	☐	☐
4. Dauern die Freßanfälle ohne Unterbrechung so lange, bis Sie nicht mehr weiter essen können, weil Ihr Magen sehr weh tut?	☐	☐	☒
5. Fühlen Sie sich nach einem Freßrausch jemals deprimiert oder niedergeschlagen?	☒	☐	☐
6. Hatten Sie nach einem Freßrausch jemals Suizidgedanken?	☐	☐	☒

	häufig	*gelegentlich*	*selten oder nie*
7. Haben Sie jemals das Gefühl, daß Sie die Kontrolle verloren haben und nicht mehr mit Essen aufhören können, wenn Sie einmal angefangen haben?	☐	☐	☐
8. Essen Sie jemals Lebensmittel, ohne sie auf die übliche Art und Weise zuzubereiten – z. B. Teig, ohne ihn zu backen, oder konservierte Garniersoßen oder Ahornsirup direkt aus dem Behälter – weil Sie es nicht können?	☐	☐	☐
9. Hatten Sie jemals das Gefühl, daß Ihr Eßverhalten nicht normal sei?	☐	☐	☐
10. Denken Sie den ganzen Tag unentwegt ans Essen?	☐	☐	☐
11. Sind Sie den ganzen Tag unentwegt mit Ihrem Gewicht beschäftigt?	☐	☐	☐
12. Haben Sie jemals schnelle Gewichtsveränderungen von mehr als zehn Pfund infolge abwechselnden übermäßigen Essens und Fastens erlebt?	☐	☐	☐
13. Haben Sie jemals Tabletten wie Appetitzügler oder Entwässerungspillen genommen, um Ihr Gewicht zu regulieren?	☐	☐	☐

	häufig	gelegent-lich	selten oder nie
14. Haben Sie jemals große Mengen von Abführmitteln genommen, um nach dem Essen wieder abzunehmen?	☐	☐	☒
15. Haben Sie sich jemals nach dem Essen absichtlich übergeben, um abzunehmen?	☐	☐	☒

Auswertung

Rechne 2 Punkte für jede Antwort »häufig«, 1 Punkt für jede Antwort »gelegentlich« und 0 Punkte für jede Antwort »selten oder nie«.

Punktwert 0–7: Die Wahrscheinlichkeit, daß Sie eine schwere Eßstörung haben, ist gering. Ihr Verhalten liegt wahrscheinlich innerhalb der normalen Bandbreite für Amerikaner.

8–15: Ihr Eßverhalten ist wahrscheinlich abnorm, und es besteht auf jeden Fall die Möglichkeit, daß Sie bulimisch sind. Sie sollten Kapitel 5 aufmerksam lesen, um zu entscheiden, ob Sie einen Psychiater konsultieren oder die in Anhang B beschriebene Behandlungsform versuchen sollten.

16–23: Ihr Eßverhalten ist eindeutig abnorm, und Sie sind wahrscheinlich bulimisch. Es bestehen gute Chancen, daß Ihre Symptome, wie in Anhang B beschrieben, von einem Psychiater mit antidepressiven Medikamenten behandelt werden können.

24–30: Sie leiden nahezu sicher an Bulimie. Sie sollten unbedingt einen Psychiater konsultieren und eine Behandlung mit einem der in Kapitel 5 und Anhang B beschriebenen Medikamente ernsthaft erwägen.

Übernommen und überarbeitet aus: Harrison G. Pope, Jr., M. D., und James I. Hudson, M. D., »Sally's Story«, in *New Hope for Binge Eaters* (New York: Harper & Row, 1984).

Anmerkungen

KAPITEL 1

»Gäbe es doch eine Pille!«

1 Darrel A. Regier, M. D. , M. P. H., Robert M. A. Hirschfeld, M. D., Frederick K. Goodwin, M. D., Jack D. Burke, Jr., M. D. M. P. H., Joyce B. Lazar, M. A., und Lewis L. Judd, M. D., »The NIMH Depression Awareness, Recognition, and Treatment Program: Structure, Aims, and Scientific Basis«, *American Journal of Psychiatry*, 145, November 1988: 11.
2 Lee N. Robins, Ph. D., und Darrel A. Regier, M. D., M. P. H. (Hg.), *Psychiatric Disorders in America*, New York: Free Press, 1991.
3 Kenneth B. Wells et al., »The Function and Well-Being of Depressed Patients«, *Journal of the American Medical Association* 7, 18. August 1989.
4 Regier et al., »NIMH Program«.
5 James I. Hudson, M. D., und Harrison G. Pope, Jr. M. D., »Affective Spectrum Disorder: Does Antidepressant Response Identify a Family of Disorders with a Common Pathophysiology?« *American Journal of Psychiatry*, 147, Mai 1990: 552–64.
6 Susan L.McElroy, M. D., James I. Hudson, M. D., Harrison G. Pope, Jr., M. D., und Paul E. Keck, Jr., M. D., »Kleptomania: Clinical Characteristics and Associated Psychopathology«, *Psychological Medicine*, 21 (1991): 93–108.

KAPITEL 2

Die Serotonin-Connection

1 James M. Ellison, M. D. (Hg.), *The Psychotherapist's Guide to Pharmacotherapy*, Chicago: Yearbook Medical Publishers Inc., 1989.
2 David Gelman, »Drugs vs the Couch«, *Newsweek*, 26. März 1990.
3 Das *NIMH Consensus Development Panel*, dessen Bericht 1986 herauskam, bestand aus Experten auf dem Gebiet der Psychologie, Psychiatrie, Psychopharmakologie und der internationalen Medizin.
4 Vorgestellt auf der *Consensus Development Conference*, die unter der Schirmherrschaft des *National Institute of Mental Health* und des *Of-*

fice of Medical Applications for Research stand, *National Institute of Health*, 24.–26. April 1986. Veröffentlicht im *American Journal of Psychiatry* 142 (April 1986) unter dem Titel »Mood Disorders: Pharmacologic Prevention of Recurrences«. Den Vorsitz führte David J. Kupfer, M. D., Pittsburgh, Pennsylvania.

5 Michael D. Yapko, »A Therapy of Hope«, *Family Therapist Networker*, Mai–Juni 1991.

6 Laura M. Markowitz, »Better Therapy Through Chemistry?« *Family Therapist Networker*, Mai–Juni 1991.

7 Gelman, »Drugs vs. the Couch.«

8 Martin E. P. Seligman, *Learned Optimism*, New York: Alfred A. Knopf, 1990.

9 Laura M. Markowitz, »Better Therapy«.

10 Ibid.

11 G. L. Klerman, »The Psychiatric Patient's Right to Effective Treatment: Implications of Osheroff v. Chestnut Lodge«, *American Journal of Psychiatry*, 147, 4. April 1990, 409–18.

12 Ibid.

13 Ein interessantes Detail: Obgleich die endgültige Diagnose des Patienten bei seiner Entlassung aus Silver Hill auf manisch-depressive Erkrankung, depressiver Typ, lautete, zeigte das Gutachten des behandelnden Arztes in Silverhill, daß von den zwei DSM-II-Diagnosen, unter die eine so schwere depressive Erkrankung wie die Dr. Osheroffs (manisch-depressive Erkrankung, depressiver Typ, und psychotisch-depressive Reaktion) fallen würde, die Diagnose der manisch-depressiven Erkrankung, depressiver Typ, gewählt wurde aufgrund der potentiellen künftigen Komplikationen in bezug auf das Sorgerecht für seine Kinder, die sich aus einer den Ausdruck »psychotisch« implizierenden Diagnose ergeben könnten.

14 Klerman, »Osheroff v. Chestnut Lodge«

15 Ellison, *Guide to Pharmacotherapy*.

16 Laura M. Markowitz, »Better Therapy«.

17 Nathan Kline, M. D., *From Sad to Glad*, New York: Ballantine Books, 1974.

18 Kline, *Sad to Glad*.

19 Man hatte ihm jedoch geraten, bei einer kleinen Stützungsdosis Lithium zu bleiben. Kline schreibt: »Dr. Cade war enttäuscht, als er nach sechs Monaten seinen ›schmutzigen kleinen Mann‹ zurückbekam, genauso agitiert wie zuvor, aber der Grund stellte sich als beruhigend heraus.« Da er sich völlig geheilt fühlte, hatte der Mann aufgehört, Lithium zu nehmen. Nachdem er wieder damit angefangen hatte, hörte auch der Anfall auf.

20 Kline, *Sad to Glad*.

21 Ellison, *Guide to Pharmacotherapy.*

22 C. B. Pert und S. H. Snyder, »Opiate Receptors: Demonstration in Nervous Tissue«, *Science,* 179 (1973).

23 Kenneth Blum, Ph. D., und James E. Payne, *Alcohol and the Addictive Brain,* New York: Free Press, 1990.

24 Jon Franklin, *Molecules of the Mind,* New York: Dell, 1987.

25 Henn wird von Jon Franklin in *Molecules of the Mind* zitiert.

26 Ibid.

27 Ibid.

28 Daniel Goleman, »Brain Structure Differences Linked to Schizophrenia in Study of Twins«, *New York Times,* 22. März 1990, S. B15.

29 Ibid.

30 Diese kurze Forschungsgeschichte zur Biologie des Suizids wurde von Dr. J. Mann, Direktor der *Laboratories of Neuropharmacology* und des *Suicide Clinical Research Center* der *Western Psychiatric Institute and Clinic in Pittsburgh* zur Verfügung gestellt. Die ersten Wissenschaftler, die niedrige 5-HIES-Werte bei depressiven Patienten feststellten, waren Asburg und Traskman-Benz. Manns Bericht wurde im Mai 1990 im *Star-Center Link,* einem Mitteilungsblatt des *Western Psychiatric Institute,* abgedruckt.

31 »Andere Forschungsgruppen, darunter unsere eigene, haben eine Beziehung zwischen niedrigen 5-HIES-Werten und suizidalem Verhalten festgestellt«, berichtet Dr. J. Mann, Direktor des *Suicide Clinical Research Center, Western Psychiatric Institute and Clinic* in Pittsburgh.

32 Das *Suicide Clinical Research Center* ist Teil der *Western Psychiatric Institute and Clinic* in Pittsburgh.

33 Ronald R. Fieve, M. D., *Moodswing,* New York: William Morrow and Company, Inc., 1989, S. 219.

34 Was ist, wenn bei einem geliebten Menschen »Trennungsangst« – Angst aufgrund eines Verlustes oder Angst vor Verlust – aufzutreten scheint? In der neuen Theorie werden Panikanfälle weiterhin als eine Art Trennungsangst betrachtet, aber als eine, bei der bestimmte Mechanismen im Gehirn falsch geschaltet sind, so daß die Betroffenen in heftige Angstzustände geraten, *die nichts mehr mit inneren oder äußeren seelischen Ereignissen zu tun haben,* biologisch bedingte Panikanfälle, mit anderen Worten; Panikanfälle, die Folgen einer Fehlfunktion des zentralen Nervensystems sind.

35 Cooper zitiert Donald Klein von *Columbia Psychiatric* zur Anwendung von Imipramin bei der Behandlung von Panikerkrankungen.

36 Coopers Gespräch auf dem Babcock Symposium am *Pittsburgh Psychoanalytic Institute* im Jahr 1984 wurde im *American Journal of Psychiatry* im Dezember 1985, S. 1395, unter dem Titel »Will Neurobiology Influence Psychoanalysis?« veröffentlicht.

37 »Wäre früher eine Medikation verordnet worden, wäre vielleicht eine viel stärkere Konzentration auf ihre inhaltsbezogenen psychodynamischen Probleme möglich gewesen.«
38 Cooper, »Will Neurobiology . . . ?«
39 Shepard J. Kantor, M. D., »Transference and the Beta-adrenergic Receptor: A Case Presentation«, *Psychiatry*, 52, Februar 1989.
40 Eric Marcus, »Integrating Psychopharmacotherapy, Psychotherapy, and Mental Structure in the Treatment of Patients with Personality Disorders and Depression«, *Psychiatric Clinics of North America* 3, Nr. 2 (Juni 1990).

KAPITEL 3

Was geschieht mit mir?

1 Persönliche Mitteilung.
2 Jack M. Gorman, M. D., *The Essential Guide to Psychiatric Drugs*, New York: St. Martin's Press, 1990.
3 Ibid.
4 J. Raymond DePaulo, Jr., M. D., und Keith Russell Ablow, M. D., *How to Cope with Depression*, Baltimore: Johns Hopkins University Press, 1989.
5 Max Hamilton, M. D., »Mood Disorders: Clinical Features«, in *Comprehensive Textbook of Psychiatry*, Bd. 1, 5. Aufl., Hg.: Harold I. Kaplan, M. D., und Benjamin J. Sadock, M. D., Baltimore: Williams and Wilkins, 1989.
6 Ibid. Zu den Depressionsphasen bemerkt Hamilton außerdem: »Eine Behandlung scheint die Häufigkeit der Phasen zu reduzieren, ihre Dauer jedoch wahrscheinlich nicht. Lithium dagegen scheint Dauer und Häufigkeit zu reduzieren.«
7 Francis M. Mondimore, M. D., »The Treatment of Major Depression«, in: *Depression: The Mood Disease*, Baltimore: Johns Hopkins University Press, 1990.
8 Ibid.
9 Ibid.
10 Ibid.
11 Hamilton, »Mood Disorders.«
12 Harold A. Sackheim, Ph. D., und Barbara L. Steif, M. A., »Neuropsychology of Depression and Mania«, in *Depression and Mania*, Hg.: Anastasios Georgotas, M. D., und Robert Cancro, M. D., New York: Elsevier Science Publishing, 1988.
13 Mondimore, »Major Depression.«
14 Ibid.
15 DePaulo und Ablow, *How to Cope with Depression*.

KAPITEL 4
Biologie und weibliche Depression

1 David Inwood, M. D., »Postpartum Psychotic Disorders«, in *Comprehensive Textbook of Psychiatry*, Bd. 1, 5. Aufl. Hg.: Harold I. Kaplan, M. D., und Benjamin J. Sadock, M. D., Baltimore: Williams and Wilkins, 1989.
2 Myrna Weissman, Ph. D., und Gerald Klerman, M.D., »Gender and Depression«, in *Women and Depression: A Lifespan Perspective*, Hg.: Ruth Formanek, Ph. D., und Anita Gurian, Ph. D., New York: Springer Publishing Co., 1987.
3 Susan Nolen-Hoeksema, Ph. D., *Sex Differences in Depression*, Palo Alto, Calif.: Stanford University Press, 1990.
4 Die hier benutzte Testreihe war das *Beck Depression Inventory*. Nolen-Hoeksma bemerkt, daß es eine kleine Untersuchung war, an der 63 Versuchspersonen beteiligt waren.
5 J. H. Kashani et al., »Psychiatric Disorders in a Community Sample of Adolescents«, *American Journal of Psychiatry*, 144 (1987): 584–89.
6 Nolen-Hoeksema, *Sex Differences*.
7 D. E. H. Russell, *Sexual Exploitation*, Beverly Hills, Calif.: Sage Library of Social Research, 1984.
8 Ellen McGrath et al., *Women and Depression: Risk Factors and Treatment Issues*, Washington D. C.: American Psychological Association, 1990.
9 Ibid.
10 D. L. Taylor et al., »Serotonin Levels and Platelet Uptake During Premenstrual Tension«, *Neuropsychobiology*, 12 (1984): 16–18; C. R. Ashby, Jr., et al., »Alteration of Platelet Serotonergic Mechanisms and Monoamine Oxidase Activity in Premenstrual Syndrome«, *Biological Psychiatry*, 24 (1988): 225–33.
11 Sally K. Severino, M. D., und Margaret L. Moline, Ph. D., *Premenstrual Syndrome*, New York: The Guilford Press, 1989.
12 Der Bericht über Ellen basiert auf einer in *Premenstrual Syndrome* geschilderten Fallgeschichte.
13 Severino und Moline, *Premenstrual Syndrome*.
14 Andere Untersuchungen haben gezeigt, daß Vitamin B_6 Depressionen nur bei Frauen lindert, die ohnehin einen Mangel an B_6 haben. Dr. Severino und Dr. Moline warnen vor hohen Dosen B_6, die Vergiftungen und neurologische Symptome hervorrufen können, also Knochenschmerzen, nervöse Zuckungen, Muskelschwäche und Benommenheit. Die beiden Ärztinnen mahnen B_6 gegenüber zur Vorsicht: »Selbst 100 mg täglich sind das 25- bis 50fache der empfohlenen Ta-

gesdosis.« Die von einigen B_6-Untersuchungen berichteten Symptome sind Grund genug zur Vorsicht. »Man kann nicht Behandlungen verordnen, deren Ergebnis möglicherweise schlimmer als die anfänglichen Symptome ist.«

15 W. M. Harrison, J. Endicott und J. Nee, »Treatment of Premenstrual Depression with Nortriptyline: A Pilot Study«, *Journal of Clinical Psychiatry*, 50 (1989): 136–39.

16 Severino und Moline, *Premenstrual Syndrome.*

17 Über die Untersuchung wurde in der *New York Times* vom 8. Januar 1991 berichtet.

18 Tränen im Wochenbett sind transkulturell erforscht worden, und dabei ist die gleiche Häufigkeit von 50 bis 70 Prozent festgestellt worden.

19 Diese Untersuchungen wurden hinsichtlich sozialer Streßfaktoren kontrolliert.

20 Inwood, »Postpartum Psychotic Disorders.«

21 Eine sich über fünf Jahre erstreckende Untersuchung in der psychiatrischen Mutter-Kind-Abteilung in Sheffield, England, bekräftigt die Auffassung, die Wochenbettpsychose unterscheide sich von anderen Psychosen dadurch, daß die Symptome sich schneller entwickeln und akut werden als bei anderen psychiatrischen Erkrankungen, in den meisten Fällen ohne Vorwarnung und ohne Vorgeschichte.

22 Ruth Nemtzow, Ph. D., »Childbirth: Happiness, Blues, or Depression?«, in *Women and Depression: A Lifespan Perspective.*

23 Weissman und Klerman, »Gender and Depression«, in *Women and Depression: A Lifespan Perspective.*

24 Ruth Nemtzow bietet keine Nachinformationen über ihre depressiven jungen Mütter, so daß wir nicht wissen, ob und wann ihre Depressionen aufhörten. Und wenn sie aufhörten, ob sie nicht wiederkamen.

25 Ruth Formanek, Ph. D., »Depression and Menopause: A Socially Constructed Link«, in *Women and Depression: A Lifespan Perspective.*

26 Weissman und Klerman, »Gender and Depression«, in *Women and Depression: A Lifespan Perspective.*

27 C. B. Ballinger, M. C. Browning und A. H. Smith, »Hormone Profiles and Psychological Symptoms in Peri-Menopausal Women«, *Maturitas* (November 1987).

28 Randy S. Milden, »Episodic Mood Disorders in Women«, in *Women and Depression: A Lifespan Perspective.*

29 Ellen McGrath et al., *Women and Depression: Risk Factors and Treatment Issues*, Washington, D. C.: American Psychological Association 1990.

KAPITEL 5
Zwanghaftes Essen: eine Störung im Gehirn

1 Harrison G. Pope, Jr., M. D., und James I. Hudson, M. D., *New Hope for Binge Eaters*, New York: Harper & Row, 1984.
2 D. B. Herzog et al., »Frequency of Bulimic Behaviors and Associated Social Maladjustment in Female Graduate Students«, *Journal of Psychiatric Research*, 20, Nr. 4 (1986): 335–61.
3 D. M. Kagan und R. L. Squires, »Eating Disorders Among Adolescents: Patterns and Prevalence«, *Adolescence*, 19, Nr. 73 (Frühjahr 1984): 15–29.
4 Katherine A. Halmi, J. R. Falk und E. Schwartz, »Binge-Eating and Vomiting: A Survey of a College Population«, *Psychological Medicine*, 11 (1981): 697–706.
5 Hudson und Pope haben diese Zahl aufgrund bestimmter statistischer Anomalien berichtigt.
6 Pope und Hudson, *Binge Eaters*.
7 In einer Untersuchung in Duke berichteten 31 Prozent übergewichtiger Personen über Freßanfälle. An der Universität von Maryland berichteten 55 Prozent übergewichtiger Personen über mäßige Freßanfälle, weitere 23 Prozent über schwere Probleme mit exzessivem Essen. Hudson und Pope stellten fest, daß Bulimie bei einer ansehnlichen, aber wenig beachteten Gruppe übergewichtiger Frauen vorkommt.
8 Diane Duston, »Diets – Teens«, Associated-Press-Meldung, 24. September 1990.
9 J. E. Mitchell, R. L. Pyle und E. D. Eckert, »Frequency and Duration of Binge-Eating Episodes in Patients with Bulimia«, *American Journal of Psychiatry*, 138 (1981): 855–56.
10 Pope und Hudson, *Binge Eaters*.
11 Ibid.
12 Ibid.
13 Ibid.
14 Ibid.
15 Jeffrey Jonas, »Do Substance Abuse, Including Alcoholism, and Bulimia Covary?«, in *Opioids, Bulimia, and Alcohol Abuse and Alcoholism*, Hg.: Larry D. Reid, New York: Springer-Verlag, 1990.
16 Susan McElroy, M. D., et al., »Pharmacological Treatment of Kleptomania and Bulimia Nervosa«, *Journal of Clinical Psychopharmacology*, 9, Nr. 5 (Oktober 1989).
17 Pope und Hudson, *Binge Eaters*.
18 Ibid.
19 Alle möglichen psychosozialen Theorien sind vorgebracht worden dar-

über, warum heutige Frauen davon betroffen werden – in einer Zeit, da sie mehr soziale Hilfen erhalten und höchstwahrscheinlich mehr Dinge in ihrem Leben haben, auf die sie sich freuen können, als je zuvor. Bei genauerem Hinsehen jedoch zeigt sich, daß junge Frauen in dieser Gesellschaft nicht soviel Hilfe erhalten, wie wir gern glauben möchten. Sie stehen starkem Erfolgszwang gegenüber und sind zugleich in einem psychischen Konflikt über ihre Frauenrolle. Als ich für mein Buch *Perfekte Frauen* Collegefrauen und Frauen zwischen 20 und 40 Jahren befragte, stellte ich fest, daß viele verwirrt, ängstlich und völlig verunsichert hinsichtlich ihrer Zukunft waren. Sie hatten das Gefühl, ihre Mütter hätten ihnen widersprüchliche Aussagen über ihre Erfolgsaussichten als Frauen mitgegeben, und viele hatten große Probleme mit ihrem Selbstwertgefühl.

20 Marlene Boskind-White und William C. White, Jr., Bulimarexia: The Binge/Purge Cycle, 2. Aufl., New York: W. W. Norton, 1987.

21 Ibid.

22 Pope und Hudson, *Binge Eaters.*

23 Ibid.

24 B. T. Walsh et al., »Treatment of Bulimia with Monoamine Oxidase Inhibitors«, *American Journal of Psychiatry,* 139: 1629–30.

25 P. L. Hughes, L. A. Wells und C. J. Cunningham, »Controlled Trial Using Desipramine for Bulimia«, Vortrag auf dem Annual Meeting, American Psychiatric Association, Los Angeles (9. Mai 1984).

26 J. E. Mitchell et al., »A Comparison Study of Antidepressants and Structured Intensive Group Psychotherapy in the Treatment of Bulimia Nervosa«, *Archives of General Psychiatry,* 47, Nr. 2 (Februar 1990): 149–57.

27 Häufig erstrecken sich vergleichende Untersuchungen über antidepressive Medikation und Psychotherapie nur über einen Zeitraum von vier Wochen, und das reicht nicht aus, um festzustellen, ob ein Antidepressivum wirkt oder nicht.

Ein anderer Designfehler in Mitchells Untersuchung hat mit der Beschaffenheit seines Therapieprogramms zu tun. In der ersten Woche beteiligen sich die Patienten an fünf Abenden drei Stunden an dem Programm, und dazu gehört ein Abendessen in der Gruppe gemeinsam mit den Therapeuten. Im Lauf der nächsten vier Wochen wird die Häufigkeit der Treffen auf zweimal pro Woche reduziert. Während der Behandlungsphase waren die Patienten in einer Umgebung, in der es schwierig, wenn nicht unmöglich war, Freßanfällen nachzugehen, und wurden fortwährend darin bestärkt, in der Zeit außerhalb des Programms den Drang zum übermäßigen Essen zu unterdrücken. Wenn die Patienten nach Behandlungsende in ihre vertraute Umgebung zurückkehrten, würden sie dann auch ihr exzessives Essen wiederaufnehmen? Wenngleich das Programm kurzfristig erfolgreich war, wurden aus dieser Untersuchung keine Langzeitergebnisse berichtet. Nach anderen Untersuchungen verhaltensorientierter psychotherapeutischer Bulimie-Behandlungen bleiben ein Jahr nach Beendigung der Therapie im Schnitt nur 35 Prozent der Patientinnen, bei denen die Behandlung anfangs erfolgreich war, abstinent.

28 James E. Mitchell, M. D., Richard L. Pyle, M. D., Elke D. Eckert, M. D., Dorothy Hatsukami, Ph. D., Claire Pomeroy, M. D., und Robert Zimmerman, Ph. D., »Response to Alternative Antidepressants in Imipramine Nonresponders with Bulimia Nervosa«, *Journal of Clinical Psychopharmacology,* 9, Nr. 4 (August 1989).

29 J. I. Hudson, H. G. Pope, Jr., und J. M. Jonas, »Treatment of Bulimia with Antidepressants: Theoretical Considerations and Clinical Findings«, *Research Publications of the Association for Research in Nervous and Mental Disease* (Baltimore), 62 (1984): 259–73.

30 Pope und Hudson, *Binge Eaters.* »In dieser Zahl mag sich jedoch eine Unterschätzung der Wirksamkeit niederschlagen, da die Gruppe fast ausschließlich Antidepressiva der ›ersten Generation‹ (vor allem Trizyklika und Monoaminoxidase-Hemmer) benutzte und nicht über Medikamente der zweiten Generation verfügte. Mit der Erweiterung des therapeutischen Instrumentariums um Fluoxetin haben wir eine deutliche Besserung oder Remission bei der Mehrzahl jener Patientinnen erreicht, die gegen die Behandlung mit Wirkstoffen der ›ersten Generation‹ resistent waren.«

31 Michael Gitlin, M. D., *The Psychotherapist's Guide to Psychopharmacology,* New York: Macmillan, 1990.

32 Dr. Maurizio Fava, *American Journal of Psychiatry* (August 1990).

KAPITEL 6

Kinder in Not

1 Frederick K. Goodwin, M. D., und Kay Redfield Jamison, Ph. D., »Psychotherapy«, in *Manic Depressive Illness,* New York: Oxford University Press, 1990.

2 Maria Kovacs, Ph. D., »The Natural History and Course of Depressive Disorders in Childhood«, *Psychiatric Annals* (1985).

3 Goodwin und Jamison, »Psychotherapy.«

4 M. Strober und G. Carlson, »Bipolar Illness in Adolescents with Major Depression: Clinical, Genetic, and Psychopharmacologic Predictors in a Three- to Four-Year Prospective Follow-up Investigation«, *Archives of General Psychiatry,* 39 (1982).

5 Joaquim Puig-Antich, M. D., et al., »Psychosocial Functioning in Pre-

pubertal Major Depressive Disorders«, *Archives of General Psychiatry*, 42 (1985): 500–73.
6 Anita Gurian, »Early Sorrows and Depressive Disorders«, in *Women and Depression: A Lifespan Perspective*, Hg.: Ruth Formanek, Ph. D., und Anita Gurian, Ph. D., New York: Springer Publishing Company, 1987.
7 Anita Gurian, »Depression and Young Girls«, in *Women and Depression: A Lifespan Perspective*.
8 H. S. Akiskal et al., »Affective Disorders in Referred Children and Younger Siblings of Manic-Depressives: Mode of Onset and Prospective Course«, *Archives of General Psychiatry*, 42 (1985).
9 Robert DeLong, M. D., »Lithium Treatment and Bipolar Disorders in Childhood«, *North Carolina Medical Journal*, 5, Nr. 4 (April 1990).
10 Frederick K. Goodwin, M. D., und Kay Redfield Jamison, Ph. D., »Children and Adolescence«, in *Manic Depressive Illness*.
11 Javad H. Kashani et al., »Correlates of Suicidal Ideation in a Community Sample of Children and Adolescents«, *Journal of Child and Adolescent Psychiatry*, 28, Nr. 6 (November 1989).
12 Joaquim Puig-Antich, M. D., und Burt Weston, »The Diagnosis and Treatment of Major Depressive Disorder in Childhood«, *Annual Review of Medicine*, 34 (1983): 231–45.
13 Tests, nach denen man fragen kann, sind: *Diagnostic Interview for Children and Adolescents* (DICA; Diagnostisches Interview für Kinder und Jugendliche); *Kiddie-Schedule for Affective Disorders and Schizophrenia for School-Age Children* (K-SADS; Kinder-Fragebogen für affektive Störungen und Schizophrenie bei Schulkindern); *Diagnostic Interview Schedule* (DIS; Fragebogen für diagnostische Interviews); *Structured Clinical Interview for DSM-III-R* (SCID; strukturiertes klinisches Interview für DSM-III-R).
14 Lee N. Robins, Ph. D., und Darrel A. Regier, M. D., M. P. H., Hg., *Psychiatric Disorders in America*, New York: Free Press, 1991.
15 Ibid.
16 Kerim Munir, »Child and Adolescent Pharmacotherapy Comes of Age«, in *The Psychotherapist's Guide to Pharmacotherapy*, Hg.: James M. Ellison, Chicago: Yearbook Medical Publishers, 1989, S. 191.

KAPITEL 7

Wenn Abstinenz nicht ausreicht

1 Daniel Goleman, »Scientists Pinpoint; Brain Irregularities in Drug Addicts«, *New York Times*, 26. Juni 1990.
2 Ibid.

3 E. J. Khantzian, »The Self-Medication Hypothesis of Addictive Disorders: Focus on Heroin and Cocaine Dependence«, *American Journal of Psychiatry*, 142 (1985).

4 Zitiert in einem 1986 erschienenen Bericht der US-Behörde für Alkoholismus, Drogenmißbrauch und psychische Gesundheit.

5 Michael L. Johnson und James M. Ellison, »Interactions of Alcohol, Street Drugs, and Prescribed Medications«, in *The Psychotherapist's Guide to Pharmacotherapy*, Hg.: James M. Ellison, M. D., Chicago: Yearbook Medical Publishers, 1987.

6 Ibid.

7 James C. Anthony und John E. Helzer, »Syndromes of Drug Abuse and Dependence«, in *Psychiatric Disorders in America*, Hg.: Lee N. Robins et al., New York: Free Press, 1991. – Kriterien für »Mißbrauch« und »Abhängigkeit« waren die vom DSM-II festgelegten.

8 Michael Gitlin, M. D., *The Psychotherapist's Guide to Psychopharmacology*, New York: Macmillan, 1990.

9 Über die gemeinsam von der *University of Pittsburgh* und dem *New York State's Research Institute on Alcoholism* durchgeführte Westinghouse-Untersuchung wurde am 28. Januar 1991 von der Nachrichtenagentur UPI berichtet. Danach sind die Personen mit dem höchsten Depressionsrisiko getrennt lebende oder geschiedene Frauen mit einer Familiengeschichte von Depressionen. Am anfälligsten für Alkoholmißbrauch seien unverheiratete Männer mit Alkoholismus in ihren Familien.

10 Jeffrey Jonas, »Do Substance Abuse, Including Alcoholism, and Bulimia Covary?«, in *Opioids, Bulimia, and Alcohol Abuse and Alcoholism*, Hg.: Larry D. Reid, New York: Springer-Verlag, 1990. Larry Reid, Ph. D., ist Professor für Psychologie und Neurowissenschaft am *Rensselaer Polytechnic Institute* in Troy, New York. Der Text dieses Buches ist die schriftliche Darstellung des Ablaufs eines faszinierenden Satelliten-Symposions mit der Konferenz der Gesellschaft für Neurowissenschaft von 1988 über die bei Süchten und Eßstörungen beteiligten »Opioidprozesse«.

11 Larry Reid, *Opioids, Bulimia, and Alcohol Abuse and Alcoholism*.

12 C. R. Cloninger et al., »Inheritance of Alcohol Abuse«, *Archives of General Psychiatry*, 38 (1981): 861–68.

13 Goleman, *New York Times*.

14 Goleman, *New York Times*.

15 Kenneth Blum, Ph. D., und James E. Payne, *Alcohol and the Addictive Brain*, New York: Free Press, 1991.

16 Roger D. Weiss, M. D., und Steven M. Mirin, M. D., »Tricyclic Antidepressants in the Treatment of Alcoholism and Drug Abuse«, *Journal of Clinical Psychiatry*, 50, Suppl. Nr. 7 (Juli 1989).

17 J. M. Murphy, W. J. McBride, L. Lumeng und T. K. Li, »Alcohol Preference in Regional Brain Monoamine Contents of N/NIH Heterogeneous Stock Rats«, *Alcohol and Drug Research*, 7 (1986).
18 J. M. Murphy, M. B. Waller, G. J. Gatto, W. J. McBride, L. Lumeng und T. K. Li, »Effects of Fluoxetine on the Intragastric Self-Administration of Ethanol in the Alcohol-Preferring P Line of Rats«, *Alcohol*, 5 (1988).
19 D. A. Gorelick, »Effect of Fluoxetine on Alcohol Consumption«, *Alcoholism: Clinical and Experimental Research*, 10 (1986).
20 Weiss und Mirin, »Tricyclic Antidepressants.«
21 C. Gianoulakis et al., »Inbred Strains of Mice with Variable Sensitivity to Ethanol Exhibit Differences in the Content and Processing of Beta-Endorphin«, *Life Sciences*, 39 (1986).
22 C. Gianoulakis et al., »Differences in the Response of the Pituitary Beta Endorphin to an Acute Ethanol Challenge in Individuals With and Without a Family History of Alcoholism«, *Alcoholism: Clinical and Experimental Research*, 11 (1987).
23 Die Opiatrezeptoren im Gehirn entdeckten unabhängig voneinander – und sie alle berichteten darüber im selben Jahr –: Solomon Snyder und Candace Pert von der *Johns Hopkins University*, Eric Simon von der *New York University* und Lars Terenius in Schweden.
24 Auf der *International Narcotics Research Club Conference* von 1975 stellten John Hughes, Lars Terenius, Solomon Snyder und Avram Goldstein Arbeiten über die Wirkungsweisen der Opiatrezeptoren und der sie aktivierenden natürlichen Stoffe der Öffentlichkeit vor.
25 K. Oka, J. D. Kantrowitz und S. Spector, »Isolation of Morphine from Toad Skin«, *Proceedings National Academy of Sciences*, 82 (1985).
26 G. J. Cardinale, J. Donnerer, A. D. Finck, J. D. Kantrowitz, K. Oka und S. Spector, »Morphine and Codeine Are Endogenous Components of Human Cerebrospinal Fluid«, *Life Sciences*, 40 (1987).
27 Ellen M. Unterwald und R. Suzanne Zukin, »The Endogenous Opioidergic Systems«, in *Opioids, Bulimia, and Alcohol Abuse and Alcoholism.*
28 Blum und Payne, *Alcohol and the Addictive Brain.*
29 Ibid.
30 Roger D. Weiss, M. D., Steven M. Mirin, M. D., Margaret L. Griffin, Ph. D., und Jacqueline L. Michael, M. S. W., »Psychopathology in Cocaine Abusers: Changing Trends«, *Journal of Nervous and Mental Disease*, 176, Nr. 12 (1988).
31 Gitlin, *Guide to Psychopharmacology.*
32 Weiss et al., »Cocaine Abusers.«
33 Karen Klinger, »Mental Disorders Increase Drug and Alcohol Abuse«, United Press International v. 21. November 1990.

34 Goleman, *New York Times.*
35 Goleman, *New York Times.*
36 Robins et al., Hg.: *Psychiatric Disorders in America.*
37 Roger D. Weiss, M. D., und Steven M. Mirin, M. D., »The Dual Diagnosis Alcoholic: Evaluation and Treatment«, *Psychiatric Annals,* 19 (Mai 1989): 5.
38 Katie Evans und J. Michael Sullivan, *Dual Diagnosis,* New York: Guilford Press, 1990.
39 Ibid.
40 Bukstein kommentierte dies in einem persönlichen Interview für dieses Buch.
41 Hamiltons Kommentare stammen aus einem persönlichen Interview.

KAPITEL 8
Hilfe bekommen

1 Michael Gitlin, M. D., *The Psychotherapist's Guide to Psychopharmacology,* New York: Macmillan, 1990.
2 Frauen aus Arbeiterfamilien befürchten nicht so sehr, daß sie ihren Arbeitsplatz verlieren könnten, wenn sie ihre Depressionen behandeln lassen.
3 Francis M. Mondimore M. D., »The Treatment of Major Depression«, in *Depression: The Mood Disease,* Baltimore: Johns Hopkins University Press, 1990.
4 Darrel A. Regier, M. D., M. P. H., et al., »The NIMH Depression Awareness, Recognition, and Treatment Program: Structure, Aims, and Scientific Basis«, *American Journal of Psychiatry,* 145 (November 1988): 11.
5 Für eine ausführliche Erörterung der Art und Weise, wie die Ärzte Hudson und Pope (Harvard) die Bulimie mit Antidepressiva behandeln, siehe Anhang B.
6 Jack M. Gorman, M. D., *The Essential Guide to Psychiatric Drugs,* New York: St. Martin's Press, 1990.
7 Lee N. Robins, Ph. D., und Darrel A. Regier, M. D., M. P. H., Hg., *Psychiatric Disorders in America,* New York: Free Press, 1991.
8 Gorman, *Psychiatric Drugs.*
9 Jonathan O. Cole, M. D., und J. Alexander Bodkin, M. D., »Antidepressant Drug Side Effects«, *Journal of Clinical Psychiatry,* 51, Suppl. (Januar 1990): 1.
10 Ibid.
11 Martin H. Teicher, M. D., et al., »Emergence of Intense Suicidal Pre-

occupation During Fluoxetine Treatment«, *American Journal of Psychiatry* (Februar 1990).

12 Jeffrey M. Jonas, M. D., und Ron Schaumburg, *Everything You Need to Know About Prozac,* New York: Bantam Books, 1991.

13 Teicher, »Suicidal Preoccupation«.

14 Mondimore, »Major Depression«.

15 Zur Geschichte der Entdeckung von Lithium siehe Kapitel 2.

16 Mondimore, »Major Depression«.

17 Ein Gremium von Experten kam jedoch kürzlich zu dem Schluß, »daß man nach Auftreten einer manischen Episode immer eine vorbeugende Therapie erwägen sollte« (*Consensus Development Panel,* 1985). Diese grundsätzliche Überlegung beruht eindeutig auf der Annahme einer zweiten, möglicherweise höchst zerstörerischen Episode im Leben junger Menschen, deren Selbstwertgefühl und soziale Reputation noch nicht etabliert und der Gefahr stärkerer Zerstörungen ausgesetzt sind« (Gitlin, *Guide to Psychopharmacology*).

18 Gitlin, *Guide to Psychopharmacology.*

19 Gordon F. S. Johnson, »Highlights on the Main Pharmacological Treatments of Mania«, in: *Depression and Mania,* Hg.: Anastasios Georgotas, M. D., und Robert Cancro, M. D., New York: Elsevier Science Publishing, 1988.

20 Nach jüngsten Untersuchungen ist jedoch Carbamazepin bei der Behandlung akuter manischer Symptome gleichermaßen wirksam. Und da es nicht »Parkinson und langfristige tardive Dyskinesie als Nebenwirkungen [hervorruft], so scheint uns, daß Carbamazepin bei der Behandlung akuter Manien als eine Alternative zu den Neuroleptika herangezogen werden sollte, besonders als Ergänzung zu Lithiumkarbonat« (Robert M. Post und Thomas H. Uhde, »Refractory Manias and Alternatives to Lithium Treatment«, in: *Depression and Mania*).

21 Unwillentliche Gesichtsbewegungen werden zwar nicht verschwinden, wenn das Medikament abgesetzt wird, aber sie treten normalerweise nur auf, wenn Antipsychotika in hohen Dosen über einen längeren Zeitraum eingenommen werden. Außerdem ist bei einigen Antipsychotika wie Chlorpromazin und Thioridazin die Wahrscheinlichkeit solcher Wirkungen geringer als bei anderen, z. B. bei Haloperidol und Fluphenazin.

22 Johnson, »Highlights on the Main Pharmacological Treatments of Mania«, in *Depression and Mania.*

23 Ibid.

24 Gitlin, *Guide to Psychopharmacology.*

25 Gorman, *Psychiatric Drugs.*

26 Regier et al., »Depression Awareness«.

27 Gorman, *Psychiatric Drugs.*

28 Mondimore, »Major Depression«.
29 J. Raymond DePaulo, Jr., M. D., und Keith Russell Ablow, M. D., *How to Cope with Depression*, Baltimore: Johns Hopkins University Press, 1989.
30 Mondimore, »Major Depression«.
31 Logan wird zitiert in Ronald R. Fieve, M. D., *Moodswing*, New York: William Morrow and Company, Inc., 1989, S. 219.
32 Frederick K. Goodwin, M. D., und Kay Redfield Jamison, Ph. D., »Psychotherapy«, in *Manic Depressive Illness*, New York: Oxford University Press, 1990, S. 725.
33 Ibid.
34 Ibid.
35 Ibid.
36 Gorman, *Psychiatric Drugs*.
37 Ibid.
38 Harrison G. Pope, Jr., M. D., und James I. Hudson, M. D., *New Hope for Binge Eaters*, New York: Harper & Row, 1984.
39 Mondimore, »Major Depression«.
40 Gorman, *Psychiatric Drugs*.
41 Mark H. Pollack, M. D., und Jerrold F. Rosenbaum, M. D., »Management of Antidepressant-Induced Side Effects: A Practical Guide for the Clinician«, *Journal of Clinical Psychiatry*, 48 (Januar 1987): 1.
42 Cole und Bodkin, »Antidepressant Drug Side Effects«.
43 Mondimore, »Major Depression«.
44 Pollack und Rosenbaum, »Antidepressant-Induced Side Effects«.
45 Mondimore, »Major Depression«.
46 Cole und Bodkin, »Antidepressant Drug Side Effects«.
47 Ibid.
48 Mondimore, »Major Depression«.
49 Wie behauptet wurde, soll Bethanechol sexuelle Dysfunktionen bei Patienten, die trizyklische Antidepressiva einnehmen, beseitigen, wenn es ein bis zwei Stunden vor dem Geschlechtsverkehr eingenommen wird. Cole und Bodkin berichten jedoch, dies sei ihrer Erfahrung nach nur gelegentlich von Nutzen.
50 Pollack und Rosenbaum, »Antidepressant-Induced Side Effects«.
51 Cole und Bodkin, »Antidepressant Drug Side Effects«.
52 Leslie A. Cockhill, M. D., und Ronald A. Remick, M. D., »Blood Pressure Effects of Monoamine Oxidase Inhibitors – The Highs and Lows«, *Canadian Journal of Psychiatry*, 32 (Dezember 1987).
53 Mondimore, »Major Depression«.
54 S.C. Dilsaver, »Monoamine Oxidase Inhibitor Withdrawal Phenomena: Symptoms and Pathophysiology«, *Acta psychiatrica scandinavica*, 78 (Kopenhagen 1988): 1–7.

55 Reid, »Mood Disorders«.
56 Gorman, *Psychiatric Drugs.*
57 Gitlin, *Guide to Psychopharmacology.*
58 Mondimore, »Major Depression«.
59 Post und Uhde, »Refractory Manias«.
60 Mondimore, »Major Depression«.
61 Gorman, *Psychiatric Drugs.*
62 Priscilla Slagle, M. D., *The Way Up from Down*, New York: St. Martin's Press, 1987.
63 Marilyn Sargent, *Depressive Illnesses: Treatments Bring New Hope*, Office of Scientific Information, National Institute of Mental Health, DHS Publication Nr. (ADM) 89–1491, gedruckt 1986, überarbeitet 1989, Washington D. C.: U. S. Government Printing Office.

Literaturverzeichnis

Bücher

Blum, Kenneth, und Payne, James E., *Alcohol and the Addictive Brain*, New York: Free Press, 1990.

Boskind-White, Marlene, und White, William C., Jr., *Bulimarexia: The Binge/Purge Cycle*, 2. Aufl., New York: W. W. Norton & Company, 1990.

DePaulo, J. Raymond, Jr., und Ablow, Keith Russell, M. D., *How to Cope with Depression*, Baltimore: Johns Hopkins University Press, 1989.

Dukakis, Kitty, *Now You Know*, New York: Simon & Schuster, 1990.

Ellison, James M. (Hg.), *The Psychotherapist's Guide to Pharmacotherapy*, Chicago: Yearbook Medical Publishers, Inc., 1987.

Evans, Katie, und Sullivan, J. Michael, *Dual Diagnosis*, New York: The Guilford Press, 1990.

Fieve, Ronald R., *Moodswing*. New York: William Morrow and Company, Inc., 1989.

Formanek, Ruth, und Gurian, Anita, Ph. D., (Hg.), *Women and Depression: A Lifespan Perspective*, New York: Springer Publishing Co., 1987.

Franklin, Jon, *Molecules of the Mind*, New York: Dell, 1987.

Georgotas, Anastasios, und Cancro, Robert (Hg.), *Depression and Mania*, New York: Elsevier Science Publishing, 1988.

Gitlin, Michael, The Psychotherapist's Guide to Psychopharmacology. New York: Macmillan, 1990.

Gold, Mark S., *The Good News About Depression*, New York: Bantam Books, 1986.

Goodwin, Frederick K., und Jamison, Kay Redfield, *Manic Depressive Illness*, New York: Oxford University Press, 1990.

Gorman, Jack M., *The Essential Guide to Psychiatric Drugs*, New York: St. Martin's Press, 1990.

Jonas, Jeffrey M., und Schaumburg, Ron, *Everything You Need to Know About Prozac*, New York: Bantam Books, 1991.

Kaplan, Harold I., und Sadock, Benjamin J. (Hg.), *Comprehensive Textbook of Psychiatry*, Bd. 1, 5. Aufl., Baltimore: Williams und Wilkins, 1989.

Klein, Nathan, *From Sad to Glad*, New York: Ballantine Books, 1974.

Mc Grath, Ellen; Keita, Gwendolyn Puryear; Strickland, Bonnie R., und

Russo, Nancy Felipe, *Women and Depression: Risk Factors and Treatment Issues,* Washington, D. C.: American Psychological Association, 1990.

Mondimore, Francis M., *Depression: The Mood Disease,* Baltimore: Johns Hopkins University Press, 1990.

Nolen-Hoeksema, Susan, *Sex Differences in Depression,* Palo Alto, Calif.: Stanford University Press, 1990.

Pope, Harrison G., Jr., und Hudson, James I., *New Hope for Binge Eaters,* New York: Harper & Row, 1984.

Reid, Larry D. (Hg.), *Opioids, Bulimia, and Alcohol Abuse and Alcoholism,* New York: Springer-Verlag, 1990.

Reid, William H., *The Treatment of Psychiatric Disorders/Revised for the DSM-III-R,* New York: Brunner/Mazel, 1989.

Robins, Lee N., und Regier, Darrel A. (Hg.), *Psychiatric Disorders in America,* New York: Free Press, 1991.

Russell, D. E. H., *Sexual Exploitation.* Beverly Hills, Calif.: Sage Library of Social Research, 1984.

Sandmaier, Marian, *The Invisible Alcoholics,* New York: McGraw-Hill Book Co., 1979.

Sargent, Marilyn, *Depressive Illnesses: Treatments Bring New Hope,* Office of Scientific Information, National Institute of Mental Health, DHS Publication Nr. (ADM) 89–1491. Washington D. C.: U. S. Government Printing Office, 1986; überarbeitet 1989.

Seligman, Martin E. P., *Learned Optimism,* New York: Alfred A. Knopf, 1990.

Severino, Sally K., und Moline, Margaret L., *Premenstrual Syndrome,* New York: The Guilford Press, 1989.

Slagle, Priscilla, *The Way Up from Down,* New York: St. Martin's Press, 1987.

Washton, Arnold, und Boundy, Donna, *Willpower's Not Enough,* New York: Harper & Row, 1989.

Zal, H. Michael, *Panic Disorder,* New York: Plenum Press, 1990.

Zeitschriften

Akiskal, H. S.; Downs, J.; Jordan, P.; Watson, S.; Daugherty, D., und Pruitt, D., »Affective Disorders in Referred Children and Younger Siblings of Manic-Depressives: Mode of Onset and Prospective Course«. *Archives of General Psychiatry,* 42 (1985): 996–1003.

Ashby, C. R., Jr.; Carr, L. A.; Cook, C. L.; Steptoe, M. M., und Franks, D. D., »Alteration of Platelet Serotonergic Mechanisms and Monoamine Oxidase Activity in Premenstrual Syndrome«. *Biological Psychiatry,* 4 (1988): 225–33.

Ballinger, C. B.; Browning, M. C.; und Smith, A. H., »Hormone Profiles and Psychological Symptoms in Peri-Menopausal Women«. *Maturitas* (November 1987).

Cardinale, G. J.; Donnerer, J.; Finck, A. D.; Kantrowitz, J. D.; Oka, K.; und Spector, S. »Morphine and Codeine Are Endogenous Components of Human Cerebrospinal Fluid«. *Life Sciences,* 40 (1987).

Cockhill, Leslie A., M. D., und Remick, Ronald A., M. D. »Blood Pressure Effects of Monoamine Oxidase Inhibitors – The Highs and Lows«. *Canadian Journal of Psychiatry,* 32 (Dezember 1987).

Cole, Jonathan O., M. D., und Bodkin, J. Alexander, M. D., »Antidepressant Drug Side Effects«. *Journal of Clinical Psychiatry,* 51, Suppl. (Januar 1990): 1.

Cooper, Arnold M., »Will Neurobiology Influence Psychoanalysis?« *American Journal of Psychiatry* (Dezember 1985).

DeLong, Robert, M. D. »Lithium Treatment and Bipolar Disorders in Childhood«. *North Carolina Medical Journal,* 5, Nr. 4 (April 1990).

Dilsaver, S. C. »Monoamine Oxidase Inhibitor Withdrawal Phenomena: Symptoms and Pathophysiology«. *Acta psychiatrica scandinavica,* 78 (Kopenhagen 1988): 1–7.

Duston, Diane. »Diets – Teens«. Associated Press, 24. September 1990.

Gelman, David, »Drugs vs. the Couch«. *Newsweek,* 26. März 1990.

Gianoulakis, C., et al. »Differences in the Response of the Pituitary Beta Endorphin to an Acute Ethanol Challenge in Individuals With and Without a Family History of Alcoholism«. *Alcoholism: Clinical and Experimental Research,* 1 (1987).

–, »Inbred Strains of Mice with Variable Sensitivity to Ethanol Exhibit Differences in the Content and Processing of Beta-Endorphin«. *Life Sciences,* 39 (1986).

Goleman, Daniel, »Brain Structure Differences Linked to Schizophrenia in Study of Twins«. *New York Times,* 22. März 1990.

–, »Scientists Pinpoint Brain Irregularities in Drug Addicts«. *New York Times,* 26. Juni 1990.

Gorelick, D. A. »Effect of Fluoxetine on Alcohol Consumption«. *Alcoholism: Clinical and Experimental Research,* 10 (1986).

Harrison, W. M.; Endicott, J.; und Nee, J., »Treatment of Premenstrual Depression with Nortriptyline: A Pilot Study«. *Journal of Clinical Psychiatry,* 50 (1989): 136–39.

Herzog, D. B.; Norman, D. K.; Rigotti, N. A.; und Pepose, M., »Frequency of Bulimic Behaviors and Associated Social Maladjustment in Female Graduate Students«. *Journal of Psychiatric Research,* 20, Nr. 4: 335–61.

Hudson, J. I.; Pope, H. G., Jr.; und Jonas, J. M., »Treatment of Bulimia with Antidepressants: Theoretical Considerations and Clinical Findings«.

Research Publications of the Association for Research in Nervous and Mental Disease, 62 (1984): 259–73.

Hudson, James I., M. D., und Pope, Harrison G., Jr., M. D., »Affective Spectrum Disorder: Does Antidepressant Response Identify a Family of Disorders with a Common Pathophysiology?« *American Journal of Psychiatry*, 147 (Mai 1990): 5.

Kagan, D. M., und Squires, R. L., »Eating Disorders Among Adolescents: Patterns and Prevalence«. *Adolescence*, 19, Nr. 73 (Frühjahr 1984): 15–29.

Kantor, Shepard J., M. D., »Transference and the Beta-adrenergic Receptor: A Case Presentation«. *Psychiatry*, 52, Februar 1989.

Kashani, Javad H., et al. »Correlates of Suicidal Ideation in a Community Sample of Children and Adolescents«. *Journal of Child and Adolescent Psychiatry*, 28, Nr. 6 (November 1989).

Kashani, J. H.; Beck, N. C.; Hoeper, E. W.; Fallahi, C.; Corcoran, C. M.; McAllister, J. A.; Rosenberg, T. K.; und Reid, J. C., »Psychiatric Disorders in a Community Sample of Adolescents«. *American Journal of Psychiatry*, 144 (1987) 584–89.

Khantzian, E. J., »The Self-medication Hypothesis of Addictive Disorders: Focus on Heroin and Cocaine Dependence«. *American Journal of Psychiatry*, 142 (1985).

Klerman, G. L., »The Psychiatric Patient's Right to Effective Treatment: Implications of Osheroff v. Chestnut Lodge«. *American Journal of Psychiatry*, 147 (4. April 1990): 409–18.

Kovacs, Maria, Ph. D., »The natural History and Course of Depressive Disorders in Childhood«. *Psychiatric Annals* (1985).

Kupfer, David J., M. D. »Mood Disorders: Pharmacologic Prevention of Recurrences«. *American Journal of Psychiatry*, 142, April 1985.

Marcus, Eric, »Integrating Psychopharmacotherapy, Psychotherapy, and Mental Structure in the Treatment of Patients with Personality Disorders and Depression«. *Psychiatric Clinics of North America*, 3, Nr. 2 (Juni 1990).

Markowitz, Laura M., »Better Therapy through Chemistry?« *The Family Therapist Networker*, Mai/Juni 1991.

McElroy, Susan, M. D., et al. »Pharmacological Treatment of Kleptomania and Bulimia Nervosa«. *Journal of Clinical Psychopharmacology*, 9, Nr. 5 (Oktober 1989).

McElroy, Susan L., M. D.; Hudson, James I., M. D.; Pope, Harrison G., Jr., M. D., und Keck, Paul E., Jr., M. D., »Kleptomania: Clinical Characteristics and Associated Psychopathology«. *Psychological Medicine*, 21 (1991), 93–108.

Mitchell, J. E.; Pyle, R. L.; und Eckert, E. D., »Frequency and Duration of Binge-Eating Episodes in Patients with Bulimia«. *American Journal of Psychiatry*, 138 (1981): 835–36.

Mitchell, J. E.; Pyle, R. L.; Eckert, E. D.; und Hatsukami, D., »A Comparison Study of Antidepressants and Structured Intensive Group Psychotherapy in the Treatment of Bulimia Nervosa«. *Archives of General Psychiatry*, 47, Nr. 2 (Februar 1990): 149–57.

Mitchell, James E., M. D.; Pyle, Richard L., M. D.; Eckert, Elke D., M. D.; Hatsukami, Dorothy, Ph. D.; Pomeroy, Claire, M. D.; und Zimmerman, Robert, Ph. D., »Response to Alternative Antidepressants in Imipramine Nonresponders with Bulimia Nervosa«. *Journal of Clinical Psychopharmacology*, 9, Nr. 4 (August 1989).

Murphy, J. M.; McBride, W. J.; Lumeng, L.; und Li, T. K., »Alcohol Preference in Regional Brain Monoamine Contents of N/NIH Heterogenous Stock Rats«. *Alcohol and Drug Research*, 7 (1986).

Murphy, J. M.; Walter, M. B.; Gatto, G. J.; McBride, W. J.; Lumeng, L.; und Li, T. K., »Effects of Fluoxetine on the Intragastric Self-Administration of Ethanol in the Alcohol-Preferring P Line of Rats«. *Alcohol*, 5 (1988).

Oka, K.; Kantrowitz, J. D.; und Spector, S., »Isolation of Morphine from Toad Skin«. *Proceedings of the National Academy of Sciences of the United States of America*, 82 (1985).

Pert, C. B., und Snyder, S. H., »Opiate Receptors: Demonstration in Nervous Tissue«. *Science*, 79 (1973).

Peselow, Eric D., M. D.; Robins, Clive, Ph. D.; Block, Paul, Ph. D.; Barouche, Faouzia, M. D.; und Fieve, Ronald R., M. D., »Dysfunctional Attitudes in Depressed Patients Before and After Clinical Treatment and in Normal Control Subjects«. *American Journal of Psychiatry*, 147 (April 1990): 4.

Pollack, Mark H., M. D., und Rosenbaum, Jerrold F., M. D., »Management of Antidepressant-Induced Side Effects: A Practical Guide for the Clinician«. *Journal of Clinical Psychiatry*, 48 (Januar 1987): 1.

Puig-Antich, Joaquim, M. D., et al., »Psychosocial Functioning in Prepubertal Major Depressive Disorders«. *Archives of General Psychiatry*, 42 (1985): 500–573.

Regier, Darrel A., M. D., M. P. H.; Hirschfeld, Robert M. A., M. D.; Goodwin, Frederick K., M. D.; Burke, Jack D., Jr. M. D., M. P. H.; Lazar, Joyce B., M. A.; und Judd, Lewis L., M. D., »The NIMH Depression Awareness, Recognition, and Treatment Program: Structure, Aims, and Scientific Basis«. *American Journal of Psychiatry*, 145 (November 1988), 11.

Strober, M., und Carlson, G., »Bipolar Illness in Adolescents with Major Depression: Clinical, Genetic, and Psychopharmacologic Predictors in a Three-to-Four-Year Prospective Follow-up Investigation«. *Archives of General Psychiatry*, 39 (1982).

Taylor, D. L.; Mathew, R. J.; Ho, B. T.; und Weinman, M. L., »Serotonin

Levels and Platelet Uptake During Premenstrual Tension«. *Neuropsychobiology,* 12 (1984): 16–18.

Teicher, Martin H., M. D., et al., »Emergence of Intense Suicidal Preoccupation During Fluoxetine Treatment«. *American Journal of Psychiatry,* Februar 1990.

Weiss, Roger D., M. D.; Mirin, Steven M., M. D.; Griffin, Margaret L., Ph. D.; und Michael Jacqueline L., M. S. W., »Psychopathology in Cocaine Abusers: Changing Trends«. *Journal of Nervous and Mental Disease,* 176, Nr. 12 (1988).

Weiss, Roger D., M. D., und Mirin, Steven M., M. D., »The Dual Diagnosis Alcoholic: Evaluation and Treatment«. *Psychiatric Annals,* 9 (Mai 1989): 5.

–, »Tricyclic Antidepressants in the Treatment of Alcoholism and Drug Abuse«. *Journal of Clinical Psychiatry,* 50, Suppl. Nr. 7 (Juli 1989): 4–9; Diskussion, 9–11.

Wells, Kenneth B., et al., »The Function and Well-Being of Depressed Patients«. *Journal of the American Medical Association,* 7 (18. August 1989).

Yapko, Michael D., »A Therapy of Hope«. *Family Therapist Networker,* Mai/Juni 1991.

Danksagungen

Als erstes sprach ich im Frühjahr 1990 mit Dr. med. Michael Lowry, einem Psychiater vom *Wasatch Canyon Hospital* in Salt Lake City, Utah. Von ihm erfuhr ich, das *National Institute of Mental Health* sei wegen der Häufigkeit von Depressionen und anderen Gemütsstörungen in den Vereinigten Staaten besorgt und habe das D'ART-Programm *(Depression Awareness, Recognition and Treatment)* gestartet, eine große Kampagne zur Unterrichtung von Ärzten und Beschäftigten auf dem Gebiet der psychischen Gesundheit über diese Krankheiten, über ihre Identifizierung und Behandlung. Lowry und seine Mitarbeiter haben für das D'ART-Programm einen intensiven Drei-Tage-Workshop ausgearbeitet, den sie den Klinikern im Lande präsentieren.

Nach der Lektüre des Materials für Lowrys Workshop erkannte ich, daß sich im wissenschaftlichen Verständnis der Depressions-, Angst- und Suchterkrankungen viel verändert hatte und daß es der Anstrengung eines Teams bedurfte, um dieses Buch zustandezubringen. Zum einen gab es ein neues Gebiet – Biopsychiatrie –, auf dem Forscher eine neue Auffassung von diesen Erkrankungen erarbeitet haben. Ich wollte in Gesprächen mit den Forschern herausfinden, worin die neuen Behandlungen bestanden und welche Theorien ihnen zugrunde lagen. Ich wollte auch mit Klinikern und Therapeuten sprechen, die diese Behandlungen anboten, und mit Menschen, denen geholfen worden war. Ich fragte meinen Bruder Dr. William Hoppmann III, ob er mir bei den Interviews helfen könne. Bill ist Therapeut und leitet eine Tagesklinik für psychische Gesundheit, die zur *Northern Southwest Community Mental Health* in Pittsburgh gehört. Er hat wesentlich zu diesem Buch beigetragen, durch Interviews mit Klinikern, ebenso wie durch langjährige Erfahrungen mit Menschen, die unter Gemütskrankheiten leiden.

Bill sprach ausführlich mit Karen Gainer, einer Familien- und Kindertherapeutin, die mit dem *Allegheny-East-MH-MR-System* in Pittsburgh arbeitet und die uns an ihrem umfassenden Wissen über Depressionen bei Kindern teilhaben ließ.

Die psychiatrische Behandlung von Kindern mit Sucht- und Gemütserkrankungen ist ein neues Gebiet. Dr. Bukstein vom *Western Psychiatric Institute* diskutierte mit Bill ausführlich über die besonderen Probleme von Jugendlichen mit »dualer Diagnose« und über die neuen Wege der Hilfe.

Dr. Moshe Torem, Leiter der Psychiatrie am *Akron Medical Center* in Akron, Ohio, traf sich mit Bill und mir, um über die Wichtigkeit ausgewogener Behandlungsstrategien zu sprechen. Torem ist der Ansicht, auch wenn die Biopsychiatrie einen wichtigen Beitrag zum Verständnis der Biologie von Gemütsstörungen geleistet habe, so seien diese Krankheiten doch nicht einfach eine Sache von chemischen Entgleisungen im Gehirn. Die ganze Person müsse berücksichtigt – und behandelt – werden. Dr. Torems Ansichten, mit denen wir in einem frühen Stadium der Recherchen zu diesem Buch bekannt wurden, vermittelten uns eine wichtige, ausgleichende Perspektive. Wenn etwas so Spannendes wie die Biopsychiatrie daherkommt, um Hilfe zu leisten bei Krankheiten, die in der Vergangenheit Leben zerstört haben, kann man leicht in Versuchung geraten – und irregeführt werden –, sich von allem abzuwenden, was man bisher so mühevoll über die *Conditio humana* gelernt hat. Ich bin Dr. Torem für seine Hinweise dieser Art dankbar.

Dr. med. Jeffrey Jonas, Spezialist für die Biopsychiatrie von Eßstörungen am *Fair Oaks Hospital* in Summit, New Jersey, führte eine Reihe von aufklärenden Gesprächen mit meiner Tochter Gabrielle Dowling, die in allen Phasen dieses Buches eng mit mir zusammengearbeitet hat. Jonas hat die chemischen Vorgänge im Gehirn bei Eßstörungen ebenso wie bei Substanzenmißbrauch erforscht und hinsichtlich ihrer Überschneidung außergewöhnliche Beobachtungen angestellt. Nach seiner Ansicht gehen Bulimie und Alkoholsucht, die oft gleichzeitig auftreten, möglicherweise auf die gleiche Abnormität in der Pathophysiologie des Gehirns zurück.

Dr. med. Eric Peselow, ärztlicher Leiter der *Foundation for Depression and Manic Depression* in New York, traf sich großzügigerweise mehrmals mit Gabrielle und mir, um über seine Depressionsforschung zu sprechen. Eine von Dr. Peselows jüngsten Untersuchungen ist von besonderem Interesse, weil sie erkennen läßt, daß schwere depressive Phasen weniger langanhaltende kognitive Verzerrungen (Negativität und Selbstwertprobleme zum Beispiel) hervorrufen als die leichteren, aber eher chronischen Depressionsformen. Ein wichtiges Ergebnis von Dr. Peselows Arbeit ist die Erkenntnis, daß Depressionen so früh wie möglich behandelt werden sollten, da ihre Auswirkungen auf die Persönlichkeit um so dauerhafter sind, je länger sie anhalten. Dr. Peselow brachte uns auch mit Menschen in Kontakt, die bereit waren, über ihre Erfahrungen mit Gemütsstörungen zu sprechen.

Die neuere Forschung über den Zusammenhang von Sucht und Gemütserkrankungen wurde uns durch Gespräche mit Dr. med. Jack Mendelson und Dr. med. Roger D. Weiss vom *McLean Hospital* in Belmont, Massachusetts, eindringlich nahegebracht. McLean hat das größte psychiatrische Forschungslabor des Landes. Mendelson steht an der Spitze der Suchtforschung, und Weiss leitet McLeans Programm zur Behandlung von Drogenmißbrauch.

Myra Schwartz, schulpsychologische Beraterin in Kingston, New York, befragte Ehepartner und Eltern von Gemütskranken. Alle hatten sie das Gefühl, die Kliniker täten zu wenig zur Unterrichtung der Familien von Patienten, so daß oft im Dunkeln tappt, wer auf eigene Faust herauszufinden sucht, was bei den Angehörigen die Krankheit verursacht hat, was man zu erwarten hat, wie man helfen kann und was die Zukunft bringen wird. Robert Hausman, medizinischer Sozialarbeiter und Therapeut, der sich darauf spezialisiert hat, Familien dabei zu helfen, Gemütserkrankungen zu verstehen und mit ihnen fertig zu werden, lieferte mit dem Aspekt der Familie als einem Teil des Behandlungsteams einen wertvollen Beitrag.

In den Laboratorien der Biologen und Neurologen formt sich ein neues Verständnis zwanghaften Essens. Die Zellbiologin und Ernährungswissenschaftlerin Dr. med. Judith Wurtman traf sich mit mir, um über die Fortschritte auf diesem Gebiet zu sprechen. Besonders interessant ist ihre eigene Arbeit, mit der sie Menschen, die unter Zwang unmäßig essen, zu erklären versucht, daß die bei ihnen ablaufenden Vorgänge biochemisch begründet sind – und durch chemische Beeinflussung des Gehirns verändert werden können.

Viele Menschen würden von den wissenschaftlich erarbeiteten Behandlungen kaum profitieren, gäbe es nicht jene erfahrenen Psychotherapeuten, welche die Wichtigkeit biologischer Komponenten bei Gemütsstörungen erkannt haben. Rima Greenberg aus Manhattan erläuterte, wie Therapeuten Hand in Hand mit Psychopharmakologen arbeiten können, um jenen Patienten, bei denen Psychotherapie allein nicht ausreicht, eine möglichst umfassende Behandlung zu ermöglichen.

Außerordentlich wichtig waren für uns die ständigen Gespräche mit Harrison Pope und Jim Hudson, die als Professoren für Psychiatrie und als Klinikpsychiater am *McLean Hospital* tätig sind. Hudson und Pope, die auf allen in diesem Buch behandelten Gebieten geforscht haben, sind vielleicht hauptsächlich für ihre Entdeckung bekannt geworden, daß Antidepressiva bei Bulimie-Behandlung hochwirksam sind. Ihrer folgenreichen Arbeit ist es weitgehend zu verdanken, daß das heute mit dem Wort »Depression« Gemeinte in fünf oder zehn Jahren wahrscheinlich etwas ganz anderes bedeuten wird. Gabrielle und ich hatten mehrere Begegnungen und eine umfangreiche Korrespondenz mit den beiden Wissenschaftlern, die uns die in der Biopsychiatrie geleistete Forschungsarbeit nahebrachten. Auch haben sie das endgültige Manuskript sorgfältigst geprüft, um die Korrektheit des medizinischen und wissenschaftlichen Materials zu gewährleisten. Wer über Wissenschaft und Medizin schreibt, hat Mühe, die jüngsten Forschungsergebnisse zu interpretieren. Man braucht die Hilfe von Wissenschaftlern, denen daran gelegen ist, die Öffentlichkeit zu informieren. Harrison Pope und Jim Hudson sind zwei solche Wissenschaftler, und ich bin ihnen dankbar für ihr ständiges Interesse und ihre nicht nachlassende Ermutigung.

Bei jedem Projekt dieser Größenordnung gibt es immer Menschen, die unermüdlich und intelligent daran mitarbeiten, dem Manuskript die endgültige Form zu geben. Ich möchte meiner Verlegerin Barbara Grossman für ihren nie erlahmenden Enthusiasmus danken. Bereit, das Manuskript sorgfältig zu lesen – besonders aufmerksam das Kapitel über Frauen –, war Dr. med. Ivan Strausz, ein New Yorker Gynäkologe und guter Freund, dem ich für seine Großzügigkeit danken möchte. Für das Übertragen von Tonbändern und für Computerdienste, die mir schneller zu arbeiten gestatteten, als ich es je zuvor bei einem auf großer Recherchierarbeit beruhenden Projekt konnte, danke ich meiner Freundin und Kollegin Rebecca Daniels.

Eine abschließende Bemerkung zur Arbeit mit meiner Tochter. Gabrielles Scharfsinn bei der Auswertung der psychiatrischen Forschungsergebnisse hat dieses Buch von Anfang bis Ende geprägt. Ihre Hauptbeiträge sind die zu Kapitel 5, »Zwanghaftes Essen: eine Störung im Gehirn«, und zu Kapitel 8, »Hilfe bekommen«, in dem neue Behandlungen und Medikationen erörtert werden.

Befreite Gefühle ist für uns beide ein großes Projekt gewesen. Bei Gabrielle wurde im Frühjahr 1989 eine schwere Depression diagnostiziert. Ihre Erfahrungen bildeten den emotionalen Kern dieses Buches, und ihre Intelligenz hat seinen Inhalt und seinen Sprachton geformt. Gemeinsam zu lernen, was Depression und Sucht bedeuten, war eine jener Erfahrungen, die das Leben verändern. Wir wurden in einen Wissensbereich eingeführt, der alte Vorstellungen von psychischer Krankheit – radikal – verändert. Meine Tochter und ich haben gemeinsam ein bemerkenswertes Abenteuer erlebt.

Namen- und Sachregister

Bei kursiv gesetzten Begriffen handelt es sich um Medikamente

Colette Dowling

Weitere Titel der Autorin im Programm des S. Fischer bzw. des Fischer Taschenbuch Verlages:

Perfekte Frauen
Die Flucht in die Selbstdarstellung
272 Seiten, Broschur
S. Fischer, 1989
Fischer Taschenbuch Verlag
Band 11190

Der Cinderella-Komplex
Die heimliche Angst der Frauen vor der Unabhängigkeit
272 Seiten
Fischer Taschenbuch Verlag
Band 3068

Der Ehe-Komplex
oder Die Sucht nach Beziehungen
192 Seiten
Fischer Taschenbuch Verlag
Band 3542